U0712157

国家出版基金项目
NATIONAL PUBLICATION FOUNDATION

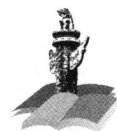

中医历代名家学术研究丛书

主编 潘桂娟

钱会南 编著

林珮琴

Academic Research Series of Famous
Doctors of Traditional Chinese
Medicine through the Ages

"十三五"国家重点图书出版规划项目

全国百佳图书出版单位
中国中医药出版社
·北京·

图书在版编目（CIP）数据

中医历代名家学术研究丛书.林珮琴/潘桂娟主编；
钱会南编著.—北京：中国中医药出版社，2021.12
ISBN 978-7-5132-6714-4

Ⅰ.①中… Ⅱ.①潘… ②钱… Ⅲ.①中医临
床—经验—中国—清代 Ⅳ.① R249.1

中国版本图书馆 CIP 数据核字（2021）第 007698 号

中国中医药出版社出版

北京经济技术开发区科创十三街 31 号院二区 8 号楼
邮政编码 100176
传真 010-64405721
河北品睿印刷有限公司印刷
各地新华书店经销

开本 880×1230 1/32 印张 8.25 字数 208 千字
2021 年 12 月第 1 版 2021 年 12 月第 1 次印刷
书号 ISBN 978-7-5132-6714-4

定价 58.00 元
网址 www.cptcm.com

服务热线 010-64405510
购书热线 010-89535836
侵权打假 010-64405753

微信服务号 zgzyycbs
微商城网址 https://kdt.im/LIdUGr
官方微博 http://e.weibo.com/cptcm
天猫旗舰店网址 https://zgzyycbs.tmall.com

如有印装质量问题请与本社出版部联系（010-64405510）

2005 年国家重点基础研究发展计划（973 计划）课题"中医学理论体系框架结构与内涵研究"（编号：2005CB532503）

2009 年科技部基础性工作专项重点项目"中医药古籍与方志的文献整理"（编号：2009FY120300）子课题"古代医家学术思想与诊疗经验研究"

2013 年国家重点基础研究发展计划（973 计划）项目"中医理论体系框架结构研究"（编号：2013CB532000）

国家中医药管理局重点研究室"中医理论体系结构与内涵研究室"建设规划

"十三五"国家重点图书、音像、电子出版物出版规划（医药卫生）

2021 年度国家出版基金资助项目

项目来源及国家重点图书出版计划

《中医历代名家学术研究丛书》审订委员会

前
言

中医理论肇始于《黄帝内经》《难经》，本草学探源于《神农本草经》，辨证论治及方剂学发轫于《伤寒杂病论》。在此基础上，历代医家结合自身的思考与实践，提出独具特色的真知灼见，不断革故鼎新，充实完善，使得中医药学具有系统的知识体系结构、丰富的原创理论内涵、显著的临床诊治疗效、深邃的中国哲学背景和特有的话语表达方式。历代医家本身就是"活"的学术载体，他们刻意研精，探微索隐，华叶递荣，日新其用。因此，中医药学发展的历史进程，始终呈现出一派继承不泥古、发扬不离宗的繁荣景象。

中国中医科学院中医基础理论研究所，自2008年起相继依托2005年国家重点基础研究发展计划（973计划）课题"中医学理论体系框架结构与内涵研究"、2009年科技部基础性工作专项重点项目"中医药古籍与方志的文献整理"子课题"古代医家学术思想与诊疗经验研究"、2013年国家重点基础研究发展计划（973计划）项目"中医理论体系框架结构研究"，以及国家中医药管理局重点研究室（中医理论体系结构与内涵研究室）建设规划，联合北京中医药大学等16所高等院校及科研和医疗机构的专家、学者，选取历代具有代表性或学术特色突出的医家，系统地阐释与解析其学术思想和诊疗经验，旨在发掘与传承、丰富与完善中医理论，为提升中医师临床实践能力和水平提供参考和借鉴。本套丛书即是由此系列研究阶段性成果总结而成。

综观历史，凡能称之为"大医"者，大都博览群书，学问淹博赅洽，集百家之言，成一家之长。因此，我们以每位医家的内容独立成书，尽可能尊重原著，进行总结、提炼和阐发。本丛书的另一个特点是，将医家特色学术观点与临床实践相印证，尽可能选择一些典型医案，用以说明理论的实践价值，便于临床施用。本丛书列选"'十三五'国家重点图书、音像、电子出版物出版规划""医药卫生"类项目，收载民国及以前共102名医家。第一批61个分册，已于2017年出版。第二批41个分册，申报2021年国家出版基金项目已获批准，出版在即。

丛书各分册作者，有中医基础和临床学科的资深专家、国家及行业重点学科带头人，也有中青年骨干教师、科研人员和临床医师中的学术骨干，来自全国高等中医药院校、科研机构和临床单位。从学科分布来看，涉及中医基础理论、中医各家学说、中医医史文献、中医经典及中医临床基础、中医临床各学科。全体作者以对中医药事业的拳拳之心，共同努力和无私奉献，历经数年完成了这份艰巨的工作，以实际行动切实履行了"继承好、发展好、利用好"中医药的重大使命。

在完成上述科研项目及丛书撰写、统稿与审订的过程中，研究团队暨编委会和审订委员会全体成员精益求精之心始终如一。在上述科研项目负责人、丛书总主编、中国中医科学院中医基础理论研究所潘桂娟研究员主持下，由常务副主编陈曦副研究员、张宇鹏副研究员及各分题负责人——翟双庆教授、钱会南教授、刘桂荣教授、郑洪新教授、邢玉瑞教授、马淑然教授、文颖娟教授、陆翔教授、杨卫彬研究员、崔为教授、江泳教授、柳亚平副教授、王静波副教授等，以及医史文献专家张效霞教授，分别承担或参与了团队的组织和协调，课题任务书和丛书编写体例的起草、修订和具体组织实施，各单位课题研究任务的落实和分册文稿编写、审订等工作。编委会多次组织工作会议和继续教育项目培训，推进编撰工作进度，确保书稿撰写规范，并组织有关专家对初稿进行审订；最终，由总主编与常务副主编对丛书各分册进行复审、修订和统稿，并与全体作者充分交流，对各分册内容加以补充完善，而始得告成。

2016年2月，国家中医药管理局颁布《关于加强中医理论传承创新的若干意见》，指出要"加强对传承脉络清晰、理论特色鲜明的古代医家的学术思想研究"。2016年2月，国务院颁布《中医药发展战略规划纲要（2016—2030年）》，强调"全面系统继承历代各家学术理论、流派及学说"。上述项目研究及丛书的编写，是研究团队对国家层面"遵循中医药发展规律，传承精华，守正创新"号召的积极响应，体现了当代中医人敢于担当的勇气和矢志不渝的追求！通过此项全国协作的系统工程，凝聚了中医医史、文献、理论、临床研究的专门人才，培育了一支专业化的学术队伍。

在此衷心感谢中国中医科学院及其所属中医基础理论研究所、中医药信息研究所、研究生院，以及北京中医药大学、陕西中医药大学、山东中医药大学、云南中医药大学、安徽中医药大学、辽宁中医药大学、浙江中医药大学、成都中医药大学、湖南中医药大学、长春中医药大学、黑龙江中医药大学、南京中医药大学、河北中医学院、贵州中医药大学、中日友好医院16家科研、教学和医疗单位对此项工作的大力支持！衷心感谢中国中医科学院余瀛鳌研究员、姚乃礼主任医师、曹洪欣教授与北京中医药大学严季澜教授在项目实施和本丛书出版过程中给予的悉心指导与支持！衷心感谢中国中医药出版社有关领导及华中健编辑、芮立新编辑、伊丽萦编辑、鄢洁编辑及丛书编校人员的辛勤付出！

在本丛书即将付梓之际，全体作者感慨万千！希望广大读者透过本丛书，能够概要纵览中医药学术发展之历史脉络，撷取中医理论之精华，承绪千载临床之经验，为中医药学术的振兴和人类卫生保健事业做出应有的贡献！

由于种种原因，书中难免有疏漏之处，敬请读者不吝批评指正，以促进本丛书的不断修订和完善，共同推进中医历代名家学术的继承与发扬！

《中医历代名家学术研究丛书》编委会

2021 年 3 月

凡例

一、本套丛书选取的医家，为历代具有代表性或特色思想与临床经验者，包括汉代至晋唐医家6名，宋金元医家19名，明代医家24名，清代医家46名，民国医家7名，总计102名。每位医家独立成册，旨在对医家学术思想与诊疗经验等内容进行较为详尽的总结阐发，并进行精要论述。

二、丛书的编写，本着历史、文献、理论研究有机结合的原则，全面解读、系统梳理和深入研究医家原著，适当参考古今有关该医家的各类文献资料，对医家学术思想和诊疗经验加以发掘、梳理、提炼、升华、概括，将其中具有理论意义、实践价值的独特内容阐发出来。

三、丛书在总体框架上，要求结构合理、层次清晰；在内容阐述上，要求概念正确，表述规范，持论公允，论证充分，观点明确，言之有据；在分册体量上，鉴于每个医家的具体情况不同，总体要求控制在10万～20万字。

四、丛书的每一分册的正文结构，分为"生平概述""著作简介""学术思想""临证经验"与"后世影响"五个独立的内容范畴。各分册将拟论述的内容按照逻辑与次序，分门别类地纳入以上五个内容范畴之中。

五、"生平概述"部分，主要包括医家姓名字号、生卒年代、籍贯等基本信息，时代背景、从医经历以及相关问题的考辨等。

六、"著作简介"部分，逐一介绍医家的著作名称（包括现存、已经亡佚又经后人辑复的著作）、卷数、成书年代、主要内容、学术价值等。

七、"学术思想"部分，分为"学术渊源"与"学术特色"两部分进行论述。前者重在阐述医家之家传、师承、私淑（中医经典或前代医家思想对其影响）关系，重点发掘医家学术思想的历史传承与学术渊源；后者主要从独特学术见解、学术成就、学术特点等方面，总结医家的主要学术思想特色。

八、"临证经验"部分，重点考察和论述医家学术著作中的医案、医论、医话，并有选择地收集历代杂文笔记、地方志等材料，从中提炼整理医家临床诊疗的思路与特色，发掘、总结其独到的诊治方法。此外，还根据医家不同情况，以适当方式选录部分反映医家学术思想与临证特色的医案。

九、"后世影响"部分，主要包括"学术影响与历代评价""学派传承（学术传承）""后世发挥"和"国外流传"等内容。其中，对医家的总体评价，重视和体现学术界共识和主流观点，在此基础上，有理有据地阐明新见解。

十、附以"参考文献"，标示引用著作名称及版本。同时，分册编写过程中涉及的期刊与学位论文，以及未经引用但能体现一定研究水准的期刊与学位论文也一并列出，以充分体现对该医家研究的整体状况。

十一、附以丛书全部医家名录，依照时间先后排列，以便查验。

十二、丛书正文标点符号使用，依据中华人民共和国国家标准《标点符号用法》（GB/T 15834—2011）。医家原书中出现的俗字、异体字等一律改为简化正休字，个别不能对应简化字的繁体字酌予保留。

《中医历代名家学术研究丛书》编委会

2021 年 3 月

内容提要

　　林珮琴，字云和，号羲桐，又号韵廉；生于清乾隆三十七年（1772），殁于道光十九年（1839）。江苏丹阳（今江苏省丹阳县）人，清代著名医家。林珮琴以儒兼医，平生诊治患者颇多。晚年以济世苍生为念，总结多年临证经验，向病家索回经其诊治之处方，择其要者整理为验案，仿张璐《张氏医通》体例，编撰成《类证治裁》一书。其医论以《黄帝内经》为宗，并广采历代各家之说，择善而从，务切实用。是书所论，涵盖内科、外科、妇科、产科及五官科等病证，并有附方与临证医案分列于后，内容切合临床实用，对后世影响深远。本书内容包括林珮琴的生平概述、著作简介、学术思想、临证经验、后世影响等。

林珮琴，字云和，号羲桐，又号韵廉；生于乾隆三十七年（1772），殁于道光十九年（1839），享年68岁。其乃江苏丹阳（今江苏省丹阳县）人，清代著名医家。林珮琴以儒兼医，平生诊治患者颇多。晚年以济世苍生为念，总结多年临证经验，向病家索回经其诊治之处方，择其要者整理为验案，仿张璐《张氏医通》体例，编撰成《类证治裁》，共8卷，30余万字。诚如《类证治裁》自序所云："编名《治裁》，愿与有志医学人共裁之。"其医论以《黄帝内经》为宗，并广采历代各家之说，择善而从，务切实用。《类证治裁》所论，涵盖临床内科、外科、妇科、产科及五官科等病证，各病证先概述病因病机、脉证表现，然后分析症状、辨证要点，继而论述临证治法与方药，并"间有治案，附于症后"，可谓理法方药融为一体，亦不乏独到见解，迄今仍得到中医学术界之青睐，乃为中医临证的重要参考书籍。

笔者以"类证治裁""林珮琴"为检索词，在中国知网（CNKI）检索到1958—2019年的学术期刊论文43篇，未见学位论文及研究专著。研究内容主要涉及两方面：一是林珮琴的生平与著作考证；二是对林珮琴部分学术思想及诊治特点的探讨。已有的研究，为了解林珮琴提供了珍贵的文献资料。然而林珮琴的学术渊源、学术特色、临证经验等，尚需全面整理、深入研究和系统阐发。

本次整理研究，重在深入研读林珮琴的医学著作，梳理和提炼其学术思想特点和临床诊疗经验；同时全面查阅研讨林珮琴学术特点的现代文献，作为整理研究参考。具体整理研究工作，主要从以下几方面展开。

一是分析林珮琴生活的时代背景，考察林珮琴的生平概况；梳理《类证治裁》的编写脉络和内容特点；陈述有关林珮琴及《类证治裁》的古今评价；调研其学术传承情况，论述其对于后世的影响和主要学术贡献。

二是基于《类证治裁》的内容，深入探讨林珮琴的学术渊源。论述其治学以《黄帝内经》(简称《内经》)《难经》《伤寒杂病论》为本，承袭经典、切合实用、触类旁通的特点。阐明其在论述病证诊治时，广采各家之说，择善而从、提纲挈领的特点。

三是深入研读《类证治裁》，重点梳理和解析其所述病证论治的特色。从该书所列病证中，结合临床实际，选择34种病证，概述相关病证的特点，阐释病证的病因病机，解析各病证的临床辨识、临床表现特征及病位，陈述其论治法则与用药特点，以及病证的附方等，挖掘探究其辨证论治的特色。

四是研读和解析《类证治裁》所附医案。鉴于该书所记录之医案500余例，其内容丰富，病证涉及广泛，本次整理研究仅选择临床各科典型医案87例。在每例医案之后加"按语"，进行解读分析，阐发林珮琴的临证经验。

本次整理研究选用的林珮琴著作版本为林珮琴撰著，李德新整理的《类证治裁》，2006年由人民卫生出版社出版。本书所引用的原文，均依据该版本。此外，还参考了相关史料与现代论文。凡本书直接引用参考文献之处，皆以标引形式直接注明，其他相关参考文献亦一并整理列出，附录于书后。

在此衷心感谢潘桂娟研究员对本研究给予的指导与帮助！同时，衷心感谢参考文献的原作者以及支持本项研究的各位同仁!

北京中医药大学　钱会南

2021 年 6 月

目录

林珮琴

生平概述

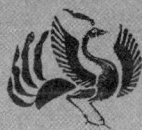

林珮琴，字云和，号羲桐，又号韵廉；生于乾隆三十七年（1772），殁于道光十九年（1839），享年68岁；江苏丹阳（今江苏省丹阳县）人。其世居江苏省丹阳县松卜乡后松卜村，为清代嘉庆、道光年间的著名医家。清嘉庆十三年（1808），林珮琴为恩科举人，次年入京参加会试，然未能考取，遂而弃儒从医。其迫于生计，昼日授课带徒，夜间则灯下钻研医书。因其少壮即喜读方书，熟精《素问》《灵枢》之论，并博览张仲景及历代名家之论著，故以儒兼医，诊治患者颇多，起奇疾甚众。鉴于当时有医者"学术荒芜，心思肤浅，甚则治温疫以伤寒法，治血枯以通瘀法"之现状，乃"思矫而正之"（《类证治裁》自序）。

时至晚年，林珮琴以济世苍生为念，遂请病者归还其曾用之药方，从中精选验案，并融会历代医论，撰著《类证治裁》。是书前列病证之临床阐述，后附验案举例及治疗方剂，故而题书名为《类证治裁》。诚如林珮琴自序所谓："编名《治裁》，愿与有志医学人共裁之。"《类证治裁》成书于道光十九年（1839），共8卷，30余万字。是书论证施治，多本于经旨，可谓言简意赅，理明辞晰。内容集内科、外科、妇科、产科，以及五官科病证论治之大成，为医学理论结合临床实践之佳作，在后世颇有影响，至今仍是中医临床的重要参考。

一、时代背景

林珮琴生活于清乾隆、道光年间，清代的时代背景对其成长具有重要影响。上溯历史之长河，在中国学术思想史绵延不断而又漫长的发展历程中，清代的学术思想处于重要时期。其间诸多杰出思想家和学者的涌现，拉开了清代学术思想发展进程的序幕，并对中国传统思想文化资料进行全面总结和整理，乃构成清代学术发展的突出特色。由此而言，清代可谓中国传统学术集大成之时代。其中，大型类书和丛书的编纂等成绩斐然。例如，康熙、雍正年间编纂的类书《古今图书集成》，为古今类书之集大成者，是我国现存卷帙最多、体例最完备的类书。再如，乾隆年间编纂的丛书《四库全书》，几乎囊括中国历史上的重要典籍，成为体量最大的丛书，从而使中国历史上浩如烟海的重要文献得以保存和流传，其历史功绩实不可没。林珮琴在其编撰的《类证治裁》序言中，对此亦有详细记载："先祖大银台谓公，于乾隆间奉命总阅《四库全书》，获见神农以来医家言著录于文渊阁者，九十六部一千八百十有三卷，附存其目者，九十四部六百八十一卷。"

　　清代对传统学术文献的总结和整理，亦表现在古籍的训诂、注疏和考订等方面。从考证古代经典为基础，继而扩展到各领域的治学方式，其较为突出的成就之一，乃是考据学。后世学者对中国学术史的回溯中，考据学也称为"实学"或"朴学"。如清代中期兴起的乾嘉学术，就是直接建立在考据学的研究之上，并以此形成众星闪耀的学人群体与庞杂博大的知识谱系，构成清代学术成就之高峰。简而言之，重视考据与经典传承的治学思想，无疑对林珮琴的治学，尤其是学术思想的形成产生了重要影响。如《类证治裁》序有云："林羲桐先生，嘉庆戊辰举乡魁，墨艺脍炙人口，尤精岐黄家言，贯串于《灵枢》《素问》《难经》诸书，以意为变化而不泥于古。"足见其治学的根柢源于经典，亦离不开时代潮流之推动。林珮琴《类证治裁》自序亦曰："学人研经，旁及诸家，泛览沉酣，深造自得，久之源流条贯，自然胸有主裁。"此乃成为其"宗经立论，酌古用方"之根柢，亦即临证实践著书立说之源泉，学术发展之基础。

　　由于社会的变化，以及学术思想自身的逻辑发展，占据思想界统治地位数百年之久的理学逐渐衰颓，实学思潮则应运而生，在明清之际的社会大变动中发展到高峰。不少学者都以经世致用为己任，如晚清史学家、文学家姚莹"弱冠时即以经世自任"，主张"为学体用兼备，不尚空谈"。而且，当时的学者和思想家，抨击清朝统治的腐朽，希望冲破思想禁锢，主张社会变革的过程中，将视野与精力转向研究实际问题，转而面向现实，提倡"经世致用"，匡时救过。而经世致用，是中国古代知识阶层居主导地位的文化价值观。此价值观认为，一种文化学术的价值标准，是它的实用性。如魏源代、贺长龄编撰的《皇朝经世文编》，乃是学术界风气转变的标志。故而经世致用，成为学者的治学宗旨，而崇实黜虚，成为学者追求的目标。显而易见，经世致用之理念，在林珮琴的学术思想，特别是在《类证治裁》中，得以践行和弘扬。亦如《类证治裁》自序所云，"生平本不业医，间有治案，附于症后"，用意在于"择其要者，著为医案，前列证论"。此亦突出其病证论治之阐发，乃本于择善而从，求同存异之意，附临床验案加以印证，抑或并彰显其务求实用的主导思想。

二、生平纪略

　　林珮琴出生于仕绅书香之家，乃是林芳公二十一世孙，在家族同辈中排行四十。林珮琴祖名志开，父名翠岩，字启文，生有四子，即林珮瑞、林珮琴、林珮兰、林珮瑛。林珮琴为次子，其母邹氏，家有兄、弟、子、侄、孙等数十人，皆为功名之士。观林珮琴后人保存之《类证治裁》原抄本参校名录，即包括家族中的举人、孝廉、邑贡生、廪生、庠生等30余位，实可谓名门望族。

　　林珮琴自幼忠厚孝顺，学有根柢，原本业儒，孝顺有加，曾于17岁

作"忆亲诗"，颂扬父亲孝亲。乾隆五十三年（1788），林珮琴的父亲、祖
父、兄长相继病故，家道中落，"修脯无所出"，其交学费已有困难。故而
17 岁的林珮琴，担负起家庭重任，毅然与叔父们到邻村授课，为长辈分忧
解难。乾隆五十六年（1791），林珮琴 20 岁，学习勤奋，成绩优异，胡希
吕学院岁试，以第二名考入县学。嘉庆十三年（1808），嘉庆戊辰恩科乡
试，林珮琴时年 37 岁，其应试而中式经魁。嘉庆十四年（1809），林珮琴
38 岁，入京参加会试，然未能考取。祖父志开公曾手抄方书予他，嘱其习
医济世。故"己巳礼闱报罢，退而学医"。其曾入京参加会试，然未能考
取，故而习医济世，如《类证治裁》序云："昔人有言，不为良相，便为良
医。"其立志攻读医书，白天授课，夜间则灯下钻研医道，所谓"穷日课生
徒举业，灯下披阅方书，以油尽为率，凡数十年"。如此日复一日，专心
医学，其心志可鉴。诚如《类证治裁》序云："医盖所以寄死生而托性命者
也，夫岂可漫言为哉。必于天地化育之机，参赞焉而不悖；阴阳往复之理，
洞彻焉而靡遗。"其博观约取，触类旁通，"尤精岐黄家言"，贯穿于《灵
枢》《素问》《难经》诸书。其艰苦卓绝之努力，为尔后以医济世奠定了雄
厚的基础。

嘉庆二十一年（1816），林珮琴 45 岁，其次子舫淞卒，母亲邹氏亦卒，
难免心中悲凉。道光四年（1824），林珮琴 53 岁，其长子伟堂、女儿、三
妹相继病故，令其颇为感伤。道光十六年（1826），林珮琴 55 岁，应亲友
之愿，勉为北上入都预挑选。其仓促启程，行至固安，过桑乾（今永定
河），正赶上漫天风雪，心生感慨，"太息而作路客吟，谓此生不宜再慕虚
名渡河而北也"。据《皇清例授文林郎先考羲桐府君传略》记载，林珮琴自
都归后，"始令就医者还所服方，择其要者，著为医案"，其着手撰写《类
证治裁》，仅《类证治裁》记载的验案有 500 余例。

道光二十六年（1836），林珮琴已 65 岁，夏天突发热病，病势危重，

几近危及生命。时至冬季，又患咳喘，身体虚弱，精神衰减，所幸其视力尚好，行书作小行楷，亦无须佩戴眼镜。如《皇清例授文林郎先考羲桐府君传略》记载："丙申夏患热疾几殆，冬月复病咳喘精神大衰，惟眼独明，于未病先作小行楷，无须眼镜。"其亦"喜曰此天助我成此书也，为之愈恐不及"。其以老病孱弱之躯，夜以继日撰写《类证治裁》。为尽快完成书稿，林珮琴惜时如金。据林珮琴五世孙媳李晓玉口述回忆，林珮琴撰著书稿，竟3年未曾下楼，每日由其曾孙送饭上楼。道光十九年（1839）春，由于著书过于辛劳，加之咳喘益剧，林珮琴自知病重难起，其于病榻自制书序及凡例，令其子林芝本抄录，"自谓如春蚕到死丝方尽也"，其于道光十九年（1839）六月十六日卯时病卒，享年68岁。

林珮琴病卒后，其子林芝本参照《类证治裁》为人诊治，疗效良验。咸丰元年（1851），《类证治裁》得以初刊，为丹阳林氏研经堂初刊本。该本印刷五百部，流传颇远。但是年后丹阳沦陷，可惜该版毁于战火。林珮琴之子林芝本避难至崇明，得闻虹桥龚友棠家藏有初刊本。同治元年（1862）岁次壬戌端阳日，林芝本命其五子分工抄写，故而幸得保存。该抄本之末附有林芝本所作"舌色辨""生死辨""生死续辨"篇。同治元年（1862），林芝本重录《类证治裁》，将其所著"舌色辨""生死辨""生死续辨"篇，附于是书之末。可见，林珮琴之子林芝本为传承其父之学术思想及临床经验做出了不可磨灭的贡献。

此外，林珮琴墨艺脍炙人口，遗著尚有《来燕草堂书文》《来燕草堂古文》《骈体文》《高卧楼古今体诗》《百鸟诗》《诗余》《百花吟》《咏史诗》等。惜多已遗失，未能得以流传。惟丹阳《曲阿诗综》中，保留有林珮琴的《金沙寓中》《秦始皇》《楚项王淮关夜泊》等四首诗，从中亦可一窥林珮琴的情怀与文学风采。

林珮琴年谱

乾隆三十七年（1772），林珮琴出生。

乾隆五十三年（1788），林珮琴17岁，作"忆亲诗"，颂扬父亲孝亲。同年，其父亲、祖父、兄长相继病故，家道中落。林珮琴与叔父们一起到邻村授课，担负起家庭重任，为长辈分忧。

乾隆五十六年（1791），林珮琴20岁，学习勤奋，成绩优异，胡希吕学院岁试，以第二名考入县学。

嘉庆十三年（1808），林珮琴37岁，嘉庆戊辰恩科乡试，中式经魁。

嘉庆十四年（1809），林珮琴38岁，入京会试，未能考取进士，遂归乡专心于医学。又恐母忧，决定母亲去世前不再参加会试。

嘉庆二十一年（1816），林珮琴45岁，其次子舫淞卒，母亲邹氏亦卒。

道光四年（1824），林珮琴53岁，其长子伟堂、女儿、三妹相继病故。

道光六年（1826），林珮琴55岁，应亲友之愿，勉为北上，入都预挑选。自都归后，令就医者归还药方，择要立案，着手撰写《类证治裁》。

道光十六年（1836），林珮琴65岁，悲天悯人，以老病之躯，惜时如金，夜以继日，撰写《类证治裁》。

道光十九年（1839），6月16日卯时林珮琴病卒，享年68岁。

咸丰元年（1851），《类证治裁》初刊，为丹阳林氏研经堂初刊本。印刷五百部，流传颇远。年后丹阳沦陷，该版毁于战火。林珮琴之子林芝本避难至崇明，得闻虹桥龚友棠家藏有初刊本，于同治元年岁次壬戌端阳日，命其五子分工抄写，幸得以保存。抄本之末附有芝本所作"舌色辨""生死辨""生死续辨"篇。其中所附"生死续辨"篇，为其他版本之未见。

同治元年（1862），林芝本重录《类证治裁》，将其所著"舌色辨""生死辨""生死续辨"篇附于书末。

林珮琴

著作简介

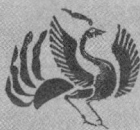

《类证治裁》，共计八卷，三十余万字。成书于道光十九年（1839），咸丰元年（1851）始得付梓。该书卷首之"内景综要"，以《黄帝内经》之论为依据，简明扼要地阐释脏腑、经络、气血等医理；其余各卷则为临床病证之论治。卷一，阐述中风、伤风、伤寒、温证、热证、暑证、湿证、燥证、火证、疫证等论治。卷二，阐述虚损、劳瘵、咳嗽、肺痿、肺痈、失音、哮证、喘证、痰饮、血证、吐血、衄血、汗证、脱证等论治。卷三，阐述饮食证、呕吐、噎膈、反胃、关格、诸气、肝气肝火肝风、郁证、呃逆、嘈证、嗳气、痞满、肿胀、积聚等论治。卷四，阐述癫狂、痫证、怔忡、惊恐、烦躁、健忘、不寐、多寐、三消、黄疸、疟证、霍乱、泄泻、痢证等论治。卷五，阐述头风、疠风、痹证、痿证、痛风、历节风、麻木、痉证、眩晕、厥证、脚气、鹤膝风、破伤风等论治。卷六，阐述头痛、耳证、目证、口鼻证、齿舌证、喉证、胸痹、心痛、胃脘痛、胁痛、腹痛、肩背手臂痛、腰脊腿足痛、身痛等论治。卷七，阐述肠鸣、大小肠痈、疝气、淋浊、遗泄、阳痿、蓄血、溺血、便血、二便不通、闭癃遗溺、转胞交肠、脱肛、痔漏、诸虫等论治。卷八，阐述月经不调、经闭、崩漏、胎前病、临产治要、产后病、乳症、热入血室、痃癖癥瘕诸积、带下、前阴诸疾、诸疮、瘰、结核、瘿瘤、马刀、梅疮结毒、疔毒、发背搭手等论治；此外，亦有林芝本撰写的"舌色辨""生死辨"。全书所载病证百余种，验方千余首，病案 500 余例。

综上所述，该书涉及外感、内伤诸多病证，内容涵盖内科、外科、妇科、产科及五官科等多种疾病。诚如林珮琴所言，治病"之难在于识证，识证之难在于辨证"；其要义在于辨识其阴阳虚实、六淫七情及病机病位等，故而著此书以明言之。究其书名之义，亦如《类证治裁》自序所云：
"编名《治裁》，愿与有志医学人共裁之。"该书所论各病证，先概述病因病
机、脉证表现，然后分析症状、辨证要点，继而论述临证治法与方药，并
"间有治案，附于症后"。林珮琴之医论，以《黄帝内经》为宗，并广采历
代诸家之说，择善而从，务切实用。其论发皇古义，推陈出新，可谓理法
方药融为一体，亦不乏独到见解，具有深远的学术影响，是一部内容翔实，
切合临床应用之医籍。

《类证治裁》于咸丰元年（1851）初刊之后，一再翻刻印刷，先后有
同治六年丁卯重刊本（1807）、咸丰十年庚申（1860）、光绪二十三年丁酉
（1897）重刊本，以及民国四年乙卯（1915）上海千顷堂书局石印本等版本
发行。1959年上海科学技术出版社据光绪重刊本出版铅印本，1988年人民
卫生出版社出版重刊点校本，可见《类证治裁》深受业界的欢迎。时至今
日，林珮琴撰著的《类证治裁》仍不失为一部具有较高实用价值的临床参
考书。

林珮琴

学术思想

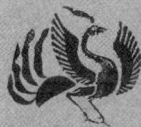

一、学术渊源 🦩

（一）宗经立论，触类旁通

林珮琴基于"不先窥《内经》奥旨，则皆无本之学"之治学理念，宗经以立论。其对《素问》《灵枢》《难经》《伤寒论》《金匮要略》等经典医论，始终不断学习探索，"深求之，以通其变；精思之，以会其微；博观约取，触类旁通"。其治学既有根柢，又融会贯通，且对于经旨之临床应用触类旁通。《类证治裁·卷首·内景综要》援引《灵枢》《素问》《难经》《伤寒杂病论》之论述，为该书理论解说之依据，并结合临床实践加以拓展发挥。此类承袭与阐发，贯穿于《类证治裁》全书，对于临床颇具启迪意义，可谓将中医经典灵活运用于临床之典范。

例如，根据《素问·五脏别论》"所谓五脏者，藏精气而不泻也，故满而不能实。六腑者，传化物而不藏，故实而不能满也"之论，阐释五脏功能特点，乃是贮藏精气，为精气所充满，不为水谷所塞实，亦表明五脏精气宜盈满，然不能壅实不行；而六腑传化物而不藏，故为水谷所充实而不是充满精气，亦言六腑水谷与糟粕宜暂时充实，然不能滞满不行等脏腑功能特点。林珮琴更从脏腑病证之论治入手，进一步加以发挥，提出五脏藏精不泄，"故以守为补"，阐发五脏精气守持于内，则为补益之理；六腑传化不藏，"故以通为补"，揭示六腑之功以通畅而为补之原理。其以"守"与"通"二字，高度概括脏与腑的治疗法则，为临床脏腑病证之论治明示了方向。

又如，援引《灵枢·营卫生会》："人受气于谷，谷入于胃，以传与肺，

五脏六腑，皆以受气，其清者为营，浊者为卫，营在脉中，卫在脉外，营
周不休，五十而复大会，阴阳相贯，如环无端。"以此为依据，陈述营卫之
气的生成、分布、运行规律，明示二者同源于脾胃运化之水谷精气。其中，
营气精专柔顺而富有营养，行于经脉之中；卫气剽悍滑利而运行急疾，不
受经脉约束，运行于全身上下内外。营气化为血液，运行经脉之中，流注
于五脏六腑，如雾露一般濡养周身上下；营卫在人体之运行，阴阳相贯，
营周不休，如环无端。进而，阐释发挥天地之气所入及其与脏腑的密切关
系。如《类证治裁·卷首·内景综要》云："喉以通天和，咽以纳地产。"指
出受谷者浊，受气者清，表明"清者注肺，浊者走胃"，指出清气通过肺主
气，司呼吸而得以吸入；胃主受纳腐熟，饮食则经胃而纳入。故而认为，
中气出上焦，营气出中焦，卫气出下焦，并概括"皆水谷之精悍"，故而昭
示"水谷之精气为营，水谷之悍气为卫"，皆流布于脏腑之机理。

再如，《素问·刺禁论》指出："肝生于左，肺藏于右，心部于表，肾
治于里，脾为之使，胃为之市。"林佩琴基于此论，进而阐述五脏之气的输
布运行特点，指出肝主春生之气，位居东方，故肝生于左；肺主秋收之气，
位居西方，故肺藏于右。从肝与肺之气的运行而言，故而肝气从左而升，
肺气从右而降，合天地之气东升西降之理。心为阳脏而主火，火性升散炎
上，故言心气分布于表。肾为阴脏而主水，水性寒凝，水性趋下，故肾气
主治于里。脾趋走不息谓之使，而脾主为胃行其津液，以灌溉四旁，故言
脾为之使。百物聚集谓之市，胃为水谷之海，为众物所聚，故言胃为之市。
《类证治裁·卷首·内景综要》不仅解释肺右降，肝左升的原理，而且结合
临床进一步明示"脾阴运，胃阳纳"及"心恶热"等脏腑特性，对脾主运
化输布、胃主受纳腐熟、心火易炎上等脏腑之功能特性的深入认识，以及
相关病证的论治具有重要意义。

此外，《素问·脏气法时论》云"肝苦急，急食甘以缓之""脾苦湿，

急食苦以燥之""肾苦燥，急食辛以润之，开腠理，致津液，通气也"。此处的苦，即指病变状态，说明多种因素导致脏腑之收、散、升、降等特性被违逆，或致其功能降低，表现为太过或不及等症状。究其机理，盖肝为刚脏，在志为怒，过怒则易致气急而伤肝；且肝藏血，主筋，故而肝病易致筋脉拘急、痉挛抽搐等症状。甘味之药性缓，可缓急止痛，故可以柔制刚，缓解肝之急。脾主运化水湿，脾病则湿不得运化；同时，外湿亦易于伤脾，故湿胜易困脾。苦能燥湿，故以苦味治之。肾为水脏，辛能发散，化气行津，且辛入肺能通调水道，下输膀胱，故肾燥以辛药润之，以辛能通气，气至水亦至，故可以润肾之燥。然此燥非津液不足难以滋润之燥，乃是津液之输布失常，不能正常分布所致，故以辛散恢复其津液之输布，其燥得以迎刃而解。再者，《素问·脏气法时论》言"肝欲散，急食辛以散之，用辛补之，酸泻之""心欲软，急食咸以软之，用咸补之，甘泻之""脾欲缓，急食甘以缓之，用苦泻之，甘补之""肺欲收，急食酸以收之，用酸补之，辛泻之""肾欲坚，急食苦以坚之，用苦补之，咸泻之"。论中所述则为五脏所欲。欲，在此指顺脏腑之特性，或顺应脏腑功能。故而运用五味的特异作用，对五脏施以补泻。若治疗顺其性为补，逆其性为泻。如木不宜抑郁，故欲辛散，喜散而恶收，治疗肝病，以辛散之，顺其性为补，而逆其性为泻，故辛为补、酸为泻。心病则易火炎，故言心欲软，治其之法，当急用咸味以软之，因咸能软坚，心气炎而欲软，软之即所以为补，故用咸补之。咸软为补，则甘缓为泻，故甘泻之。脾贵充和温厚，其性欲缓，脾喜甘而恶苦，故宜食甘味以缓之，故苦为泻，甘为补。肺病则气易耗散，故肺欲收，故而治之当急食酸味以收之，收之即所以补之，酸收为补，则辛散为泻。肾主闭藏，宜固守于内，苦味可以泻相火，有助于肾中精气固守于内，故而以苦补之，咸泻之。《类证治裁·卷首·内景综要》在此基础上，总结五脏苦欲补泻之法，进而归纳为"知五脏之苦欲，而补泻殊"，对后世脏腑用药的拓展，不乏启迪。

关于壮火与少火，《素问·阴阳应象大论》云："壮火之气衰，少火之气壮。壮火食气，气食少火。壮火散气，少火生气。"林珮琴认为，壮火乃是药食气味辛热纯阳者；而少火则是药食气味辛甘温和者；气，乃指人体正气。故而，壮火之品可使正气衰，而少火之品则可使正气壮。后世又有发挥，进而扩展其义，壮火乃是病理之火，而少火乃是生理之火；壮火可消蚀耗损人体之正气，而少火则可充养人体之正气。故言壮火可耗散正气，少火则可以生气。《类证治裁·卷一·火症论治》，在此论基础上，首先将火邪与其他致病因素相比较，提出风寒暑湿燥皆外因，"惟火多属内因"。其阐发"壮火食气，少火生气"，指出火在丹田之下为少火，少火则生气，是为真火；然火离丹田而上则为壮火，壮火则食气，明确此乃邪火，进而联系临床实际，归纳描述为实火、虚火、湿火、郁火、阴火、五脏六腑火、游行不归经之火等多种表现，为认识火邪致病的多样性提供了思路。

推而广之，林珮琴继而提出诸火之治，如治上焦实热，以清心汤、加减凉膈散；中焦积热，症见燥渴便秘，治以凉膈散；三焦火盛，症见狂躁、吐衄，治以黄连解毒汤；阳明潮热，治以白虎汤；下焦火，症见溺血淋闭，治以立效散；虚火，如饮食劳倦，内生虚热，此乃伤脾阳，治以补中益气汤；思虑房劳，血虚火亢，此乃伤肾阴，治以六味地黄汤；治郁火，症见肌表热，五心烦，如火燎，及胃虚食冷，为遏抑脾阳所致，治以升阳散火汤。此外，认为气从足下起入腹，为虚极难治，治以七味地黄丸，外以附子末津调敷涌泉穴。五脏之火，气郁火起于肺，治以泻白散、清金丸；大怒火起于肝，治以加味逍遥饮加青皮、胆草；醉饱火起于脾，治以泻黄散加白芍、枳壳；怵惕思虑火起于心，治以导赤散、清心莲子饮；房欲火起于肾，治以八味丸；六腑火，症见胃火牙疼颐肿，治以清胃散；胆火眩晕口苦，治以羚羊角、牡丹皮、山栀、桑叶、连翘、龙胆草；大肠火，便秘不通，治以通幽汤加槐米；小肠火，癃闭、淋沥，治以八正散加减；膀胱火，症见腹痛溺涩，治以大补丸；三焦火，症见肢热，体倦，上焦用山栀，中焦用连翘，下焦用地骨皮。进而总结指出，其游行之火，"或宜散宜清宜降，各随微甚而调之"，从火的分类、常见症状表现及理法方药的应用等，层层推进，示人以明晰之论治途径。

《素问·至真要大论》对于火邪致病的描述，乃是病机十九条中论述最多者。谓"诸热瞀瘛，皆属于火""诸禁鼓慄，如丧神守，皆属于火""诸逆冲上，皆属于火""诸躁狂越，皆属于火""诸病胕肿，疼酸惊骇，皆属于火"。其论既体现了对火邪致病特点的独到认识，亦反映了火邪致病的常见性与多样性。《类证治裁·卷一·火症论治》陈述病机属火五条，亦明言"诸病属火者多"，且将《黄帝内经》病机属火之五条，逐条进行病机解读，进而提出相应治疗法则与用药。如其指出，"诸热瞀瘛，皆属于火"，谓邪热伤神则昏乱，亢阳伤血则抽掣，"治以清心养肝"，以生地黄、麦冬、黄连、白芍之属；"诸禁鼓栗，如丧神守，皆属于火"，谓热极反寒，"治以透热安神"，以栀子、黄连、朱砂之属；"诸逆冲上，皆属于火"，谓龙相上升，"治以镇逆潜阳"，以牡蛎之属。认为此谓热郁神扰，一治以升阳，一治以敛镇。继而，其参考朱丹溪之说，明示火症治疗之禁忌，谓"治火症不可骤用寒凉，须兼温散"；若火甚，则用"甘凉以缓之"。如说明生甘草兼泻兼缓，实为经验之谈，值得临床参考。又言火盛癫狂，人壮气实，可用正治法，以冰水之类饮之；虚者，则用生姜汤。此时或补阴，令火自降，以地黄、白芍之属。其劳倦内伤则为气虚，火起于脾，治宜"甘平温养以退之"，以人参、黄芪、甘草、茯苓之属。

基于《素问·至真要大论》"损者温之""劳者温之"的补益治疗原理，《类证治裁·卷一·火症论治》提出，阴虚烦躁，症见唾痰如涌，面目俱赤，口渴便秘，属于外极似火，脉亦洪大，然而按之不鼓指，此为肾阴虚而阳浮越，非火也，乃是假热证。若用承气汤、白虎汤则立毙，临证治疗当峻补真阴，治以七味丸，重加肉桂，用水煎冷服。若翌日畏寒、足冷，真候自现，乃治宜峻补其阳，用八味丸煎服。告诫"此脉症变常，不可以常法治"，其倡导知常达变之意跃然纸上。又如，产后及大失血后，阴伤发热，治疗告诫"切忌凉剂"，认为即使以四物汤滋阴，亦属不宜，提出治疗须独参汤补气，方见其阳生阴长之妙。明言"此宜辨阳虚阴虚"，阳虚者，其面必赤，乃是无根之火戴于上；若果属阳盛，火郁于内，则面必不赤，其口渴，属肾液干，引水自救。其机理之阐发，的确令人信服。

《素问·逆调论》云："一水不能胜两火，肾者水也，而生于骨，肾不生则髓不能满，故寒甚至骨也。所以不能冻栗者，肝一阳也，心二阳也，肾孤藏也，一水不能胜二火。"《类证治裁·卷一·火症论治》进一步认为，二火，乃是指君火、相火。心为君火，心主藏神属阳，在天为太阳之火；相火则附于肝肾，代君行令属阴，在天为龙雷之火。若心火过亢，可以寒凉正治之法，以黄连、生地黄之属，并认为人之命门相火为龙火，少阳相火为雷火。临床若龙雷相附，命火虚衰，右尺脉弱，治疗当益火之源，以桂附八味丸；若是肾水虚，左尺脉弱，治疗则壮水之主，以六味丸。其治疗原理在于，与火相配，滋其真阴以潜之；或肾阴弱，相火强，治疗当从其性而伏之，以滋肾丸；若肾水亏，龙火升，治疗当从其类而引之，以七味丸；若火起脐下，乃为冲脉上冲而喘，治宜都气丸、黑锡丹，以"补而镇之，不可以水折"，此言可谓切中肯綮。

由上可见，林珮琴不仅遵经立论，引经据典，且将《黄帝内经》深邃之医理融会贯通，以深入浅出的语言进行阐述，并联系临床应用，理法方药环环相扣，将经旨贯穿于《类证治裁》全书。此外，林珮琴对于相关病证论治的阐释，亦多援引经文进行原理分析，其植根于经典理论之源，临证应用拓展颇具心得。诚如《类证治裁·自序》所谓"学人研经，旁及诸家，泛览沉酣，深造自得，久之源流条贯，自然胸有主裁"，此乃其治学之根柢，亦是临证悟性启发之渊源。

（二）博采众家，参酌古今

林珮琴在《类证治裁》自序中，盛赞诸医家之造诣。如张仲景的《伤寒论》，分究六经；刘完素治温热，专主三焦；李东垣倡益气补中；朱丹溪创滋阴降火，济偏补缺。其总结各家治学之共同特色，指出"要皆上阐经训，下启法门，卓然自成大家"。林珮琴认为，诸名家无不根柢《黄帝内经》而发挥心得以着于篇，故而"学人研经，旁及诸家"，进而泛览沉酣，深造自得其义，久之则源流条贯，自然胸有主裁。其曰"第学不博无以通其变，思不精无以烛其微"，关注博学与通变的关系，强调提出"惟博也故腕妙于应，而生面别开"。《类证治裁》宗经立论，发皇古义，且旁及百家，广征博引，又不拘泥于古，对医家的学术观点，参考斟酌，择善而从，亦是林珮琴理论阐发之根基。

例如，关于消渴的诊治，《类证治裁·卷四·三消论治》曰"消分上、中、下三症"，明确提出消渴有上、中、下三消之分。论及三消之症状，谓"消渴、消谷、消肾"，将消渴分为消渴、消谷、消肾之三消而论，阐明三消的临床表现各有侧重；关于三消之病机，认为"皆水火不交"，尤其突出的是"燥热伤阴所致"，其寥寥数语，准确地提示了燥热伤阴是该病之基本病机。《素问·阴阳别论》指出："二阳结谓之消。"在此论基础上，《类证治裁·卷四·三消论治》论述了消渴发病与脏腑的关系及其传变，指出手阳明大肠主津，足阳明胃主液，二经燥结失润，故为消，继而言"上消主肺"，因肺热化燥，渴饮无度，是为消渴，认为乃《黄帝内经》所谓心移热于肺，传为鬲消。"中消主胃"，因胃热则善饥，然"能食而瘦"，故为消谷，此即《素问·脉要精微论》所谓"瘅成为消中"之意。林珮琴亦指出，下消主肾，虚阳烁阴，引水自救，溺浊如膏，"精髓枯竭，是为肾消"，《素问·刺热篇》所谓肾热病，云"苦渴数饮身热"。其后，林珮琴论及三消之预后，谓"三消之症，上轻、中重、下危"，提示"上、中不甚，则不传下"，认为肾消乃上消、中消之传变，因肺胃之热入肾，消烁肾脂，故饮一溲二，溲如膏油。其原理在于，肺主气，肺病则不能管束津液，上朝咽溢，而尽输布趋于下，其精微亦随溲而下，且消之由于火盛，为阳消证；亦有气血消乏而为阴消证。

林珮琴参考张景岳之论，认为元阳大衰，金寒水冷，水不化气，而气悉化为水。参阅《脉经》所言，指出心脉微小为消瘅，可知火多为假火。进而，《类证治裁·卷四·三消论治》明确指出，临证治三消，必察其脉气、病气与形气，但见本源亏竭及假火症状，"当速救根本以滋化源"，故而告诫治疗"勿专以清火为急"。

其后，援引《金匮要略》所言，男子消渴，小便反多，饮一斗，小便一斗，治以八味丸主之。林珮琴阐发其治疗机制，解释其要义在于"所以助气化，使津液得升"。尔后，参考赵献可之说，提出治消证无分上、中、下，"但滋肺肾"之诊治要点，转而从用药剂量而言，提出治疗"上消小剂，中消中剂，下消大剂"，概用六味丸加麦冬、五味之属，认为若是命门火不归源，游于肺为上消，游于胃为中消，治宜"惟引火归原"，以八味丸，使火归釜底，水火既济，气上熏蒸，肺受津润，则消渴自止，并提示此时若过用寒凉，恐内热未除，中寒又起。

继之，基于《素问·阴阳别论》所论："二阳之病发心脾，有不得隐曲，其传为风消。"《类证治裁·卷四·三消论治》谓忧伤心，思伤脾，郁结不遂，则营液暗耗，胃大肠俱失通润而肌肉风消，提示治宜归脾汤送固本丸，或用生脉散，此亦阴消之类；而气分渴者，症见喜饮冷水，治疗宜用寒凉渗剂以清热；若血分渴者，症见喜饮热饮，治疗宜用甘温峻剂以和阴，并明示临床论治"须细诊脉之上下左右滑数沉细"，以"定其有余不足而审治之"。

再如，关于失音之论治，《类证治裁·卷二·失音论治》有详细描述，既有发音生理功能的阐释，又有失音论治的陈述，更有医家的相关论述介绍。首先，从发音与脏腑经络的关系分析，林珮琴认为"肺为音所自出，而肾为之根"，将发声与肺肾相联系，并说明其原理在于，肺通会厌，而肾脉侠舌本，故而比喻金空则鸣。进而指出"失音一症，亦如金实则暗，金碎则哑"，因肺在五行属金，故林珮琴以金实与金碎，讲解失音之病机，强调临证诊治"必辨其虚实，而后治法可详"，如外寒内热，概括称为"寒包内热"，机理是闭窒气分致失音，治疗以麻杏汤之属以"开其痹"；提出若是醉卧当风，致"邪干肺窍"而猝失音，治疗则以苏子汤之属以"降其痰"；其病若为"木火犯肺"，咽干喉痹致失音，则以麦冬汤之属润其燥；其病若为"痰热客肺"，喘急上气致失音者，宜以桔干汤之属"疏其壅"；若患者逆风叫号，而致伤会厌，治疗用养金汤之属，以"清其音"；其病暴嗽失音，治疗用杏仁桑皮汤；若久咳失音，则治以蛤蚧散；若由阴虚劳嗽声嘎，乃是相火烁金，治疗宜百合固金汤减去元参、桔梗，加五味、诃子；其内夺而厥，则为暗痱，属肾虚，治以地黄饮子减桂枝、附子、巴戟天，提出总治气血虚燥，喉音不清者，以清音汤、加减诃子汤、脂蜜膏方等。总结此失音之治，概言以"润肺滋肾之品，为宜"，其论可谓言简意赅，切合临床。

参考诸医家之论，拓展诊治思路，启迪临床应用，乃是林珮琴阐释理论及运用之源泉。如参考《医通》所言，认为失音大都不越于肺，然应区分暴暗久暗。一是暴暗多为寒包热邪，故而治"宜辛凉和解"，以消风散用姜汁冲服，若肺虚伤风，喘咳声嘶，治宜千金酥蜜膏；若火邪伤肺，咽痛声哑，治宜生脉散合六味丸，或猪脂白蜜熬膏挑服。二是久病失音，属气虚挟痰，"宜滋肺肾之化源"，治以生脉散下都气丸。其咽干声槁，润肺为主，治以生脉散加玉竹；若不应，则以生脉散噙童真丸。再如，参考《景岳全书·因阵》所载秘方竹衣麦冬汤，以治劳瘵痰嗽声哑，而不出音难治者，林珮琴临床体会服此方神效。又如，参看徐灵胎《指南批本》所谓诸症失音，皆有可愈之理。然告诫指出，临证若是用麦冬、五味子、熟地黄、桂枝等药，"补住肺中痰火"而致失音，则百无一生。又指出，久嗽失音，必由药误所致，认为麦冬、五味子是失音之灵药，服之久，起效可嘉；然如果是风寒痰火，偶尔失音，即不治亦愈；若更加以麦冬、五味子，则弄假成真，在此反复警示，失音之治须关注虚实之辨，勿犯药误之戒。

此外，关于脾胃病之论治，《类证治裁·卷三·脾胃论治》首先阐发其生理特点，认为脾胃皆属土，脾为脏，胃为腑，故而"凡脏主守，腑主通"，其原理在于脏阴而腑阳。依据《素问·太阴阳明论》脾主"为胃行其津液"之论，联系临床，提示胃主纳，脾主运，而"胃喜凉，脾喜燥"，感叹昔人每多混治之误，称赞叶天士医案所谓"脾宜升则健，胃宜降则和"，认为其阐发脾胃之生理特性。其概言太阴湿土，得阳始运，阳明阳土，得阴始安。究其机制，乃"脾喜刚燥，胃喜柔润"，结合张仲景急下存津之意，故云"其治在胃"，而解析李东垣大升阳气之机理，重申"其治在脾"，又言"五脏以守为补，六腑以通为补"，乃卓然有见地。其参考李东垣补中益气、调中益气、升阳益胃诸汤主方，分析其治以劳倦内伤为主，故予人参、黄芪以补中；用白术、苍术以温燥；以升麻、柴胡升下陷之清阳；以陈皮、木香理中宫之气滞。林珮琴分析认为，以太阴恶湿，而病患胃阳衰者居多，结合自身体会，概言若用之得宜，则效如桴鼓。

若是脾阳不亏，胃有燥火，则当用养胃阴之法。其认为凡病后热伤肺胃津液，以致虚痞不食，舌绛嗌干，烦渴不寐，便不通爽，乃九窍不和，此皆胃病，批评岂可以黄芪、白术、升麻、柴胡治之。进而拓展阐发其治必用降胃之法，即所谓"胃宜降则和"，明言此治非辛开苦降，亦非苦寒下夺，以损胃气，不过乃用"甘平或甘凉濡润以养胃阴"，则津液来复，使之通降而已。此即宗《素问·五脏别论》"六腑者，传化物而不藏"之论，进而明示"以通为用"之原理，并推而广之，提出治胃阴虚，不饥不纳，运用清补之法，以麦冬、沙参、玉竹、杏仁、白芍、石斛、茯神、粳米、麻仁、扁豆子；若治胃阳虚，食谷不化，则用通补之法，以人参、益智、陈皮、厚朴、乌药、茯苓、生白术、地栗粉、半夏、韭子、生姜、黄米等。治脾阴虚，胸嘈便难，用甘润之法，以甘草、大麦仁、白芍、当归、杏仁、麻仁、红枣、白蜜等。治脾阳虚，吞酸嗳腐，使用香燥之品，如砂仁、丁香、炒白术、神曲、麦芽、干姜等，以及四君、六君、异功之类，"凡守补皆脾药"。治脾胃阳虚，运纳俱少，食已欲泻，用升降法，以补中益气汤加茯苓、益智、木瓜，或益黄散。治湿伤脾胃，用平胃散，或清暑益气汤加减。治中气虚，用补中益气汤加麦冬、五味子。治饥饿所伤，症见疼痛而纳食稍安，其病在脾络，因伤饥饿而得，当甘缓以养脾阴，用当归建中汤。治食所伤，症见伤食恶食，腹痛作饱，治疗当分消胃土，用生益智、草果、广陈皮、茯苓、鸡内金、炒楂肉、神曲、煨姜等。病后调理脾元，用参苓白术散，或六君子汤。并指出其分治合治，于病情相合为宜。此外，提出白术炒用则守，生用则和。甘草炒用则补，生用则泻火，以此为例，说明药物之炮制不同，则功效亦有差异。总而言之，关于脾胃病之论治，大抵"脾脏以守为补，胃腑以通为补"，故而云"脾宜升运，胃宜通降"。进而提出脾胃论治之方治，宜与饮食症合参，则理解更为完备，亦示人诊治关键在于博采众家，且注"审症圆机"，实为要旨。

二、学术特色

　　林珮琴倾其数十年之精力，采集历代典籍之精粹，搜罗汇集前贤之验方，且结合临床灵活化裁，荟萃其心得，撰著《类证治裁》一书。诚如

《类证治裁》自序所云："乃知执一者拘，多歧者泛；师心者愎，随俗者庸。至于体贴病情，曲折都尽，刀圭所授，立起沉疴，善矣！若犹未也，一法未合，虽古法宜裁；一方未纯，虽古方宜裁，必吻合而后已。"此序所言，反映林珮琴编写《类证治裁》之心路历程，亦充分体现其勤求古训，博采众方，承袭前人之智慧，其善于思悟，既不是唯我独尊，刚愎自用，亦不是亦步亦趋，人云亦云，而是承前而不胶柱，择善而从，尤有推陈出新，不乏独到见解。

（一）注重病证辨析

《类证治裁》自序云："识证之难也在辨证，识其为阴为阳，为虚为实，为六淫，为七情，而不同揣合也。辨其在经在络，在腑在脏，在营卫，在筋骨，而非关臆度也。"其开篇即将病证的分析与辨别放在首位，认为临床诊治疾病，首先必须对病证进行精当之辨析，识别其病位、病性，抓住其关键病机，方能准确地遣方用药，使药证合拍，吻合无间，而达药到病除之目的。不言而喻，正确识别病证，乃是决定施治成败的首要关键因素。因此，林珮琴《类证治裁》所载诸病证，均对其病因病机、病位病性详加阐释，尤其关注相似病证的辨析区别，并进行相关阐述，以利于临证抓住鉴别之要端，实施正确之诊治。

例如，胃脘痛与心痛的辨识，《类证治裁·卷六·胃脘痛论治》记载，"胃脘当心下，主吸受饮食"，从胃脘之位置为当心之下，胃主受纳之功能特点切入，进行描述和阐发。继而，明确指出胃脘痛与心痛相似，其区别在于"胃脘痛必见胃经本病"，如症见胃脘胀满、呕逆不食、大便困难、而浮、肢倦等，故此"与心痛专在包络者自别"。尔后，林珮琴阐发心痛论治，亦从疼痛部位，伴见症状，对心痛与胃脘痛进行了辨别，《类证治裁·卷六·心痛论治》指出，从位置而言，心当歧骨陷处，居胸膈下，胃脘之上，故而心痛与胃脘痛从部位上自别。又言心为君主，亦不受邪，"故心痛多属心包络病"。其次，以真心痛为例，援引《灵枢·厥病》所谓"真心痛，手足青至节，心痛甚，旦发夕死，夕发旦死"，直接从病证之演变预后进行鉴别，切合临床实际。

又如，关于胃脘痛的辨析，林珮琴论述亦颇具特色。譬如《类证治裁·卷六·胃脘痛论治》所载，概述其病因病机，如烦劳冷热，致气血痰食停瘀作痛；或因肝气犯胃，以及肾寒厥逆，皆能致胃脘疼痛。分而言之，认为因肝乘胃而脘痛，症见气冲胁胀；怒气脘痛，必呃逆胸痞满；气郁脘痛，必攻刺胀满；因肾寒厥逆而致脘痛，症见吐沫呕涎；因客寒犯膈而猝痛，则症见呕逆不食；积寒而致痛，疼痛绵绵不绝，无增无减；火郁而致痛，其发则连日，脉必弦数；痰积脘痛，症见呕吐恶心；食滞脘痛，症见嗳腐吞酸；伤力致胃脘痛，则有瘀血停留；若蛔虫扰动而致胃脘痛，必有休止。并论及胃脘之发展演变，若痛久不愈，则必入血络。进而概括言之，凡痛有虚实，"按之痛止者为虚，按之痛反甚者为实"，其描述符合临床实际情况，至今仍是医家遵循之实用格言，有效地指导着临床。

再如，论及关格之区别。《类证治裁·卷三·关格论治》明确提出，"下不得出为关，症见二便俱闭；上不得入为格，症见水浆吐逆"，并解释其预后，下关上格，中焦气不升降，乃是阴阳离绝之危候。临床症见粒米不能下咽，渴饮茶汤，则少顷即吐，复饮亦复吐，热药入口随出；甚至冷药过时亦出，患者大小便俱阻。明言关无出之由，格无入之理，故而此急症难从缓治。引述《素问·脉要精微论》所谓"阴阳不相应，病名曰关格"，阐释其病机关键在于，阴阳俱盛，不得相荣，故名曰关格，关格者不得尽期而死，乃因是证为气逆于上，津涸于下，与噎膈反胃同，故而病势较骤。

同理，关于癫狂之辨析，《类证治裁·卷四·癫狂论治》记载，癫狂乃为心脾肝胃病，认为"阳并于阴则癫，阴并于阳则狂，故而癫多喜笑，证属心脾不足。狂多愤怒，证属肝胃有余。癫则或笑或歌，或悲或泣，如醉如痴，语言颠倒，秽洁不知，经年不愈"。从病机来看，癫多由心脾郁结，志愿不遂，更或因惊恐，致神不守舍。狂则自悲喜忘，善怒善恐，少卧不饥，自贤自贵，多为心疾之患；或由于邪并阳明发狂，症见骂詈不避亲疏，登高而歌，弃衣而走，甚至不食数日，逾垣上屋，此则多为胃火；或阳气暴折而难决，则为怒狂，乃多由肝胆谋虑不决，屈无所伸，怒无所泄，木火合邪，乘心则神魂失守，乘胃则暴横莫制。总之，癫狂皆因心火自焚，痰迷窍络所致，故癫始发，其情志失常，状亦如狂，狂证日久，其神魂迷瞀，状乃类癫，将癫狂之辨识与临床论治联系分析，示意癫狂论治之大要，在于参求脉证之虚实而分治之。

此外，关于噎膈与反胃之辨识，《类证治裁·卷三·噎膈反胃论治》提出，阳结阴涸，上下格拒，则导致噎膈反胃；分而言之，则噎者咽下梗塞，水饮不行，食物难入，由痰气之阻于上所致；膈者胃脘窄隘，食下拒痛，由血液之槁于中引起；反胃者，食入而反出，且完谷不化，由胃阳之衰于下所致。林珮琴参王冰之论，认为食不得入，是有火；而食入反出，是无火。从其产生之机理而论及治疗，指出噎膈初起，多因忧患悲恒，以致阳结于上，阴涸于下，故治宜调心脾以舒结气，填精血以滋枯燥；反胃初起，多因土弱火衰，以致朝食暮吐，暮食朝吐，治宜扶胃土以通阳，益命火以蒸化。综上可见，其病证之辨识如此精当，实为临床治疗取效之基石，亦是林珮琴为何强调识证，意在辨证的良苦用心之所在。

（二）强调脉证参合

对于证候的识别是否正确，辨析是否精当，是施治成败的关键，而临床表现复杂多样。林珮琴对于将脉象与症状结合，确有独到见解，在临床疾病诊察中着意于参合脉证。如《类证治裁》对所有病证的阐释，皆将"脉候"与"论治"并列，足可窥其重视脉证合参之思路。究其原理，正如《类证治裁》自序所谓"顾脉理易淆，洞垣谁属"，认为脉象复杂，临证应将脉与证互相合参，"缕析丝分，参合脉象"，方能避免过失，治疗乃能"心裁独出"。

例如，泄泻之论治，林珮琴以《黄帝内经》之论为依据，联系脉证表现诊察，继而阐发其论治。《类证治裁·卷四·泄泻论治》提出泄泻的病因病机，乃是胃中水谷不分，并入大肠，多因脾湿不运，提出"湿多成五泄"。其关于五泄之论，体现脉证合参。一是飧泄，症见完谷不化，脉弦，肠鸣，病机在于湿兼风，提出治疗以平胃散加羌活、独活、升麻、柴胡，其援引《素问·生气通天论》所云，"是以春伤于风，邪气留连，乃为洞泄"，说明春伤于风，夏生飧泄，乃与病邪伏而发病相关；二是溏泄，据《素问·至真要大论》所云，"暴迫下注，皆属于热"，提出肠垢污积，脉数溺涩，乃是湿兼热；三是鹜泄，引述《素问·至真要大论》所云，"诸病水液，澄澈清冷，皆属于寒"，提出大便澄清如鸭屎，脉迟溺白，乃是湿兼寒，治疗以治中汤、附子理中汤加肉豆蔻；四是濡泄，症见身重肠鸣，泻下多水，脉缓，腹不痛，乃是湿邪自甚，治疗以四苓散加苍术，胃苓汤加草果，取《素问·阴阳应象大论》"湿胜则濡泻"之意；五是滑泄，症见洞下不禁，脉微气脱，乃是湿兼虚，治疗以四柱六柱饮，或四君子汤加升、柴，援引《素问·阴阳应象大论》所云"清气在下，则生飧泄"之理加以阐发。此外，有痰泄，其表现脉滑类弦；有食泄，其脉为弦紧，腹痛则泄，泄后痛减。《类证治裁·卷四·泄泻论治》，还专论述泄泻之脉候，如胃脉虚则泄；脉滑，按之虚，必下利；肾脉微小则洞泄；肺脉微甚则泄。还将脉象与症状结合，从脉证是否相符之角度，阐发了泄泻之预后，如泄泻脉洪大者逆，泄而脱血脉实者，难治；泄泻脉缓，时小结者生，浮大数者死。从脉象参合，辨别泄泻之寒热虚实，如泄泻脉多沉，沉迟寒促，沉数火热，沉虚滑脱。将脉象与季节相参，认为暑湿缓弱，多在夏月。

再如，关于虚损劳瘵论治，《类证治裁·卷二·虚损劳瘵论治》指出，肾中真阳虚者，脉右尺必弱，治宜甘温益火之品，补阳以配阴，以八味丸，或景岳右归饮、右归丸，此所谓益火之源，以消阴翳。若肾中真阴虚，脉左尺细数，治宜纯甘补水之品，滋阴以配阳，以六味丸加枸杞子、鱼膘，或张景岳左归饮、左归丸，此治乃所谓壮水之主，以镇阳光。其认为虚损潮热，多起于内伤；劳瘵阴虚火动，多起于伤风似疟。如虚损蒸蒸发热，按至皮肤间甚热，不能食，不觉瘦，其脉豁大，重按无力；劳瘵骨蒸，则按之皮肤不热，按之筋骨乃热，能食而瘦，其脉弦数。虚损转潮热泄泻，脉短数者，预后不佳。劳瘵转阴虚火动，喉痛脉细数死；虚症颊赤或唇红，乃阴虚逼阳于上；音暗，肾气竭，咳而喘急，为肺虚气不归肾。继而，该篇专论虚损劳瘵脉候，提出脉大为劳，脉虚亦为劳。脉大而无力为阳虚，其脉数而无力为阴虚；脉沉迟小为脱气，脉大而芤为脱血，脉细微而小为气血俱虚；其脉寸弱而软为上虚，脉尺弱而涩为下虚，两脉关沉细为胃虚，脉弦为中虚。并明言，凡细数弱涩弦，皆劳伤脉，但渐缓则有生意；若弦甚者病必进，数甚者病必危，示人从脉候诊察其预后。

又如，关于肺痿与肺痈之论治，《类证治裁·卷二·肺痿肺痈论治》设有肺痿—肺痈脉候，从脉候阐明肺痿与肺痈之区别与预后。如文中记载，脉数而虚者为肺痿，数而实者为肺痈。其脉微紧而数者未成脓，脉紧甚而数者已成脓。症见吐脓如米粥者难治；呕脓不止，其脉浮洪而大者难治。肺痿六脉浮涩而急，或细数无神者死；肺痈溃后，其脉忌短涩，缓滑面白者生，其脉弦急面赤者死。随后，论及肺痿与肺痈之辨识，脉证合参蕴含其中。此外，该篇提出肺痿乃津枯叶悴，因热在上焦，故咳久伤肺，始则寒热自汗，口吐浊沫，或吐红丝脓血，其脉数而虚；肺痈者，则咽干吐脓，因风热客肺，蕴毒而成痈，始则症见恶寒毛耸，喉间燥咳，胸前隐痛，痰脓腥臭，按右胁必痛，着左卧则喘，其脉滑数有力。除外症状与脉象参合辨别，论中亦言及病变机理与其治法之概要，认为肺痿伤在无形之气，气伤者调其元；而肺痈为毒结有形之血，血结者宜排其毒。

此外，关于烦躁的辨识。《类证治裁·卷四·烦躁论治》归纳其机理，认为内热为烦，外热为躁，故烦多属热，亦有阴寒而烦者。辨析指出，伤寒热在表而烦，治宜散，宜桂枝汤；在里而烦，治宜下，宜承气汤；在半表半里而烦，治宜和，方用小柴胡汤；在胸膈以上而烦，治宜吐，方用栀豉汤；其阴寒而烦，则有恶寒蜷卧，以及下利厥逆，吐蛔之症，则治宜温，方用四逆汤，有蛔则用乌梅丸。若烦而足冷脉沉微，此乃阴证之烦，治疗急用参附热剂温之；若不烦而躁，欲卧泥水中，但饮水不得入口，则为阴盛格阳，其脉必沉细而疾，肢体厥冷，躁扰不欲饮水，若误认为热，投以凉药，则预后不良。继而，分表里虚实而言，伤寒有邪在表而烦躁，脉浮紧，发热身痛，汗之则定，治以大青龙汤；有邪在里而烦躁，脉数实有力，症见不大便，腹部绕脐痛，下之则定，治以承气汤；有阳虚而烦躁，汗下之后，昼烦躁，夜安静，脉沉微，身无大热，治以干姜附子汤；有阴盛而烦躁，属少阴证，症见吐利手足冷，烦躁欲死，治以吴茱萸汤；更有阴中伏阳烦躁，头疼身温，其指末冷，胸满恶心，脉沉伏，按至骨若有力，治当破散阴气，导达真火，治宜参考《本事方》予以破阴丹。病久烦热不止，则治以六味汤加枣仁；若肥人虚烦不眠为痰，治以温胆汤；烦而溺涩，治以五苓散加滑石。再参考李东垣之言，血虚发躁，烦渴引饮，至夜尤甚，脉洪大，按之无力，则治以当归补血汤；若脉浮大，按之散，此为虚极将脱，治以人参生脉散。可见，其论将脉象与病证及其预后判断、治疗进行全方位解释，其于病机的阐发，不拘泥于前人之言，联系临床进行拓展，乃其务实求真精神之体现。

（三）遣方别出心裁

《类证治裁》中，根据疾病特点，先分出大类，再分列子目，并详列治则治法，遣方用药，可谓纲举目张，辞简法备。全书九卷，除卷首论述医理，其他各卷主要记载内科、外科、五官科及妇科的各种病证。每一卷之下介绍该病证之病因病机、临床症状特点、脉象表现，列出对应之治法与方药。该书体现林珮琴善于思悟，知常达变，善于将理论验之于临床，诚如《重锓类证治裁序》所云："盖取法于古，而不泥乎古，自有得心应手之妙。"其善于抓住疾病的辨识要点，用简练之笔墨，画龙点睛，揭示辨证施治之要义，然后层层推勘，缕析丝分，可谓旁征博引，言简意赅，酌用古方，契合临床，亦心裁独出。

例如，阐释诸气为病之治疗，《类证治裁·卷三·诸气论治》指出天地之气和，则戾不作，故而生人之气和，则诸疾不起。继而，援引《素问·举痛论》所云："余知百病生于气也，怒则气上，喜则气缓，悲则气消，恐则气下，寒则气收，炅则气泄，惊则气乱，劳则气耗，思则气结。"林珮琴从九气为病的角度深入认识，阐发百病皆生于气之机理，提出此乃由六淫戕于外，七情战于中，则气之冲和致偏，而清纯者化浊，流利者反滞，顺行者多逆。其后，依据《素问·阴阳应象大论》"清气在下，则生飧泄；浊气在上，则生䐜胀"，指出甚则厥逆哕呃，痞呕噎膈，攻逐刺痛，虽然表现多端，然而"无非气所主病"，联系临床，认为治疗"当审其虚实新久"。随后，林珮琴分列其治，一是治气分虚实，如气虚宜培，治以四君、补中、保元诸汤；气实则宜泄，治以七气、五磨、降气诸汤。新病胀满，宜辛通，治以半夏、砂仁、枳壳、苏子、杏仁、生姜、蒜等；而久抱悒郁者，则宜温散，治以越鞠丸减去苍术、神曲，加木香、郁金、陈皮等。肺气郁，治宜开，以桔梗、瓜蒌、杏仁、枇杷叶、贝母、桑白皮等；虚促宜敛，治以补肺汤；肝气升逆，治宜降，以青皮、枳壳、降香、厚朴、香附、苏子等；燥急宜缓，治以白芍、甘草、木瓜、阿胶、生地黄、石斛等；胆气郁滞，治宜和，以温胆汤；火热宜泄，治以牡丹皮、嫩桑叶、连翘、山栀、龙胆草、黄芩等；胃气结燥，治宜疏，以苏梗、枳实、藿香、瓜蒌、竹茹、木瓜等；痛宜调，以乌药、香附、半夏、丁香、广皮、煨姜等；气痞，治以半夏泻心汤；气结，治以沉香化气丸。二是辨气之有兼夹，如气虚夹滞，治以异功散，寒者治中汤；夹痰者，治以二陈汤加香附、枳壳；夹火者，治以左金丸、龙胆泻肝汤、戊己丸、火郁汤等；夹寒者，治以乌沉汤；夹食者，治以大和中饮，或保和丸；夹血瘀，治以血郁汤。其依据气病之病机，归纳气病之治疗。概言之，"大约气行则痛止，气调则血和"，故而"清者宜升，浊者宜降"，因郁则生火，滞则生痰，辛香暂用开导，燥热则易劫阴，以气本属阳，有余便是火，且上升之气，自肝而出，而中夹相火，"故气病多属肝逆犯胃，肝阳化风"；再若冲脉失镇，丹田失纳，则肺肾不交，喘促诸症杂致。

又如，《类证治裁·卷三·肝气肝火肝风论治》列肝气肝火肝风专论，提出凡上升之气，自肝而出。首先，肝木性升散，不受遏郁，郁则经气逆，症见嗳气，胀满，呕吐，暴怒胁痛，胸满不食，飧泄，以及疝气，皆肝气横决之症。其次，提出相火附木，木郁则化火，症见吞酸胁痛，狂躁，痿厥，痞满，呃噎，以及失血，皆肝火冲激也。再者，风根据于木，木郁则化风，症见眩晕，舌麻，耳鸣，痉挛，痹病，类中，皆肝风震动。故诸病多自肝来，以其犯中宫之土，刚性难驯，夹风火之威，顶巅易到，故"药不可以刚燥投"。其认为用药遵循《素问·脏气法时论》所谓"肝苦急，急食甘以缓之""肝欲散，急食辛以散之，以辛补之，酸泻之"。探究其机理，林珮琴指出，肝主藏血，血燥则肝急，故凡肝阴不足，必得肾水以滋之，血液以濡之；味取甘凉，或主辛润，"务遂其条畅之性，则郁者舒"，故凡肝阳有余，必需介属类药以潜之，柔静以摄之，味取酸收，或佐酸降，"务清其营络之热，则升者伏"，治肝气，先疏其郁，治宜逍遥散。因怒动肝，治宜小柴胡汤加山栀、青皮；嗳而吐沫，治宜代赭旋覆汤；呕而胀满，治宜三因七气汤加枳壳、木香；怒伤胁痛，治宜生白芍、金橘皮、山栀、枳壳、郁金汁、降香末等；肠鸣飧泄，则泄木安土，治宜人参安胃散加半夏曲；疝肿硬，则导滞和肝，治宜橘核丸加减；基于气有余便是火，故治肝火实，吞酸胁痛，宜左金丸、抑青丸；胁大痛引腰背，汗泄，忌辛燥耗气劫液，宜甘酸化阴，治宜甘草、柏子仁、枸杞子、酸枣仁、阿胶、牡蛎、木瓜、生白芍、五味子、鳖甲、金橘皮等；虚痛久痛必入络，宜理营络，治宜旋覆花汤加当归须、牡丹皮、延胡索、桃仁等；湿热火盛，胁痛、筋痿、溲血，治宜龙胆泻肝汤；火盛狂躁，胸痞、咽阻、便秘，治宜当归龙荟丸；阴虚痿弱，治宜虎潜丸去锁阳；厥逆，治宜四逆散；痞满，治宜半夏泻心汤；呃噎，治宜橘皮竹茹汤；吐衄失血，治宜犀角地黄汤加山栀、藕汁。至于肝阳化风，上扰清窍，则巅痛头晕，目眩耳鸣，心悸寤烦，由营液内虚，水不涵木，火动痰升所致，其实无风可散，宜"滋液和阳"，治宜复脉汤去姜、桂，或用熟地黄、白芍、枸杞子、茯神、酸枣仁、炒甘菊、霜桑叶、牡蛎、石斛、五味子等；其由肾虚阳浮，宜填髓补精，治宜阿胶、龟甲、淡菜、青盐、牛膝、山萸肉、熟地黄、磁石等；其由土弱木乘者，宜缓肝益胃，治宜酸枣仁汤去川芎，加人参、山药、小麦等；其因怒劳，致舌麻肢痹，筋惕肉瞤，由五志过极，阳亢阴衰，风从火出，宜柔润息风，治宜河间地黄饮子去桂、附、巴戟、菖蒲；其火风上郁，头重脘痹，宜清金肃降，治宜杏仁、鲜菖蒲根、瓜蒌、钩藤、菊叶、薄荷等。林珮琴明示，肝病用药宜柔宜和，认为年高水亏，风火易升，头晕便秘，"宜壮水滋燥"，治宜还少丹去杜仲、巴戟、楮实、茴香，加桑叶、黑芝麻、柏子仁、炒甘菊、茯神、牡蛎；其阳明络虚，风火易震，食少知饥，宜填实空际，治宜人参、山药、炙甘草、牡蛎、酸枣仁、茯苓、白芍、南枣。大抵"肝为刚脏，职司疏泄，用药不宜刚而宜柔，不宜伐而宜和"，此乃正仿《黄帝内经》治肝之旨，又别出机杼。

034

再如，论及血证之治，《类证治裁·卷二·血证总论》提出，血下行为顺，其治易；上行为逆，其治难。原理在于，血得寒则凝涩，得温则行，见黑则止，且常随气行，故而气和则血循经，气逆则血越络。若上溢之血，火乘之，实气逆之，故"治血宜调气，不宜降火，猛进苦寒"。究其机制，以寒能凝涩，且易伤脾，若脾伤，则愈不能统摄诸血以归经。其明言治疗血症"入手须辨阴阳"，如阳证吐衄，血色鲜红；阴证血色紫暗如猪肝。阳证脉洪滑，症见口渴面红，喘烦溺赤，火载血升，治宜清降凉剂；阴证脉虚数，症见口干颊赤，烦躁足冷，乃为真阳失守，无根之火上炎，治宜引火归原，切忌寒凉降火。继而，言及治火前后调理，林珮琴认为当按三经用药，治宜归脾汤，盖心主血，肝藏血，脾统血，提出此方乃为三经主剂，阐释归脾汤之命名，意在使血归于脾，认为郁怒伤肝，思虑伤脾者，治疗尤宜。并示人化裁运用，如火旺者，加黑栀子、牡丹皮，以清热泻火；火衰者加桂心，以温通心阳，再用八味地黄丸，以培先天根本，则为治血症得其要领。尔后，阐发血症治疗之宜忌，如凡血症见咳嗽喘满，及膈左右胀痛，则病在肺，治宜清降，不宜升浮；如膻中一丝牵痛，或懊恼嘈杂，则病在心包，治之宜营养，不宜耗散；如腹膨不饥，食不知味，吐涎沫，则病在脾，治宜温中，不宜酸寒；如胁肋牵痛，躁扰不安，往来寒热，则病在肝，治宜甘缓，宜疏利，不宜秘滞；如气短似喘，咽痛音哑，骨蒸盗汗，则病在肾，治宜滋阴壮水，不宜香燥；如呕吐烦渴，大热不得卧，则病在胃，补泻当察兼症，勿谓阳明尽可攻。此外，其认为用药有君臣，或专用兼用，当知其类，并强调凡口鼻出血，皆阳盛阴衰，有升无降，血随气上，越出上窍，法当补阴抑阳，气降血自归经；然有阳气本虚，复为寒凉所伤，致脉沉而不浮，其脉尺小于寸，右弱于左，色夭而血黯，治宜生脉散加肉桂、熟附子、炙甘草，继以理中汤、八味丸，间服；若果受寒气，食冷物，血得寒则凝，不归经络，色必黑暗，脉必沉迟，身必清凉，告诫提示，若此者，不用姜桂，而用凉血之剂，则将贻误病情，其立言可谓不落窠臼。

此外，专论吐血之证治。《类证治裁·卷二·吐血论治》指出，吐血乃属阳亢阴虚所致，明言吐血之发病，其"症有三因"。外因者，系火风暑燥之邪；内因，系肝肾心脾之损伤；不内外因，系坠跌努力及烟酒之伤。外因者，乃火灼风温之呛血，以及暑瘵燥咳之伤血，邪在肺卫心营，治予理肺卫，宜甘凉肃降，以沙参、麦冬、贝母、花粉、玉竹、石斛等。治心营，宜轻清滋养，以生地黄、元参、丹参、连翘、竹叶、茯神等，强调"以此二法为宗"，临证可随症加减，如火灼则加入苦寒，以山栀、黄芩、知母、地骨皮等；风温则参以甘凉，以蔗汁、芦根、羚羊角、桑叶等。若暑瘵入营，则宜兼清润，以杏仁、银花、鲜生地黄、犀角等；燥咳在气，则宜佐纯甘，以天冬、梨、枣、阿胶等。二是内因者，如怒动肝火，治宜苦辛降气，以苏子、郁金、降香、牡丹皮、山栀、瓜蒌、橘白等。郁损肝阳，治宜六郁汤；郁损肝阴，宜甘酸息风，以阿胶、鸡蛋黄、金橘、白芍、生地黄等。思伤心脾，治宜甘温益营，方用保元汤、归脾汤；房劳伤肾，其阴虚失纳，治宜壮水镇阳，以青铅六味饮加五味、牛膝、童便；阳虚不摄，治宜引火归原，方用肉桂七味丸加童便。三是不内外因，如坠跌血瘀上泛，先当导下，方用复元活血汤、代抵当汤，或用韭白汁散之，再用通补，用元戎四物汤，或用当归、郁金、牛膝、白芍、三七；若努力伤血，忌用凝涩，治宜和营通络理虚，方用当归建中汤、旋覆花汤，或六味饮加牛膝、杜仲；若烟酒伤肺，烟辛泄肺，酒热戕胃，皆能助火动血；如若数吐血两口，不渴不发热，数月又发，胸中刺痛，则治宜小乌沉汤送黑神散；吐后胸满痛，脉洪大有力，以当归、牡丹皮、酒大黄、元明粉、桃仁、延胡索，从大便导之，明示"不可骤用止涩，不可专行腻补，不可轻用苦寒，不可妄用攻伐"，治宜审症切脉以调之，切勿拘于成法。其后，引述缪仲淳之论，明示治疗吐血有三诀，一是"宜行血不宜止血"，血不循经络者，则气逆上壅，行血令循经络，不止自止，止之则血凝，血凝必发热，胸胁痛，病日久而成痼疾；二是"宜补肝不宜伐肝"，因肝主藏血，吐血者肝失其职，养肝则肝平，而血有所归，伐肝则肝虚不能藏血，其血愈不止；三是"宜降气不宜降火"。气有余便是火，气降则火降，火降则气不升，血随气行，无溢出上窍之患，且降火必寒凉之剂，反伤胃气，胃气伤，则脾不能统血，血愈不能归经。林珮琴之论述，无疑对后人理解缪仲淳吐血治疗三诀及其运用，颇具启发意义。

再如，关于饮食所伤之治疗，《类证治裁·卷三·饮食症论治》指出，脾胃功能失调，临床表现有不同，如胃旺则多食不滞，过食不饥，因脾运则分五脏，荣润四肢，若生冷戕胃，饥饱戕脾，中气先馁，则不宜专事消导，宜补中益气汤加茯苓、砂仁。然而，胃气以下行为顺，脾气以健运为能，若胃强脾弱，则消谷而便溏；脾强胃弱，则知饥而纳少。故而胃阳虚，饱食辄嗳，治宜温通，以橘红、厚朴、益智仁、枳壳、半夏曲、草豆蔻、苏子、谷芽等；若守补则壅，忌炙甘草、焦白术、炮姜等；脾阳虚，多食不化，治宜香燥，以砂仁、丁香、木香、白术、半夏、神曲、薏苡仁、橘白、鸡内金等；若腻补则滞，忌地黄、山萸肉等；脾胃阴虚，不饥不食，口淡无味，治宜清润以养之，以沙参、扁豆子、石斛、玉竹、当归、白芍、麻仁、粳米、大麦等；若消导则耗气劫液，忌枳实、厚朴、楂肉、萝卜子、曲蘖；胃实则痞满内热，治宜枳实消痞丸、生姜泻心汤；脾虚则食后反饱，治宜异功散去甘草，加砂仁、谷芽；脾瘅则口甜畏食，治宜佩兰叶煎汤。论及胃脾之气失常，如胃上逆则导其浊滞，以豆豉、枳实、竹茹、瓜蒌仁、橘皮、地栗粉、厚朴等，甚则小承气汤；脾下陷则升其清阳，方用举元煎；湿伤脾胃，腹肿便难，宜兼升降，则运化宣通，以半夏、砂壳、茯苓、橘白、厚朴、枳实、草豆蔻、煨姜等；善食而瘦，乃多胃火，治宜泻黄散，或用太清饮去木通，加生地黄、白芍等；认为一切食滞成积，治宜消食丸，此外提出日常饮食之要义，凡旦昼阳盛，谷气易消，食可饱；暮则阴盛，谷气难化，食宜少；夏暑秋凉，晚餐尤宜简泊，则脾不困胃不滞。此论以饮食症为例，阐释脾胃病之论治以药，并强调脾胃病与饮食的密切关系，言及饮食宜忌需遵循之要领，亦值得临床参考。

综上所述，林珮琴治学严谨，博学多才，善于将前人经验与自己的临床体会相结合，去粗取精，融会贯通，诚如《类证治裁·自序》所谓"平时灼有定见，临证不设成心，诊毕矣审用何法，法合矣选用何方，权衡乎禀之浓薄，病之浅深，治之标本，药之浮沉"，并强调"一法未合，虽古法宜裁；一方未纯，虽古方宜裁，必吻合而后已"。其借用前人经验仿其法，效其方，又合理加减化裁，不囿前人。其独到见解，持论公允，以临床实践为基础，博采众家之长，注重辨析，参合脉证，论治心裁独出。

林佩琴

临证经验

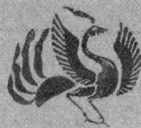

一、病证论治 🕊

《类证治裁》，共计9卷，书卷之首"内景综要"，阐释脏腑所藏、功能特点、五脏喜恶苦欲、脏与腑和官窍、脏腑与经脉相配、经络循行分布等，所论主题乃中医基本理论，其论多援引《黄帝内经》之言，可谓引经据典。其余8卷，即从卷1至卷8，皆阐述临床病证之治疗。书中之医论，以《黄帝内经》为宗，并广采历代各家学说，择善而从，其结合临证经验阐发，务切实用。

林珮琴对于各卷涉及之病证解析，遵循《类证治裁·凡例》所云："各症宗经立论，酌古用方，列纲分目，皆层层推勘而出。"既有病证概念与病因病机之解说，亦有临床症状与脉候之陈述辨析，有用药遣方与经验体会，亦有治疗病证的常用方剂，并依据其治疗特点附于病证之后。此外，大多数病证还附有病案，以举例明示其临床应用。正如《类证治裁》序言，"首列别类分门，次及附方医案，条贯详明，丝分缕析"，令人阅之而识证，辨析有凭据，"详略轻重之际，妙于剪裁，开卷了然"。

本次整理研究，主要列举伤风、湿证、燥证、咳嗽、哮症、喘症、呕吐、呃逆、痞满、痢症、郁证、健忘、不寐、多寐、眩晕、中风、头痛、头风、耳证、胸痹、胁痛、痹证、痛风、历节风、麻木、汗证、淋浊、二便不通、遗泄、阳痿、月经不调、经闭、崩漏、产后，以及带下等病证，分别从病因病机，辨证施治，以及治法与方药、附方等进行阐述。

（一）伤风

1. 腠理疏者善病风

《类证治裁·卷一·伤风论治》认为风者乃天之阳，引述《素问·太阴阳明论》"故犯贼风虚邪者，阳受之"，因而风邪入侵，必然伤卫；继而提出"腠理疏，善病风"，以风邪致病，印证"邪之所凑，其气必虚"之理。临床上，伤风症见恶风有汗，脉浮，头痛，鼻塞声重，咳嗽痰多，或憎寒发热。林珮琴指出"惟其人卫气有疏密，感冒有浅深"，故临床见症有轻重之别。

2. 伤风症状脉候特征

《类证治裁·卷一·伤风论治》提示，脉浮为伤风，浮而紧者兼寒，浮而缓者兼湿，浮而洪者兼火，浮而滑者多痰；浮而有力为表实，无力为表虚。

3. 伤风治病三要点

《素问·至真要大论》云："风淫于内，治宜辛凉，佐以苦，以甘缓之，以辛散之。"认为风淫所胜，宜平以辛凉，佐以苦甘。林珮琴依据经旨，结合临床实践，明确提出，"伤风之治，临证须察虚实，审其轻重，辨别寒热，顺时令之变化"。其将伤风治疗要点归纳为三方面。一是凡体实，治疗与时令结合，如春夏治宜辛凉，秋冬治宜辛温，解其肌表，使风邪从汗而散。二是若体虚，则固其卫气，兼解风邪，告诫恐专行发散，汗多亡阳。三是初起风兼寒，宜辛温发表；郁久成热，又宜辛凉疏解；忌初用寒凉，致外邪不得疏散，郁热不得发越，重伤肺气。

4. 伤风治疗二不宜

《类证治裁·卷一·伤风论治》陈述伤风之治疗，认为体虚感风，微觉寒热，治宜参归桂枝汤加陈皮。风伤肺卫，症见寒热头痛，咳嗽脘闷，治宜豉桔汤。风伤营卫，症见头痛，咳则闪烁筋掣，治宜当归建中汤。太阳伤风，发热自汗恶风，治宜桂枝汤。伤风头痛，症见鼻塞声重，治宜川芎茶调散。伤风兼寒，症见咳嗽发热，治宜柴陈煎。风温伤肺，症见身痛脘痹，治宜栀豉汤加象贝、杏仁、郁金、枳壳、桑叶、瓜蒌等。暑风上受，症见痰热喘嗽，治宜竹叶石膏汤加桔梗、杏仁、瓜蒌、甘草、陈皮、滑石等。并且结合临床病证演变特点，告诫"不宜表散太过，不宜补益太早"。

5. 伤风兼症治法方药

林珮琴提出感风兼湿，症见头目如蒙，痰稠胸闷，治宜通草、豆豉、厚朴、滑石、桔梗、杏仁、瓜蒌等。火伤风，火郁燥嗽咽痛，治宜甘桔汤加薄荷、元参、黄芩、前胡、花粉等。热伤风，症见咳而咽痛，鼻塞吐痰，治宜消风散加减。风邪外闭，症见肢节烦痛，里有郁热，治宜羌活散加减。时行感冒，症见寒热往来，伤风无汗，治宜参苏饮、人参败毒散、神术散等。进而明示，"伤风须察其六淫兼症"，且经疏解后，若仍恶风自汗，但当调卫和营，治宜八珍汤；若表虚者，易感受风邪，则必固实腠理，治宜玉屏风散，斯乃为善后之防。

6. 附方

《类证治裁·卷一·伤风论治》附方14首。以适应证为目次分列其组方用药，并解析其治法，大致有以下几个方面：调和营卫，如参归桂枝汤（即桂枝汤加人参、当归）；扶正解表，如参苏饮、竹叶石膏汤、人参败毒散、当归建中汤（即小建中汤加当归）；扶正固表，如八珍汤、玉屏风散；疏散外邪，如川芎茶调散、豉桔汤、羌活散、消风散、柴陈煎、神术散；疏散郁热，如甘桔汤、栀豉汤等。

（二）湿证

《类证治裁·卷一·湿症论治》，主要阐述湿证的论治。首先解析湿证的致病特点，即湿为阴邪，乃重浊有质。进而阐明湿邪有外感亦有内生之机理，论述湿证的特征与治法，并解析湿邪致病有不同兼夹。总括湿邪致病治法要义，即使其上下分消。其后，论述湿证脉候，以方剂之适应证或治法为条目，依次附列治湿证的常用方药。

1. 病因病机

关于湿证之发病机理，《类证治裁·卷一·湿症论治》提出，"湿为阴邪，乃重浊有质"，不比暑热弥漫无形。认为湿邪自外而来，若雾露泥水，由地气之上蒸所致。援引《素问·阴阳应象大论》言，"地之湿气，感则害皮肉筋脉"，说明外感湿邪致病之特点，并指出湿邪亦自内生，如水谷生冷，脾阳之不运所致。诚如《素问·至真要大论》所云"诸湿肿满，皆属于脾"，而湿气蒸于上，则症见头胀如蒙。又如《素问·生气通天论》曰："因于湿，首如裹；湿热不攘，大筋緛短，小筋弛长；緛短为拘，弛长为痿。"因而，湿感于下，则跗肿攻注，即所谓伤于湿者，下先受之；湿在经络，则痹痿重着；若湿在脏腑，则呕恶肿胀，小便赤涩。

2. 证候特征

一是湿为阴邪，其性重浊。《类证治裁·卷一·湿症论治》描述，湿在肌表，则恶寒自汗；在肉分，则麻木浮肿，身重如山，不利转侧。此外，湿邪致病，症见腰膝肿，筋骨痛，小溲秘，大便溏等。二是湿邪兼夹他邪为病。湿邪致病，易兼夹其他邪气，如湿兼风、湿兼热、湿兼寒、湿兼暑等。此外，亦有中湿，而症见口歪舌强，昏不知人，类中风者，林珮琴提示，临证不得误认作中风论治。三是湿证之脉候及症状特征。伤湿之脉细濡，湿热之脉缓大；浮缓湿在表，沉缓湿在里；湿脉沉细，与痉脉相似，而证不同。湿则身痛，痉则身不痛；弦缓为风湿相搏，身痛脉沉为中湿；脉浮为风湿，虚涩为寒湿，湿流关节，一身尽痛；脉沉而细，为中湿，则为湿痹。

3. 从湿所在部位论治

湿邪因所在部位不同，而有不同症状与治法。湿邪在表在上者，治宜微汗；在里在下者，治宜渗泄；中虚者，治宜实脾；夹风而外感者，治宜解肌；夹寒而在半表半里者，治宜温散；夹暑热而滞于三焦，治宜清利分消。其湿热蒸痰，内闭昏厥者，治宜宣窍逐秽；如湿阻上焦，症见头胀脘闷，不饥溺涩者，治宜开肺气，通膀胱，以桔梗、通草、滑石、半夏、瓜蒌、厚朴、杏仁、蔻仁、薏苡仁、茯苓、香豉、淡竹叶等；湿滞中焦，因肠胃属腑，湿久生热，则传送既钝，症见大便不爽者，治宜主温通，佐淡渗，以枳壳、砂仁壳、橘白、草果、藿香、半夏曲、大腹皮、猪苓、泽泻等；脾阳不运，湿郁腹胀者，则用白术、厚朴、生姜、半夏之类，以温运之，用茯苓、泽泻、腹皮、滑石之类，以渗泄之。若兼寒，宜实脾饮；若兼风，则宜胜湿汤，以祛风胜湿。

4. 辨证施治

湿邪致病有不同兼夹，因此有不同临床表现与相应治法。

（1）风湿

患者症见一身尽痛，属风湿相搏所致，治宜除湿羌活汤；肢体烦痛，头重鼻塞，或泻利，或下清血，则为风木之邪，内干湿土，治宜神术汤；若脉浮身重，汗出恶风，治宜防己黄芪汤。

（2）湿热

患者症见脉滑数，溺赤涩，引饮自汗者，治宜主清火，佐以分利，方用清热渗湿汤，或小分清饮；湿热相搏者，方用清热渗湿汤。肩背沉重，肢节烦痛，或遍身痛，脚膝肿痛，属外因导致湿热内蕴者，方用当归拈痛饮；湿热由内因所致，症见水肿小便不利者，方用五苓散、神芎丸之类。

（3）寒湿

患者症见脉不滑数，溺清便利，身痛无汗，关节不利，牵掣作痛，属寒湿者，治宜温利，用七味渗湿汤、五苓散；脉虚者则宜温补，治宜理中汤加茯苓、薏苡仁；四肢浮肿，不利屈伸，大便多溏者，治宜除湿汤；或升阳除湿汤；腰痛身重，小便不利者，治宜肾着汤。

（4）寒热中于外

寒热之气中于外与内生之湿不同，治宜温而兼散，方用五积散，或加味五苓散。若暑湿致病，因溽暑酿湿，呕吐泻利，方用六和汤。

（5）湿温

患者先伤于湿，因而中暑，见两胫逆冷，胸满头重，妄言多汗，脉阳弱阴急者，则为湿温，切不可汗，方用苍术白虎汤。

（6）湿痰阻窍

患者因湿郁蒸痰，而神呆语謇者，治宜主开郁，佐辛香，以郁金、石菖蒲、厚朴、半夏、佩兰、金银花、茯神、瓜蒌、枳壳之类；神昏内闭，邪入心包者，治宜芳香宣窍，以佩兰、银花露、犀角、连翘心等，并送服至宝丹。

5. 治疗要义

关于湿邪致病的治法，林珮琴总括其大要："宜发微汗，利小便，使上下分消。"参考张仲景所谓湿家忌汗，是因其身本有汗，易至亡阳，故而湿温证误发汗，则宜注意其禁忌。然而，若久冒风凉，又不得不微汗之，不可大发汗，大发汗则湿去热留，而产生变证。对于"治湿不利小便，非其治"之论，指出真阳素虚之人，汗出，小便滴沥，正泉竭而阳欲亡之候，若误以为湿热而治予大利之，真阳无水，则可致顷刻阳脱而死，故"不宜过利"，去其六七，即可改用理脾之剂，否则亏其肾水。其他，如因时令阴雨，或坐卧卑湿，或引饮过多，治宜利小便，方用五苓散，使湿去则病愈，切忌汗下，误则不救。若医不识证，误作伤风治之，发汗，或下之，均预后不佳。对于湿生痰，治以二陈汤加酒黄芩、羌活、防风，去风行湿，"以风能胜湿"。此外，若湿甚而热，则治宜苦温，佐以甘辛，以平胃散主之。若湿在上，治宜微汗而解，"不欲汗多"，忌麻黄、葛根等，宜用防己黄芪汤；湿在中下，治宜利小便，以五苓散主之，此乃淡渗治湿之法。

6. 附方

《类证治裁·卷一·湿症论治》附方 24 首。纵观方药组成与适应证，其治法主要涉及以下几个方面：祛风胜湿，如胜湿汤、羌活胜湿汤、神术散、除湿羌活汤；温散寒湿，如实脾饮、除湿汤（即六君子汤加藿香、苍术、大腹皮）、加味五苓散、七味渗湿汤、加减五积散、苓姜术桂汤、五苓散、肾着汤；健脾利湿，如六君子汤、理中汤、异功散、防己黄芪汤、苍术丸；升阳除湿，如升阳除湿汤；淡渗利湿，如小分清饮；清热利湿，如清热渗湿汤、二妙丸、茵陈蒿汤、桂苓甘露饮等。

（三）燥证

《类证治裁·卷一·燥症论治》主要阐释燥证的病因病机、辨证施治及常用方药。其首论燥证之病因，即有外因，亦有内因。其次论述燥有上、中、下之别，并介绍上燥治气，下燥治血之治疗法则。其后，以适应证为条目，依次列出治燥证的常用方药。

1. 病因病机

关于燥证的病因病机，《类证治裁·卷一·燥症论治》提出，燥为阳明秋金之化，因金燥则水源竭，金不生水则灌溉不周。此外，兼以风生燥，火化燥，如《素问·玄机原病式》所谓"诸涩枯涸，干劲皲揭，皆属于燥"。临床上，燥证以枯涸干燥失于濡养为特点，燥证之脉微细涩小，间有虚大急数浮芤，重按无不细涩而微，简言之，伤燥多见脉涩。

总括病因病机不外两端，即燥证有外因，亦有内因。其因于外者，乃天气肃而燥胜，或风热致伤气分，则津液不腾，治宜甘润以滋肺胃，佐以气味辛通；其因于内者，因精血夺而燥生，或服饵偏助阳火，则化源日涸，治宜柔腻以养肾肝，尤资血肉填补。林珮琴赞誉叶天士之论，即"上燥治气，下燥治血"，二语概括燥证的治则治法，最为简当明晰。

2. 燥证之治分上中下

（1）燥在上

燥在上，必乘肺，而为燥嗽，治宜清燥救肺汤加减；若肺中有火，则为干咳，以琼玉膏主之；外内合邪，治以千金麦门冬汤；若肺痿咳唾，心中温温液液者，用炙甘草汤。

（2）燥在中

燥在中，必伤脾胃之阴，而为热壅，食不下，治宜麦门冬汤；若胃脘有死血，干燥枯槁，食下痛，胃翻便秘，治宜韭汁牛乳饮；若胃热善消水谷，治宜消渴方。

（3）燥在下

燥在下，必乘大肠，为大便燥结。其气秘，浊阴不降者，治宜通幽汤、润燥汤、玉函麻仁丸；若风秘血燥，治宜润肠丸加郁李仁、防风等。

3. 多火灼真阴，血液衰少

燥证多为火灼真阴，血液衰少，若津枯秘结，为燥在脏腑，治宜润燥生津汤加麻仁，或蜜煎导。若血枯膈噎，便结如栗，治宜生料六味丸去山萸肉，加何首乌、当归，或加肉苁蓉、桃仁，水煎服，兼食人乳、酥蜜。若燥在血脉，多见风证，治宜滋燥养营汤治其外，大补地黄汤治其内。若血虚外燥，症见皮肤皴揭，筋急爪枯，治宜滋燥养营汤。痿由肺热所致，因热亢则液耗，百骸无所荣养，故手足痿弱，不能自收持，反似痹湿之症状，治宜养阴药中加黄柏以坚之，如虎潜丸之类，切忌用风药。又如，妇人脏燥，属肺脏，症见悲伤欲泣，治宜甘麦大枣汤以生肺津。林珮琴概括指出，凡诸燥证，"多火灼真阴，血液衰少"，故其脉皆细微而涩，通治方为滋燥饮、生血润肤饮。

4. 附方

《类证治裁·卷一·燥症论治》附方19首。其通治方为滋燥饮、生血润肤饮。从其用药组方及适应证而言，可见其治法主要涉及以下几个方面：滋阴润燥，如滋燥饮、六味丸、韭汁牛乳饮；养血润燥，如生血润肤饮、滋燥养营汤、大补地黄汤；清热滋阴，如金匮麦门冬汤、润燥生津汤、消渴方；清肺润燥，如清燥救肺汤；益气养阴，如琼玉膏、炙甘草汤、千金麦门冬汤；润燥通便，如润燥汤、麻仁丸、蜜煎导、如润肠丸、通幽汤等。

（四）咳嗽

《类证治裁·卷二·咳嗽论治》，主要阐述咳嗽的病因病机、辨证论治及常用方药。首先，提出咳嗽有虚实寒热、内因外因之别，继而，指出咳嗽之治疗从脏腑入手，明示咳嗽当分新久、虚实治之，还当参合时令、昼夜等因素。其后，论述咳嗽的脉候，随之以论治的适应证或治法为目次，列出治咳嗽的常用方药。

1. 咳嗽辨内因外因、虚实寒热

关于咳嗽的发病及病因病机，林珮琴提出咳嗽有内因外因之别，虚实寒热之分。《类证治裁·卷二·咳嗽论治》从气逆与痰动来区分咳与嗽，指出肺为华盖，职司肃清，多因气逆而为咳，因痰动而为嗽。进而明示"其症之寒热虚实，外因内因，宜审辨"，并阐明外因与内因所致咳嗽的机理。其将致病因素所致咳嗽之类型、症状特点与治法用药贯通论述，既形象生动，亦有助于临床治疗运用。

2. 外因咳嗽治以辛散

外因乃六淫之邪，自表侵肺，治以辛散，则肺清而嗽止。治外因嗽，感风者，治以辛平解之，以桂枝、防风之属；感寒者，治以辛温散之，以紫苏、生姜、杏仁之属；感暑者，治以辛凉除之，以香薷、薄荷、竹叶之属；感湿者，治以苦降淡渗，以厚朴、通草、薏仁之属；感燥者，治以甘凉清润，以玉竹、花粉、百合之属；感火者，治以甘寒苦辛涤，以麦冬、石膏、桔梗、山栀、象贝之属；湿热痰火气阻，治以清降辛泄，以茯苓、

沙参、杏仁、前胡、桑皮之属。

3. 外因咳嗽治在甘润

内因乃因五损之病，自下及上，故治在甘润，则肺清而嗽安。治内因嗽，属肝胆气升犯肺者，治宜泄木降逆，以钩藤、栀子、枳壳、牡丹皮、陈皮之属。属土虚不生金者，胃用甘凉，以人参、麦冬、山药、扁豆之属；脾用甘温，如四君、姜、枣之属。属肾阴虚火炎金燥者，以熟地黄、五味子、人乳、燕窝、阿胶、胡桃之属，以滋液填精；属肾阳虚水泛为痰者，以益智仁、沉香、沙苑子、肾气丸之属，以纳气归肾；属劳心动火者，用归脾汤去木香，加麦冬、五味子，熬膏蜜收服，以润养心血。久嗽不已，治以人参蛤蚧散、噙化丸、劫嗽丸；肺寒嗽，症见痰稀面白，畏风多涕，治疗当温肺固卫，以款冬花、紫菀之属，加入玉屏风散；肺热嗽，症见痰稠面红，身热喘满，治疗当降火清痰，以黄芩、花粉、海石、瓜蒌、玉竹之属，加入清肺饮；肺虚嗽，症见气逆汗出，颜面色白，飧泄，治疗当补脾敛肺，以六君子汤加山药、五味子之属；肺实嗽，症见顿咳抱首，面赤，呕吐反食，治疗当利膈化痰，以泻白散加杏仁、瓜蒌、生姜、橘皮之属。

4. 咳嗽从脏腑论治

基于《素问·咳论》所谓"五脏六腑皆令人咳，非独肺也"，明示五脏六腑之病变影响到肺，致肺气上逆皆可引起咳嗽。林珮琴在阐释上述咳嗽证治的基础上，进而提出从脏腑辨治咳嗽的治法与用药。如肺咳则喘息有音，治宜千金五味子汤去续断、地黄、赤小豆，加麦冬、玉竹、细辛；心咳则心痛喉中如梗者，治宜凉膈散去硝黄，加黄连、竹叶；肝咳则胁痛者，治宜枳壳煮散去川芎、防风，加肉桂、橘红、苏子；脾咳则右下腋与胁痛引肩背者，治宜六君子汤加枳壳、桔梗；肾咳则腰背引痛者，治宜都气丸加人参、麦冬；胃咳则呕甚长虫出者，治宜异功散加川椒、乌梅；胆咳则呕胆汁者，治宜小柴胡汤；大肠咳则遗矢者，治宜赤石脂禹余粮汤；小肠咳则失气者，治宜芍药甘草汤；膀胱咳则遗溺者，治宜茯苓甘草汤；三焦咳，症见腹满，不欲食饮者，治宜七气汤加黄连、枳实。

依据《素问·咳论》所言，"五脏久咳，乃移六腑"，脾咳不已则胃受，肝咳不已则胆受，心咳不已则小肠受，肺咳不已则大肠受，肾咳不已则膀胱受，故"六腑久咳不已则三焦受"，论及五脏咳、六腑咳、三焦咳之传变。林珮琴则进一步提出，咳嗽之治"终不离乎肺脾肾"。究其机理，乃"肺为贮痰之器，脾为生痰之源"，而肾与肺为母子之脏，故提出因痰致咳者，以治痰为重，主治在脾；若因咳动痰者，则以咳为重，主治在肺；无痰干咳者，以阴虚为重，主治在肾。

结合张景岳所论，认为虚劳干咳，乃为肺肾不交，气不生精，精不化气，治当分有火无火。如脏平无火，只因肺虚，补气自能生精，治宜五福饮之类；如脏气微寒，非辛不润，补阳自可生阴，治宜理阴煎或六君汤；如内热有火，则须保真阴，壮水自能制火，治宜一阴煎或贝母丸，并告诫此时切忌消痰开郁，使气愈损耗，水愈干涸。若脾肺亏损，致咳嗽喘促，畏寒呕泻，及脉见细弱，症见虚寒，咳久不已者，勿盲目清解止咳嗽，但补其元气，咳嗽自止，治宜六味回阳饮，或理中汤、劫劳散、八味地黄丸等。

5. 咳嗽论治与时令相合

林珮琴关注咳嗽治疗与时令、昼夜变化的关系。首先，将咳嗽治疗"以四时论之"。如春季咳，木气升，治宜兼降，以前胡、杏仁、海浮石、瓜蒌仁之属；夏季咳，火气炎，治宜兼凉，以沙参、天花粉、麦冬、知母、元参之属；秋季咳，燥气乘金，治宜清润，以玉竹、贝母、杏仁、阿胶、百合、枇杷膏之属；冬季咳，风寒侵肺，治宜温散，以苏叶、川芎、桂枝、麻黄之属。其次，参合自然界昼夜之变化，指出清晨嗽为气动宿痰，治宜二陈汤加贝母、枳壳、桑白皮、枇杷叶、橘红；上午嗽属胃火，治宜石膏、川斛之属；午后嗽属阴虚，治宜四物汤、六味丸；黄昏嗽，属火浮于肺，当敛而降之，治宜五味子、五倍子之属；夜半嗽，为阳火升动，宜滋阴潜阳，治宜六味丸加牡蛎、淡菜之属。

又如，温邪嗽，属春冬温邪犯肺，呛咳气窒喉痛者，治法同风温、热郁者，加山栀、豆豉、郁金、甘蔗、蒌霜、川贝母等；暑嗽，暑热蒸嗽，暑风袭入肺卫，寸脉大，喉痒口渴者，治皆宜微辛微凉，以竹叶、瓜蒌皮、杏仁、石膏、薄荷、香薷等；暑兼湿，咳而痰稠，气阻溺涩者，治宜苦降淡渗，以厚朴、黄芩、苏子、薏苡仁、滑石、通草、花粉、西瓜翠衣，或益元散；燥嗽，秋燥嗽渴，气促者，治宜甘润，以玉竹、沙参、麦冬、梨、蜜、杏仁、蔗汁之属，或复脉汤去生姜、桂枝；火嗽，火逆上气，咽喉不利，则治宜金匮麦门冬汤去半夏，加沙参、瓜蒌、桔梗。

6. 咳嗽论治当分新久虚实

鉴于肺本为娇脏，畏热畏寒，火刑金烁，故而咳无痰有声；水冷金寒，故而嗽无声有痰。林佩琴提出咳嗽"当分新久虚实治之"。

（1）感风寒暴嗽

感风暴嗽，症见鼻流清涕者，治宜桂枝汤加葱豉；感寒暴嗽，症见肩背怯冷者，治宜华盖散；兼感风寒暴嗽，症见鼻塞声重者，治宜芎苏饮。若咳逆倚息不得卧之，治宜小青龙汤。风温化燥呛咳，其治宜金匮麦门冬汤减去半夏，加玉竹、沙参、杏仁、贝母。若火热嗽，症见喉哑痰稠者，用加减凉膈散。

（2）感湿致嗽

感湿致嗽，症见面目浮肿者，以豆豉、杏仁、通草、滑石、半夏、茯苓、大贝之属。脾湿胜，一咳痰即出者，治宜二陈汤加白术、薏苡仁、防己；连咳痰不出，属肺燥甚者，治宜桔梗汤去桑皮、防己，加玉竹；伤风咳嗽，症见恶风自汗脉浮者，治宜加味桂枝汤；伤寒嗽，恶寒无汗，脉紧者，治宜加味麻黄汤。

（3）风寒咳嗽

风寒咳嗽，症见痰多气逆者，治宜六安煎。其寒包热者，热郁肺俞，遇秋冬寒凉辄发咳，寸脉坚，声音窒者，当但解其寒而热自散，治宜麻杏石甘汤，或金沸草散。若热包寒，先伤风寒，痰嗽未止，更伤炎热，呛咳声嘶者，宜两解其邪，治宜葳蕤汤加减。

（4）风热咳嗽

风热咳嗽，风郁化热者，宜辛凉散解，以薄荷、桔梗、杏仁、苏梗、桑皮之属。风温咳嗽，风温上侵，头胀咽痛，呛咳失音者，宜清轻凉解，以桑叶、象贝、连翘、薄荷、杏仁、沙参、桔梗、甘草之属。若火热乘肺，咳唾有血者，治宜千金麦门冬汤去麻黄、生姜。

（5）客邪伤肺

客邪伤肺，久嗽不止者，治宜安嗽化痰汤。久嗽中气虚，营卫兼损者，治宜归芪建中汤。肉伤嗽，脉虚气乏者，治宜补中益气汤去升柴，加麦冬、五味子。

（6）脾胃失调致咳

若脾虚食减久嗽，治宜归芪异功散加白芍、南枣；胃虚呕逆作咳者，治宜大半夏汤加砂仁、茯苓、橘红、煨姜等；肺胃虚寒，咳沫吐食者，治宜温肺汤；若寒饮停胃，攻肺致咳者，治宜半夏温肺汤；若上气呛咳胁痛，乃肝木乘肺者，治宜七气汤加白芍、金橘。

（7）思虑劳神干嗽

思虑劳神干嗽，属心火刑金者，治宜生脉散加茯神、贝母、熟地黄、酸枣仁、龙眼肉等；属肾虚肺燥喘咳者，治宜都气丸加麦冬；喘嗽痰多，怯冷者，治宜生料肾气丸煎服；若肺虚喘嗽吐血，治宜门冬清肺饮；咳痰见血，脉虚数者，治宜六味丸料煎加阿胶、秋石。

7. 咳嗽的脉候

咳嗽，脉浮为风，紧为寒，洪数为热，濡细为湿；寸关涩难，而尺内弦紧，为房劳阴虚；右关濡大，为饮食伤脾；左关数弦，为疲极肝伤；迟涩肺寒，洪滑痰多，弦涩血少。若脉来洪数，形瘦面赤，肾气衰而声哑者，难疗。咳嗽形羸，若脉形坚大者，以及沉紧伏匿者，预后不佳。

8. 附方

《类证治裁·卷二·咳嗽论治》附方69首。从其用药组方及所拟适应证而言，治疗方法主要为以下方面：散寒止咳，如加味麻黄汤（即麻黄汤加半夏、橘红、苏叶、生姜、大枣）、华盖散、加味麻黄汤（即麻黄汤加半夏、橘红、苏叶、生姜、大枣）；解表化饮，如小青龙汤；疏风止咳，如桂枝汤、加味桂枝汤（即桂枝汤加防风杏仁前胡、细辛）、芎苏饮、桔梗汤、金沸草散；清肺化痰，或清热化痰，如清肺饮、桔梗汤、加减凉膈散、千金麦门冬汤；益气固卫，如玉屏风散；调和营卫，如归芪建中汤；化痰止咳，如二陈汤、六安煎、益元散；滋养阴血，如归脾汤、复脉汤；补脾益气，如六君子汤、五福饮、归芪异功散（即异功散加归、芪）、理中汤、补中益气汤；滋阴润燥，如一阴煎、贝母丸、金匮麦门冬汤、琼玉膏、金水六君煎；益气养阴，如人参蛤蚧散、补肺阿胶散、生脉散、观音应梦散、通声煎、噙化丸；温阳化气，如鹿茸丸、理阴煎、六味回阳饮、八味丸、安胃汤、温肺汤；调理脏腑，如千金五味子汤、凉膈散、枳壳煮散、都气丸、异功散、团参饮子、小柴胡汤、赤石脂禹余粮汤、芍药甘草汤、茯苓甘草汤、七气汤、泻白散、大半夏汤；敛肺止咳，如劫嗽丸；散寒清热，如麻杏石甘汤；清热散寒，如葳蕤汤；降气化痰，止咳平喘，如射干麻黄汤、越婢加半夏汤、杏仁膏、五味子汤、苏子膏等。

（五）哮证

《类证治裁·卷二·哮症论治》，主要阐述哮证的病因病机、辨证施治及常用方药。首论哮证临床特点乃气为痰阻，呼吸有声，继而提出治哮宜审新久虚实，并论冷哮有中外皆寒及寒包热之区别。总括哮证之治则，提出"哮既发，主散邪，哮定，则扶正为主"。其后，以适应证或治法为目次，列出治疗燥证的常用方药。

关于哮证的临床特点，《类证治裁·卷二·哮症论治》指出，哮证之发病，乃气为痰阻，呼吸有声，发作时喉若拽锯，甚则喘咳，不能卧息。认为哮证的病因病机，乃"由痰热内郁，风寒外束"，外内合邪所致。发病之初失于表散，邪留肺络，致宿根积久，则随感辄发；或贪凉露卧，专嗜甜咸，致胶痰与阳气并于膈中，不得泄越，热壅气逆，故声粗息急，故发为哮证。从其发病而言，哮证大率新病多实，久病多虚，症见喉如鼾声者虚，如水鸡者实。临床宜分哮证之冷热性质，若遇风寒而发者，为冷哮，为实。伤暑热而发者，则为热哮，为虚。其盐哮、酒哮、糖哮，多属虚哮。

1. 治哮证当分新久虚实

林珮琴提出，哮证当"审其新久虚实而治之"。从其临证用药与配伍而言，治实哮，用百部、炙草、桔梗、半夏、陈皮、茯苓；治虚哮，则用麦冬、桔梗、甘草等。在以上煎剂内，若属冷哮加干姜，若属热哮加元参，若属盐哮加饴糖，若属酒哮加柞木，若属糖哮加佩兰，用海螵蛸研末，成人五钱，小儿二钱；若因厚味而发，治宜清金丹消其积食；若年幼体虚者，则分三、四次服，此论亦可窥见其因人制宜之思想；若患者吐后，再用异功散加细辛，以驱邪；若脾胃阳微者，则急予养正，治宜四君子汤；久发中虚者，亦急予补中，治宜益气汤；若宿哮沉痼者，则摄肾之真元，治宜肾气丸加减。

2. 既发与未发治有不同

林珮琴对哮证的论治要点进行归纳，提出"哮既发，主散邪；哮定，则扶正为主"。将其论治分为既发与未发，可谓提纲挈领。治疗则分寒热，如冷哮有二,一是中外皆寒,宜温肺以劫寒痰,治以温肺汤、钟乳丸、冷哮丸,并以三建膏护肺俞穴;一是寒包热,宜散寒以解郁热,治以麻黄汤、越婢加半夏汤等。若邪滞于肺,咳兼喘,治宜六安煎加细辛、苏叶;若冬感寒邪甚者,治宜华盖散、三拗汤;外感寒,内兼微火者,治宜黄芩半夏汤;热哮当暑月火盛痰喘,治宜桑白皮汤,或白虎汤加黄芩、枳壳、瓜蒌霜;痰壅气急,治宜四磨饮、苏子降气汤等。论中还提示"痰多者吐之,勿纯用凉药,须带辛散",可用小青龙汤。肾哮火急,"勿骤用苦寒",宜温劫之,可用椒目细研,姜汤调服。待哮止后,依据其因痰或因火而治之。此外,提出调理哮证,当避风寒,节制厚味,以免诱发。

3. 附方

《类证治裁·卷二·哮症论治》附方18首。纵观其以适应证为目次之组方用药,分析其治法主要涉及以下方面:散寒温肺化痰,如温肺汤、钟乳丸、冷哮丸、清金丹、小青龙汤、越婢加半夏汤、六安煎;疏解宣肺,如华盖散、麻黄汤、三拗汤;清热降火,或清泄肺热,如黄芩半夏汤、桑白皮汤、白虎汤;理气降逆,如四磨饮、苏子降气汤;健脾补中,如异功散、补中益气汤;温肾固摄,如肾气丸等。服药方法既有内服,又有外用之法,如用三建膏贴敷肺俞穴。

(六)喘证

《类证治裁·卷二·喘症论治》阐释喘证之论治,首先明言肺为气之主,肾为气之根,肺主出气,肾主纳气,故而实喘责在肺,虚喘责在肾。继而,参考引用诸医家关于喘证之论。其后陈述喘证与短气、少气、逆气之辨析论治,并介绍喘证之脉候。喘证论治的方药,以适应证为目次分列于后。

喘证之发病,与肺肾密切相关。《类证治裁·卷二·喘症论治》明言"肺为气之主,肾为气之根,肺主出气,肾主纳气",故而阴阳相交,呼吸乃和。若气之出纳升降失常，则喘证发作为病。临床症见张口抬肩，气道奔迫。联系病机十九条，认为诸病喘满皆属于热；亦有火铄真气，气衰而致喘者。

林珮琴提出"喘分虚实"，引用《素问·太阴阳明论》"入六腑，则身热不时卧，上为喘呼"，《素问·逆调论》"不得卧，卧则喘者，是水气之客也"，此皆属于实喘。若秋脉不及，则属肺金虚，其症状特点为呼吸少气，即《素问·举痛论》所谓"劳则喘息汗出，外内皆越"，此亦明示喘之属虚之机理。进而概括明示"实喘责在肺，虚喘责在肾"，此论至今仍为喘证辨治之警句，契合临床，令人记忆深刻。

1. 喘证与相关病证辨析论治

《类证治裁·卷二·喘症论治》中，不仅阐述喘证的辨治，而且将喘证与短气、少气、逆气等进行鉴别。如短气者，症见呼吸促而不能续，似喘而无痰声，其证有两方面。一是属支饮，参考《金匮要略》之论，短气有微饮，治当从小便去之，以苓桂术甘汤主之，肾气汤亦主之，究其机理，若呼气短者，用苓桂术甘汤以通其阳，以阳气通则小便能出；吸气短者，用肾气汤以化其阴，若肾气化则小便通利。二是属气虚，结合李东垣之说，肺主诸气，短气者，五脏之气皆不足，而阳道不行，若气短小便利者，治以四君子汤去茯苓，加黄芪；若腹中气不转者，则倍用甘草。若肺气短促者，倍用人参，加白芍，使肝胆之邪不敢犯之；若失血后，阴火上乘，短气不足以息，或肾虚发热唾痰，治以生脉散加当归、黄芪、生地黄；又如少气，乃是气少不足以言，治宜独参汤、生脉散、保元汤、异功散，以补益肺气；再如逆气，乃是气上逆不得卧而息有音。症见起居如故，而息有音者，乃是肺之络脉逆，络脉不得随经上下，故留经而不行，其不得卧，卧则喘者，是水气之客。治阳明之气逆，治宜四磨汤、七气汤；治肺络之气逆者，治宜杏子汤、小青龙汤、越婢汤、苏子降气汤；治肾气之逆者，宜麻黄附子细辛汤、肾气汤、灵砂丹等。

2. 喘证在肺为实，在肾为虚

林珮琴提出，属于实喘，症见气长而有余，胸满声粗，乃客邪干肺，上焦气壅，治在疏利，通用定喘汤治之。并参考各家喘证论治，如参考叶天士之论，认为喘证之因，在肺为实，在肾为虚，提出喘者，凡肺窍壅塞，呼吸不利，气盛脉实，滑数有力，皆属实候。肺感风寒致喘者，治宜三拗汤、华盖汤；肺热痰火作喘者，治宜麻杏石甘汤；寒饮喘逆者，治宜桂枝加厚朴杏仁汤；感暑火盛而喘者，治宜香薷饮、白虎汤；因湿邪浊逆而喘者，治宜四苓散加杏仁、厚朴、桑皮、通草、葶苈子；肺气不降，浮肿发喘者，治宜麻黄汤去桂枝，加桑皮、薏苡仁、茯苓；肺胀水停，上气喘咳，脉浮者治宜小青龙加石膏汤，脉沉者治宜大越婢加半夏汤；水病喘满，肾邪犯肺，治宜通阳泄浊，以真武汤合四郁散，减去白术。其明示"痰喘必涤其源"，如气郁生涎，治宜温胆汤；火动生痰，治宜清膈煎；怒喘兼平其气，治宜四七汤。

若吸音颇促，劳动则剧，气弱脉微，或浮大而弦，按仍如无，察其外无客邪，内无实热，皆为虚之候。如肺虚金燥，治宜生脉散；胃虚阳升，治宜人参五味汤加茯苓、炙甘草；肾阴亏而精伤，冲任经虚，为丹田火炽，肺金受烁，治宜大剂六味汤加麦冬、五味子；肾阳虚而气脱，孤阳浮越，面赤烦躁，乃火不归元，治宜七味地黄丸加人参、麦冬；肾不纳气，身动即喘，乃"阴阳枢纽失交，急需镇摄"，治宜肾气汤加沉香。

3. 治疗虚喘诸法

虚喘乃临床常见之证，属于虚喘者，症见息促而不足，呼长吸短，乃肾不纳气，孤阳无根，治宜摄固，以六味丸化裁。如病后气喘为肺虚，治宜生脉散加阿胶、白术、陈皮；病后气喘嗽痰，面浮足冷，为阳虚，治宜八味丸。产后喘，为孤阳绝阴，最危急，此因营气暴竭，卫气独居肺中，故喘急，治宜独参汤灌之。若血入肺，症见面赤，喘欲死，治宜参苏饮。如败血冲心，症见胸满上气，逐其败血，喘自定，治宜血竭散。老人久病，喘嗽不得卧，治宜杏仁丸。动即作喘，多由虚衰，治宜嵩崖脾肾丸。属阴虚，治宜滋养，以熟地黄、山萸肉、五味子、阿胶、枸杞子、胡桃肉、蛤蚧尾；属阳虚，治宜温养，以人参、黄芪、当归、白术、茯神、莲子、山药、炙甘草；若阴阳不交，宜摄纳下元，以海参胶、淡菜胶、熟地、茯苓、牛膝、远志、补骨脂、青盐、石英等。

4. 喘证脉候

临证喘脉宜浮迟，不宜急疾。喘逆上气，不得卧者，预后不佳；上气面目肿，肩息，脉浮大者，病情危重；上气喘息低昂，脉滑手足温者，预后较好；脉涩，肢寒者，预后差。右寸沉实而紧，为肺感寒邪。

5. 附方

《类证治裁·卷二·喘症论治》附方有40首，其中首列通治方定喘汤。从其附方之用药组方及适应证分析，其治法主要涉及：解表散邪，或温散寒邪，如三拗汤、麻黄汤、华盖散、定喘汤、参苏温肺汤、麻黄附子细辛汤；清散热邪，或辛凉宣泄，如清膈煎、麻杏石甘汤；清除暑热，如香薷饮、白虎汤；散寒清热，如小青龙加石膏汤、麻黄定喘汤；理气降逆定喘，如四磨汤、七气汤、杏子汤、苏子降气汤；温化痰饮，如桂枝加朴杏汤、导痰汤、温胆汤、苓桂术甘汤、千缗汤；化气温阳利水，如四苓散、真武汤；活血化瘀，如血竭散；益气养阴，如生脉散、人参五味汤；益气摄纳，如保元汤、异功散；补肾固摄，如都气丸、嵩崖脾肾丸（即肾气丸加骨脂、益智、砂仁）、七味八味丸（即八味丸加牛膝、车前，名肾气丸）等。

（七）呕吐

《类证治裁·卷三·呕吐论治》主要阐述呕吐的病因病机、辨证施治及常用方药。首先指出胃气失降乃呕吐之机理，临床多由肝逆冲胃所致。继而，阐发诸医家关于呕、吐、哕之辨析与治法，解说呕吐脉候。其后，附常用治呕吐之方药。

关于呕吐的发病机理，《类证治裁·卷三·呕吐论治》指出，呕吐乃"胃气失降"使然，而"多由肝逆冲胃致之"。依据《灵枢·经脉》所云："是主肝所生病者，胸满，呕逆。"从脏腑功能特性而言，胃司纳食，主通降，其上逆而呕吐，乃肝气犯胃，或胃虚肝乘所致，故林珮琴明确提出"治呕吐，必泄肝安胃"，具体治法及遣方用药，则主"苦降辛通，佐以酸泄"为法。

1. 治呕吐当泄肝安胃

《类证治裁·卷三·呕吐论治》中阐释呕吐的治疗，林珮琴强调应关注泄肝安胃。如属肝阳上亢者，食入呕吐，治宜苦辛降逆，方用黄连、川楝子、吴茱萸、半夏、厚朴、姜汁之属；或苦酸泄热，以乌梅、白芍、木瓜、枳实、左金丸、戊己汤等。属胃阳衰，风木乘克，食入不变者，治宜温胃平肝，以人参、干姜、丁香、半夏、青皮、白芍，或吴茱萸汤；属肝火郁热，吞酸吐酸者，治宜辛咸苦降，方用左金丸，或盐炒吴茱萸汤去枣；其胸痞痰阻，食已漾漾欲吐，治宜辛泄，方用生姜泻心汤，或二陈汤加蔻仁、吴茱萸、姜汁；属肝厥上逆，脘痛呕涎者，治宜辛通，佐以酸泄，以川椒、干姜、桂枝、乌梅、白芍、半夏；因惊怒动肝，致胁痛干呕而液虚者，治宜辛通润补，方用大半夏汤加茯神、麦冬、青皮、白芍、当归；其属支饮者，汤水下咽呕吐，治宜辛泄，方用小半夏汤；属肝阴胃津两虚，肝风扰胃呕吐者，治宜滋阴息风养胃，以人参、白芍、麦冬、阿胶、小麦、半夏、茯苓、粳米之属；属肝风犯胃，呕吐眩晕者，治宜苦酸以和阳，以黄连、白芍、乌梅、牡蛎之属；其呕伤胃津，热邪乘胃，食入即吐者，治宜辛凉化痰，方用温胆汤加石斛、山栀等。

2. 阐释呕吐涉及他脏

林珮琴认为呕吐病证多涉及其他脏腑，如属脾阳衰，不能运化，腹胀痛呕者，治宜辛温行滞，方用香砂六君子汤加益智仁、厚朴、神曲；胃虚客气上逆，噫嗳欲呕者，治宜咸以软痞，重以镇逆，以旋覆代赭汤加二陈汤。其中，阳虚且浊阴犯胃，吐黑绿苦水者，治宜辛热开浊，方用理中汤加川椒、半夏、附子、茯苓之属；其肢冷脉微，时吐清水，治宜辛热扶阳，方用附子理中汤、真武汤。

气冲呛咳吐逆，肝火上凌，过胃犯肺者，治宜清肃苦降，以苏子、杏仁、枇杷叶、前胡、山栀、瓜蒌仁、降香末；若气冲心痛，症见饥不欲食，吐蛔者，治宜苦辛酸以伏虫，方用理中安蛔丸；蛔厥者，脏寒蛔上入膈，症见口干心烦，手足冷，脉沉迟，则治宜寒热互用，酸苦杂投，方用乌梅丸；脏厥者，阳气垂绝，症见痛呕不纳，躁扰不安，方用安胃丸，或半夏泻心汤加枳实；久呕致伤肝肾，并冲脉上逆，治以温通，以内苁蓉、茯苓、当归、枸杞子、桂心、沙苑子、鹿角霜；厥阴浊邪上攻，痛从少腹逆冲为呕者，治宜辛温泄浊，以吴茱萸、小茴香、桂枝、韭白汁、茯苓等。

3. 汇诸医家呕、吐、哕治法

林珮琴汇集参考李东垣、张洁古等医家论呕、吐、哕治法。首先区分呕、吐、哕，明辨指出有声有物为呕，有物无声为吐，有声无物为哕，故哕即干呕。继而，从三焦分别三因，上焦在胃口，主纳；中焦在中脘，主腐熟水谷；下焦在脐下，主出而不纳。从食下久暂，分上、中、下脘论治，上焦吐者因于气，食已即吐，渴欲饮水之，治宜降气和中；中焦吐者因于积，或先痛后吐，或先吐后痛者，治宜去积和气；下焦吐者因于寒，朝食暮吐，暮食朝吐，溺清便闭者，治宜通其闭，温其寒。其次，分辨呕吐与饮食的关系，如随食随吐，为呕，治宜小半夏汤；食入乃吐，为暴吐，治宜生姜橘皮汤；食已后吐，为呕吐，治宜橘皮半夏汤、枳桔汤；食久乃吐，则为反胃，治宜金花丸、理中汤；食在而吐者，为翻胃，治宜紫沉丸；且食暮吐，暮食朝吐，从食下久暂，分上、中、下脘而治，属下焦病者，治宜半夏生姜大黄汤。

4. 治呕吐当辨寒热虚实

《类证治裁·卷三·呕吐论治》提出，论治呕吐当辨寒热虚实，若呕吐气壅，谷气不得下者，治宜小半夏汤。胃虚者，谷气不行，呕而液伤者，治宜大半夏汤。胸满食谷欲呕者，治宜吴茱萸汤。心下痞，呕而肠鸣者，治宜半夏泻心汤。呕而思水，饮停膈上者，治宜猪苓散。干呕哕，手足厥，治宜橘皮汤。哕逆属虚热，治宜橘皮竹茹汤。哕逆属虚寒，治宜半夏干姜汤。干哕者，胃口有痰，治宜二陈汤加姜汁。属寒吐者，肢冷脉细，治宜二陈汤加丁香、炮姜。若诸药不效，治宜红豆丸。若热吐者，烦渴脉洪，治宜二陈汤加栀子、黄连、竹茹、枇杷叶、姜汁、芦根汁等。客寒犯胃，治宜理中汤。肝火入胃，治宜左金丸。若脾气郁结，治宜归脾汤加吴茱萸。若肝脾郁滞，治宜香砂六君子汤。怒时饮食呕吐，胸满膈胀，关格不通，治宜二陈汤加青皮、木香；不效，加丁香、沉香、砂仁、白豆蔻、藿香、厚朴、神曲、干姜等。由痰积者，遇寒辄发，以蔻仁、丁香、砂仁、干姜、半夏、陈皮等。食滞者，消导乃安，以山楂、神曲、陈皮、枳壳、厚朴、砂仁、鸡内金等。先吐后泻，身热腹闷，其名曰漏气，因上焦伤风，邪气内着者，治宜麦门冬汤。二便不通，气逆不续，因下焦实热，宜人参汤主之。吐而中气久虚，治宜焦米、神曲、人参、茯苓、苡米、谷芽、甘草、陈皮、干姜、大枣等。

此外，林珮琴提出"吐而诸药不效，必假重镇以坠之"，治宜灵砂丹、养正丹；若久胃虚呕吐，治宜六君子汤、比和饮、藿香安胃散；若病后胃热烦呕，治宜竹叶石膏汤加姜汁；若呕吐邪在胆经者，以黄芩、黄连、吴茱萸、半夏、陈皮、茯苓、生姜等。再者，林珮琴指出"吐酸多责之肝脏"，夹热者，治宜左金丸加竹茹、山栀、白豆蔻、生姜等；夹寒者，治宜左金丸加丁香、干姜、白术、沉香等；呕清水者多停饮者，治宜二术二陈汤。其他，如吐涎沫者属脾寒，治宜六君子汤加益智仁、生姜，或理中汤加益智仁。吐蛔虫者，或由胃冷所致，治宜理中汤加川椒、槟榔，以药汤服下乌梅丸；或由胃热所致，治宜安蛔丸；或寒热交错，治宜乌梅丸；或胃虚求食，则宜温胃饮、理中汤等。

5. 呕吐脉候

关于呕吐之脉候，其脉阳紧阴数为吐，阳浮而数亦为吐。脉紧而滑者吐逆，紧而涩者难治。寸口脉数者吐，脉弱而呕，小便复利，身有微热，见厥者预后不好。中焦哕逆，其声短，是水谷之病，为胃火，易治；下焦哕逆，其声长，是虚邪之病，为阴火，难治。暴病发哕者，必痰食血，或怒气所干，易治；久病发哕者，多难治。

6. 附方

《类证治裁·卷三·呕吐论治》附方31首。观其所列适应证为目次之组方用药，其治法主要涉及以下方面：平肝和胃止呕，如左金丸、戊己汤；和胃止呕，如半夏泻心汤、藿香安胃散、橘皮竹茹汤、生姜橘皮汤、枳桔汤、橘皮半夏汤、橘皮汤、金花丸；温胃和脾，散寒止呕，如吴茱萸汤、红豆丸、温胃饮、半夏干姜汤、小半夏汤、生姜泻心汤；化痰泄饮，如温胆汤、二陈汤、二术二陈汤、猪苓汤；健脾益气，如比和饮（四君子汤加陈皮、砂仁、藿香、神曲、陈米、伏龙肝、生姜、大枣）、归脾汤、香砂六君子汤、理中汤；镇逆和胃止呕，如旋覆代赭汤、养正丹；清热益气，如竹叶石膏汤；通闭散结和胃，如半夏生姜大黄汤；安蛔和胃，如理中安蛔汤、安胃丸、乌梅丸等。

（八）呃逆

《类证治裁·卷三·呃逆论治》，主要阐述呃逆的病因病机、辨证施治及常用方药。首先指出呃逆乃气逆于下，直冲于上，因肺胃气不主降，肝肾气不主吸纳所致，从寒呃、热呃、虚脱呃加以辨识和治疗。继而介绍诸医家论呃逆之辨治，进而陈述呃逆脉候，其后附治呃逆常用之方药。

关于呃逆的病机，《类证治裁·卷三·呃逆论治》指出，呃逆属气逆于下，直冲于上，而作呃忒声，由肺胃气不主降，肝肾气不主吸纳所致。提出今谓之呃逆，其证因寒火痰食，以及伤寒、吐利、病后、产后多有之。

1. 治宜辨虚实寒热

关于呃逆之辨治，林珮琴首举其纲，指出"寒呃、热呃、虚脱呃，三者括之而已"，提示寒呃宜温宜散，寒去而气自舒；热呃宜降宜清，火静而气自平。其认为古方用柿蒂，亦取其苦温降逆；用济生方加丁香、生姜，取其开郁散痰，乃从治之法。虚脱呃之治，若非大补真元，必难镇摄。其寒滞为呃，乃阴凝浊逆，治宜丁香散、二陈汤、橘皮干姜汤等。

2. 从脏腑论治呃逆

关于呃逆从脏腑论治，林珮琴指出，肺痹为呃，咽阻胸闷，治宜枇杷叶、川贝母、郁金、白通草、杏仁、淡豆豉等；胃火为呃，脉实便坚者，治宜安胃饮；胃虚为呃，虚阳上逆者，治宜橘皮竹茹汤、旋覆代赭汤等；怒动肝火，胁痛吐酸者，治宜佐金汤加白芍、山栀、金器等，而金器则是取其镇逆以平肝；气逆作呃，肝邪乘胃者，治宜旋覆代赭汤加降香。痰滞为呃，饮停气阻者，治宜丁香二陈汤；若食滞为呃，腹痛嗳腐者，治宜养胃汤减去白豆蔻、附子、肉果，或大和中饮减去干姜、泽泻等。

3. 辨析呃逆病位

从呃逆病位辨析而言，伤寒少阳证哕逆，邪正交争于半表半里，气为邪抑，治宜小柴胡汤，或柴陈煎，有寒加丁香，有火加黄芩。伤寒阳明证失下之内热，气冲作呃，宜去其火，治疗或用白虎汤，或竹叶石膏汤加减。若去闭结，则治宜承气汤。吐利后，胃虚膈热而呃，治宜橘皮竹茹汤加川贝。病后发呃，察其中虚，必补脾；察其阴虚，必补肾，治宜大补元煎、右归饮。中焦脾胃虚寒，气滞为呃，治宜丁香柿蒂散，或理中汤、温胃饮，俱加用丁香。下焦虚寒，肝肾不能畅达，或虚人元阳无力，易为遏抑而致呃者，治宜归气饮，或理阴煎加丁香。

4. 诸家论治呃逆

《类证治裁·卷三·呃逆论治》汇集朱丹溪、李东垣，以及《张氏医通》等诸家关于呃逆之说，阐发呃逆治疗。如呃逆属肝肾阴虚者，气从脐下直冲于口，由相火夹冲气上逆，治宜大补阴丸，峻补真阴，承制相火；治呃逆属阴火上冲，吸气不得入，胃脉反逆，阴中伏阳者，用滋肾丸，壮水制火，引火以归原，以泻阴中伏热。林珮琴提示此"阳虚阴虚之辨，所当详审施治"。产后呃逆，最为危急，治宜四逆汤加人参，或羌活附子汤，或桂心、姜汁水煎，急灸期门左穴。若平人饮热汤及食椒姜即呃逆，此属胃有寒痰死血，属死血者，以韭汁、童便、越鞠丸；若为虚人，则用理中汤加蓬术、桃仁；有痰者，加茯苓、半夏等。其认为"呃逆皆是寒热错杂"，二气相搏，故"治之亦多寒热相兼之剂"，宜丁香、柿蒂并投之类。此外，林珮琴援引《灵枢·杂病》治哕之法："以草刺鼻，嚏，嚏而已；无息，而疾迎引之，立已；大惊之，亦可已。"观之临床，此亦为简便易行之法。

5. 呃逆脉候

《类证治裁·卷三·呃逆论治》介绍呃逆之脉候，认为呃逆论治，如身强气盛，脉见滑实者，多宜清降；若声小气微，脉见微弱者，多宜温补。

6. 附方

《类证治裁·卷三·呃逆论治》附方25首。从其组方用药分析，治法主要涉及以下方面：散寒止呃，如丁香散、橘皮干姜汤、羌活附子汤；清肝火止呃，如左金汤；理气化痰止呃，如二陈汤（加丁香，名丁香二陈

汤）；清痰理气和胃，如橘皮竹茹汤、安胃饮；清胃止呃，如竹叶石膏汤、
白虎汤；行气降逆，如旋覆代赭汤、丁香柿蒂散；和解少阳，理气化痰，
如小柴胡汤、柴陈煎（即二陈汤加柴胡）；行气活血，如越鞠丸；消食导
滞，如大和中饮、养胃汤；补脾益气，如温胃饮、理中汤；温补肾阳，如
右归饮、归气饮；温阳散寒，如四逆汤；滋阴清热，如大补阴丸、滋肾
丸等。

（九）嘈杂

《类证治裁·卷三·嘈证论治》，主要阐述嘈杂的病因病机、辨证施治。
首先指出嘈杂之病位在胃，其状似饥非饥，似痛非痛。嘈杂的治疗，当以
凉润滋养胃阴，开郁补土之法为主。此外，论后附列治嘈杂常用方药。

关于嘈杂的病位及病机，林珮琴指出，嘈杂属胃，俗云心嘈，并非如
此。临床表现为似饥非饥，似痛非痛，胃脘懊恼不安，或兼嗳气痞闷，渐
至吞酸停饮，胸前隐痛。参考朱丹溪之论，认为此皆痰火为患，或食郁有
热。参考华岫之说，认为脾属阴主血，胃属阳主气；胃易燥，全赖脾阴以
和之；脾易湿，必赖胃阳以运之，合冲和之德，为后天生化之源。提示脾
胃之和调，乃治嘈杂需关注的环节。

1. 治当以凉润养胃阴

林珮琴认为，嘈杂若因胃过燥所致，则表现为嘈杂似饥，得食暂止。
其指出"治当以凉润养胃阴"，以天冬、麦冬、玉竹、柏子仁、石斛、莲
枣之类；或稍佐微酸，以白芍、枣仁、木瓜之属。若热病后，胃津未复，
亦易虚，治当以甘凉生胃液，以生地黄、熟地黄、当归、沙参、蔗汁之属；
或但调其饮食，凡甘滑之类宜之。若胃有痰火，或恶心吞酸，微烦少寐，
似饥非饥，治宜清火，以黄连、山栀，俱用姜汁炒，用黄芩、白芍、竹茹
等，稍佐降痰，用药如二陈汤、橘红、半夏曲等。

2. 嘈杂之证所当审治

嘈杂证属脾胃阳衰，积饮内聚，症见似酸非酸，似辣非辣者，治宜温通，用外台茯苓饮加减；但因脾虚，饮食不化，吐沫嗳腐者，治宜健运，治宜六君子汤加砂仁、鸡内金；或肝火作酸，治宜左金丸；嘈杂反酸，治宜吴茱萸汤；食后嗳腐，治宜保和丸；湿痰阻气，治宜气郁汤；妇女抑郁胸闷嘈杂，治宜逍遥散下左金丸；血虚心下嘈杂不舒，治宜地黄、白芍、天冬、麦冬、茯神、枣仁等。脉洪数者多火，宜姜汁炒山栀、川连等；脉滑大者多痰，宜导痰汤加芩、栀、竹茹等；脉沉弦者多郁，宜越鞠丸。又有过用消克药，以致饥不能食，精神渐减者，宜异功散加白芍、红枣、莲子、枣仁等，皆宜遵循"症所当审治"之原则诊治。

3. 阐释开郁补土之法

论及嘈杂与吞酸治法，参考《张氏医通》之论，认为嘈杂与吞酸一类，皆由肝气不舒，木夹相火以乘脾土，胃之精微不行；浊液攒聚，为痰为饮，都从木气化酸；肝木摇动中土，则中土扰扰不安，故嘈杂如饥，求食自救，得食稍止，止则复作。因土虚不禁木所摇，木克脾土，脾失健运，故治当补脾运痰。土厚载物，则风木自安，不必伐肝。但以六君子汤为专药，若火盛作酸，则加吴茱萸、川黄连等。若不开郁补土，务攻其痰，久必致虚，必变生反胃、痞满、眩晕等病证。

4. 附方

嘈杂论治附方10首。观其组方用药，其治法主要涉及以下几个方面：降逆和胃，如吴茱萸汤；平肝泻热，如左金丸；开郁行气，如气郁汤、越鞠丸、逍遥散；降痰理气，如二陈汤、导痰汤；温通散寒，如外台茯苓饮；健运脾胃，如六君子汤；消导食积，如保和丸等。

（十）痞满

《类证治裁·卷三·痞满论治》阐述痞满论治，首先阐明痞满之症状特点，即满而不痛。继而，论述杂病之痞、伤寒之痞之区分，以及多种痞满的辨析与治疗。其后，分述痞满脉候，并分列治痞满常用方药。

痞满为满而不痛之病证。具体而言，痞则闭而不开，满则闷而不舒。痞满病在胸膈气分，而外不胀急，但不知饥饿，不欲食饮，脉缓弱，或虚弦。其论结合《素问病机气宜保命集》所云，认为脾不能行气于肺胃，结而不散，则为痞，阐明痞满与脾胃之运化的密切关系。此外，关于结胸与痞满的主要区别，指出心下满而硬痛者为结胸，但满而不痛者为痞，两者的主要区别在于疼痛之有无。

1. 杂病与伤寒之痞的辨治

论及杂病之痞与伤寒之痞的区分，林珮琴指出，伤寒之痞，从外之内，故治宜苦泄；杂病之痞，从内之外，故治宜辛散。治伤寒热痞，用苦寒药，宜用大黄黄连泻心汤。治伤寒阴阳不和而痞，则兼用寒热药物，宜三黄加附子汤。其认为治伤寒之痞满，用半夏、甘草、生姜泻心汤，用辛甘药多，用苦寒药少，宜酌情采用半夏、甘草、生姜及诸泻心汤，如三黄泻心汤，治伤寒心下痞，关上脉浮；附子泻心汤，治伤寒心下痞，复恶寒汗出者，此方去附子名三黄泻心汤，治伤寒热痞；半夏泻心汤，治胸满而呕；甘草泻心汤，治胃虚气逆；生姜泻心汤，治胁有水气。

2. 痞满有寒热虚实之分

林珮琴进一步提出，痞虽为虚邪，然而表气入里，热郁于心胸之分，治宜用苦寒为泻，辛甘为散，故而诸泻心汤寒热互用。而杂病痞满，亦有寒热虚实之不同，如胃口寒滞停痰痞闷，治宜辛温泄浊，用橘皮半夏汤，或二陈汤加丁香；饮食寒凉，伤胃致痞，治宜温中化滞，用和胃煎加山楂肉、麦芽、砂仁，或厚朴温中汤；脾胃阳微，胸不清旷，治宜辛甘理阳，用苓桂术甘汤；中气久虚，精微不化，治宜升清降浊，用补中益气汤加猪苓、泽泻。其认为治疗不宜过用消耗，否则将重损元气。

3. 多种痞满辨析论治

林珮琴参考《张氏医通》之论，认为升麻、柴胡主升其清，黄芩泄而降其浊，故而交否而为泰。若脾虚失运，食少虚痞，治宜温补脾元，用四君子汤、异功散。若胃虚气滞而痞，治宜行气散满，用保和汤，或三因七气汤。若食滞未除作痞，治宜专消导，用大和中饮，或枳术丸、资生丸。若食滞既消，脾气受伤，治宜调补，用异功散、养中煎。若心脾郁结而成痞，治宜调其气，用归脾汤、治中汤。若暴怒伤肝，气逆而痞，治宜舒其郁，用解肝煎。若肺失肃降，痰热阻痞，治宜清理上焦，用清肺饮去五味子、甘草，加豆豉、瓜蒌、山栀、竹茹、枇杷叶、枳壳等。若气闭化热，不食便秘，治宜辛润开降，用蔻仁、杏仁、火麻仁、瓜蒌仁、贝母、竹茹、石斛、郁金，或小陷胸汤。

若热邪里结，恶心中痞，治宜苦酸降泄，用半夏泻心汤去人参、甘草、大枣，加枳实、白芍、乌梅等。若暑邪阻气，症见热渴满闷，暑邪面垢脉虚，胸闷脘痞，治宜辛凉清上，用三物香薷饮、消暑丸加桔梗、竹茹、杏仁、茯苓、滑石、郁金汁等。若湿邪阻气，症见呕恶胸痞，湿邪头胀，舌白不饥，脘痞恶心，脉缓，治宜甘淡渗湿，用六一散加芦根、茯苓、杏仁、薏苡仁、通草、藿梗、半夏、蔻仁，或平胃散。若寒热往来，胸胁痞满，治宜和解半表半里，用小柴胡汤加枳实、桔梗、瓜蒌皮等。若噎膈痞塞，乃痰与气搏，不得宣通，痰为气激而升，气为痰腻而滞，故痞塞而成噎膈，治宜连理汤、生姜泻心汤等。痰夹瘀血，成窠囊乃作痞，症见脉沉涩，日久不愈，悲哀抑郁之人有之，则宜从血郁治，用桃仁、红花、牡丹皮、香附、降香、苏木、韭汁、童便等。

4. 痞满脉候

《类证治裁·卷三·痞满论治》陈述痞满脉候，认为脉弦急而滑，胸中骤痞，乃肝气与食滞所成，属实；脉弦，或沉涩，或虚大无力，气口脉为甚，此乃脾胃受伤为虚。寸口脉沉滑迟滑，为有滞。

5. 附方

《类证治裁·卷三·痞满论治》附方 28 首。观其用药组方及适应证，治法大致涉及以下方面：清热消痞，如大黄黄连泻心汤、小陷胸汤；理气化痰，如橘皮半夏汤、二陈汤、生姜泻心汤；温中和胃，如和胃煎、厚朴温中汤、养中煎、治中汤；健脾益气，如四君子汤、归脾汤、补中益气汤；消补兼施，如保和汤、大和中饮、半夏泻心汤、三因七气汤、枳术丸、资生丸；淡渗除湿，如六一散、平胃散；和解燥湿，如小柴胡汤；疏肝和胃，如解肝煎；祛除暑邪，如三物香薷饮、消暑丸、连理汤；扶阳消痞，如附子泻心汤等。

（十一）痢证

《类证治裁·卷四·痢症论治》阐释痢证论治，首先介绍痢证的发病多因湿蒸热壅。继而解说五色痢之治，寒热虚实宜细审；其后，陈述四痢之辨析治疗，及痢证初起之治疗要义，诸医家论痢证之治。后附倪涵初痢疾三方，并按照适应证目次分列痢证论治附方。

阐释痢证之发病机理，《类证治裁·卷四·痢症论治》提出，痢多发于秋季，因胃腑湿蒸热壅，而致气血凝结，夹糟粕积滞，进入大小肠腑，化脓血下注，或痢白，或痢红，或痢瘀紫，或痢五色，且伴腹痛呕吐，口干溺涩，里急后重，气陷肛坠。因其闭滞不利，故亦名为滞下，其认为白伤气分，赤伤血分，赤白相间，则气血俱伤。论及痢证之常见病因，林珮琴认为，暑湿伤胃，郁热居多，生冷伤脾，寒滞为甚，入手宜分辨；气陷则仓廪不藏，阴亡则门户不闭，由脾伤肾，则病势发展之必然。

1. 寒热虚实，宜细审

关于痢证之审察与治疗，林珮琴提出"寒热虚实，宜细审"。如郁热者治宜清之，用芩连芍药汤；寒滞者温之，治宜香砂枳术丸、香砂异功散；

湿胜者泄之，治宜四苓散白术改苍术；宿食者消之，治宜保和丸；积滞者导之，治宜小承气汤、熟大黄丸；腹痛者和之，治宜芍药汤加木香；气陷下者举之，治宜补中益气汤；虚滑者摄之，治宜赤石脂禹余粮丸；脂液涸者润之，治宜猪脏汤、阿胶丸；久不愈者补而固之，治宜八珍汤加炮姜、肉桂、木香、肉果、乌梅、牡蛎；痢止后调之，治宜参苓白术散等。

《类证治裁·卷四·痢症论治》提出，伤气分则治宜调气，以四七汤、木香化滞汤；伤血分则和血，治宜四物地榆汤或理阴煎加减，此即"调气则后重除，和血则便脓愈"之理。但凡痢夹热者多实，初起外受暑热，内因停滞，症见绕脐痛胀，烦渴并作，下痢鲜红，脉洪滑，宜清火导滞，治宜导气汤、芍药汤化裁；若夹虚感寒，生冷不节，脾失转输，因而呕逆，下痢白脓，脉弦弱，宜温理脾胃，兼佐行气，治宜香砂温胃饮，提示因寒伤脏，忌用苦寒下夺。若非胃腑宿食，不得误认积滞，而肆行攻下，消耗殆尽；但见下利血水，或如屋漏水，即治当温摄，用黑豆散加黄芩、白术、茴香、肉果等。若痢纯血，鲜红成块，多为心脾伏热，治以黄连、白芍、牡丹皮、黑栀子、黑荆芥、生地黄；若未止，可用地榆丸。症见血紫黯稀淡，乃阳虚不能摄阴，宜温调其气，非炮姜不治，用理中汤加木香。痢色黑者，若焦黑，为热极反兼胜己之化，治宜芩芍汤、香连丸；若光如黑漆者为瘀血，治宜桃仁承气汤；纯下清血，为肠胃风袭，治宜胃风汤加枳实、荆芥、防风等。

2.五色痢的论治

林珮琴认为，五色痢乃五脏气化并伤，前人以为肾损，精室受伤，治必益火消阴，实脾防水，兼理其气，治宜真人养脏汤。林珮琴则进一步分而言之，其中，赤白痢由冷热不调，治宜驻车丸、连理汤。其提出痢纯白乃脏寒气滑，与暴注属热不同，或如冻胶，若如鱼脑，由气分致病，为脏寒滞下，先用沉香、白蔻、木香、小茴香、砂仁；次用理中汤加香附、砂仁等。白痢初起，里急后重，为湿郁化热，治宜平胃散加香附、砂仁；痢稀白，肢冷，腹痛不已，治宜附子理中汤；痢清谷，里寒外热，汗出而厥，治宜通脉四逆汤。先白痢，而后下脓血，治宜戊己丸；先白痢，后下鲜血者，治宜阿胶四物汤；先痢脓血，后变青黑杂色，腹痛倍常，治宜驻车丸；先脓血，后变白沫白脓，治宜补中益气汤加炮姜、赤石脂等。

下痢发热者，疏其邪，治宜仓廪散；腹痛身微热，宜和其营，治宜小建中汤；阴虚下血发热，烦渴至夜转剧，急宜救液存阴，治以阿胶丸、阿胶梅连丸、黄连阿胶丸等。下痢渐减，津液枯燥，肛门涩滞，治宜猪脏汤；痢后便秘后重，由气虚下陷，升其阳则阴自降，治宜补中益气汤加防风；脓血稠黏，夹热后重，烦渴脉洪，治宜白头翁汤；湿热下痢后重，治宜升阳除湿汤；风邪伤卫，后重不除，治宜三奇散；虚滑而后重，痢后不减，治宜真人养脏汤；虚滑而腑阳衰，治宜桃花汤加人参；里急仍不得便，属气滞，治宜苏子降气汤；痢下里急频见，为气脱，治宜补中益气汤去当归、加肉果；洞泻不止，治宜真人养脏汤；下痢大孔痛，火因泻陷，升其气则痛自定，治宜补中益气汤。

3. 多种痢证之诊治

（1）噤口痢

噤口痢，乃热气自下冲上而犯胃口，肠中传导，皆逆阻似闭，治宜人参、石莲、石菖蒲、竹茹、茯苓、麦冬、粳米；亦宜清解热毒，以黄连、酒炒黄芩、白芍、石莲肉、广陈皮、银花、山楂肉、木香汁等。参考朱丹溪治痢，提出以人参、石莲、黄连厚煎，加姜汁冲服。若胃虚呕逆，以治中汤加丁香；若肝邪乘脾呕逆，治宜吴茱萸汤加丁香、白芍、青皮、黄连、乌梅肉；久痢噤口不食，非大补胃气，兼行津液，不能开，治宜香砂四君汤加扁豆、薏苡仁、藿香、煨葛根、粳米等。得胃气一醒思食，治宜以独参汤，少加橘皮。

（2）休息痢

休息痢，症见屡止屡发，经久不愈，治宜诃黎勒丸；因收涩太早，积滞未清，则用香连丸加茯苓、枳实。因饮食失节；治宜香连丸加山楂肉、神曲；因中气下陷，治宜补中益气汤；因脏寒虚滑，治宜大断下丸等。风痢，症见纯下青沫，治宜苍术防风汤；寒痢，症见痢下白如鸭溏，肠鸣痛坠不甚，治宜理中汤、诃子肉汤等。

（3）暑痢

暑痢，症见面垢烦冤，燥渴引饮，治宜薷苓汤。

（4）湿痢

湿痢，症见身重腹满，红黑混浊，治宜除湿汤；脾湿血痢，治宜苍术地榆汤；气痢下如蟹沫，治宜气痢丸。

（5）疫痢

林珮琴提出"疫痢时邪传染，一方相似"，强调其具有传染性，治宜人参败毒散加减，若蛊蚀毒痢，血如鸡冠，治宜乌梅丸；蛲虫痢，虫形极细，以雄黄锐散纳下部，内服芜荑丸；痢后疟，治宜东坡姜茶饮；若洞泻不止，厥逆，治宜附子理中汤；胎前赤白痢，治宜连理汤加胶艾；胎前痢，产后未止，最危急，治宜驻车丸、伏龙肝汤加减等。

（6）协热下利

协热下利，因其上受温暑湿热之邪，循募原下陷肠胃，或血水，或黏腻，皆湿热传化，治宜分消、清热、利湿，如厚朴、黄芩、茯苓、滑石、猪苓、泽泻、广陈皮、扁豆等，甚则加黄连。值得一提的是，林珮琴提示，凡治痢与治泻有不同，提出"水泻由清浊不分，可利小便"；而"痢则邪毒胶滞，津液枯涩，大忌分利"。

此外，提出痢久必伤肾，肾阴亏，宜滋养阴液，治宜六味地黄丸；肾阳虚，宜益火，以四神丸，及沉香、肉桂、附子、益智仁等。因肾为胃关，开窍于二阴，故痢久先温脾，不应，即温肾，强调治痢以脾肾为要。

4. 痢证初起治疗要点

林珮琴阐发痢证初起之治疗，提出痢证初起，有兼外感者，身必发热，表里俱病，治宜表里并治。痢疾初起，必兼湿热宿滞，宜用治痢散，以葛根、苦参、松萝茶叶、麦芽、山楂、赤芍、陈皮，加黄连尤效。分析其用药原理，方中之葛根，鼓舞胃气上行；茶叶、苦参，清湿热；麦芽、山楂，消宿食；赤芍、陈皮，行血调气。若腹痛里虚，用橘饼、红枣、糖，煎汤服，不论赤白皆效。

5. 诸医家论痢证之治

林珮琴参考诸医家论痢证之治。例如，参考《张氏医通》之论，痢后风者，因痢后不善调摄，或多行，或房劳，或受风寒，或感湿气，致两脚痿软肿痛，治宜大防风汤。其认为痢后变成痛风，皆调摄失宜所致，治宜补中益气汤加羌活、续断、虎骨。再如，结合《病机沙篆》，其认为痢起夏秋，湿热郁蒸因乎天，生冷停滞由乎人。当炎暑令行，不能保摄脾胃，多食瓜果肥甘，脾土受伤，无以制湿，湿蒸热壅，气机阻逆，不得宣通，因而肠胃反窒，里急后重，小水赤涩，治宜苦寒之药，燥湿涤热，佐以辛温，便能开郁运气。其强调"行血则便脓自愈，调气则后重自除"。又如，参考沈朗仲之论，认为痢证初起，形气尚强，胀实坚痛，可速去积，积去痢止，此通因通用，证随痢减之法。若烦热喜冷，脉实腹满，或下纯红鲜血，此湿热内盛，法宜清利。若经久正伤，有伤阴伤阳两途，伤阴者，多烦躁热渴之候，宜以清润养其阴；伤阳者，脾肾元阳悉从痢散，多滑脱厥逆之候，宜行温补回其阳。一言以蔽之，痢证"暴病多实，久病多虚，滑脱者多寒，涩滞者多热"，临证参之脉证，合之新久，则百无一失。

6. 援引倪涵初痢疾三方

（1）初起煎方

黄连（去芦）、黄芩、白芍、山楂肉，各一钱二分；枳壳（去瓤）、厚朴（姜汁炒）、槟榔、青皮（去瓤），各八分；当归、地榆、炙甘草，各五分；红花（酒炒）三分，木香二分，桃仁（研）一钱，如法炮制，水二碗，煎一碗，空腹服。此方治红白痢，里急后重，身热腹痛者，皆宜。若痢纯白，去地榆、桃仁，加橘红四分，木香三分。若滞涩甚者，加酒炒大黄二钱，服一二剂，仍除之。若服过一剂，滞涩已去，不必再服。年幼者，大黄只用一钱。上方用之三五日神效，旬日亦效，半月后则当加减。

（2）加减煎方

黄连酒炒六分，生用四分；白芍酒炒六分，生用四分；山楂肉一钱，橘红、青皮、槟榔各四分；炙甘草三分，生用二分；当归五分，地榆四分，桃仁（研粉）六分，红花三分，木香二分，如法制服。延至月余，若脾胃虚弱而滑泄，则当补理。

（3）补理煎方

黄连（酒炒）五分，黄芩（酒炒）六分，白芍（酒炒）四分，橘红六分，当归五分，人参五分，白术（盐炒）五分，炙草五分。如法制服。

（4）三方禁忌

首先，以上三方的使用注意，如妇人有胎，减去桃仁、红花、槟榔服用。此外，一忌温补早，因痢起于湿热蕴积，胶滞肠胃，宜清热邪，导滞气，行瘀血，其病即去，若用参、术等温补药，则热愈盛，气愈滞，血亦凝，不利于祛除邪气；二忌大下，痢因邪热胶滞，用疏通则愈，若用大承气汤下之，胶滞未去，徒伤胃气，损元气耳，正气伤损，邪气不可除，壮者犹可，弱者则危重；三忌发汗，痢发寒热，头目痛眩，由内毒熏蒸，自内达外，非表邪也，若发汗，则风剂燥热，愈助热邪，正虚于外，邪炽于内，预后不佳；四忌分利，痢因热邪胶滞，津液枯涩，若用五苓等分利其水，则津液愈枯，枯涩愈甚，缠绵不止，宜清热导滞，则痢自愈，而小便自清，认为利小便为治水泻之良法，若以之治痢，则有错误。

7. 附方

《类证治裁·卷四·痢症论治》附方65首，其中通治方乃是香连丸、驻车丸、治痢散等。纵观其附方之用药组方及适应证或治法条目，其治法主要涉及以下几个方面：调气和血，如香连丸、驻车丸、治痢散、连理汤、四七汤、木香化滞汤、四物地榆汤、阿胶四物汤、八珍汤；调营和中，缓急止痛，如芍药汤、理阴煎、小建中汤；扶正祛邪，如人参败毒散；清热凉血，如芩连芍药汤、胃风汤、导气汤；调理脾胃，如香砂异功散、香砂温胃饮、理中汤、治中汤、参苓白术散、补中益气汤；温中降逆，如吴茱萸汤；清热解毒，凉血止血，如地榆丸、芩芍汤、白头翁汤；祛暑利湿，如蒿芩汤；清肝热，和脾胃，如戊己丸；消食导滞，如保和丸、小承气汤；燥湿运脾，如平胃散、苍术地榆汤、苍术防风汤、四苓散；除湿健脾，如除湿汤、升阳除湿汤、香砂枳术丸；温中散寒，如附子理中汤；温通回阳，如通脉四逆汤；温肾涩肠止泻，如四神丸、真人养脏汤、赤石脂禹余粮丸、黑豆饮、桃花汤、诃子肉汤、诃黎勒丸；滋阴润燥，如黑地黄丸、六味丸、阿胶丸、黄连阿胶丸、阿胶丸、阿胶梅连丸、猪脏汤等。

（十二）郁证

《类证治裁·卷三·郁症论治》阐释郁证论治，首先陈述六郁之病发作的特点，即郁证之发病，乃情志之怫抑，故气运之失常，则五郁之病生。解说郁证之治，强调治郁证宜首推其原由，继而介绍郁证脉候，提出治郁证宜苦辛凉润宣通。其后，将郁证论治附方分列于后。

关于郁证的病因病机，《类证治裁·卷三·郁症论治》明言"凡病无不起于郁者"，认为气运之失常，则五郁之病生。援引《素问·六元正纪大论》所云："木郁达之，火郁发之，土郁夺之，金郁泄之，水郁折之。"林珮琴进而阐发其具体治法，提出木郁达之，治宜吐；火郁发之，治宜升散；土郁夺之，治宜攻下；金郁泄之，治宜解表、利小便；水郁折之，则制其冲逆，认为"情志之怫抑，则六郁之病作"。

基于《灵枢·本神》所云："怵惕思虑者则伤神，神伤则恐惧流淫而不止。因悲哀动中者，竭绝而失生。喜乐者，神惮散而不藏。愁忧者，气闭塞而不行。盛怒者，迷惑而不治。恐惧者，神荡惮而不收。"林珮琴继而阐释，若怵惕思虑则伤神，忧愁不解则伤意，悲哀动中则伤魂，喜乐无极则伤魄，盛怒不止则伤志，恐惧不解则伤精，乃是论气血之损伤。其遵循《素问·疏五过论》所论，"凡诊病者，必问尝贵后贱，虽不中邪，病从内生，名曰脱营。尝富后贫，名曰失精"，进而解析病发心脾，不得隐曲之机理，明言其与情志之郁相关，故指出"思想无穷，所愿不得，皆情志之郁"。关于郁证之病机特点，林珮琴提出，因于六气外来之郁，多伤经腑，如寒火湿热痰食，皆可消散解除；若为思忧悲惊怒恐之郁，伤其气血则多损脏阴，认为七情内起之郁，始而伤气，继必及血，终乃成劳之机理。

1. 郁证治宜推其原由

林珮琴提出，治郁证宜推其原以治之，使之得以怡情放怀。其认为凡怀抱不舒，遭遇不遂，怨旷积想在心，莫能排解，种种郁悒，宜"各推其原以治之"。尤其是情志病，当以理遣使情志宣畅，强调"若不能怡情放怀，至积郁成劳，草本无能为挽"，岂是借合欢之类以捐忿，萱草之属以忘忧而已。并列举朱丹溪创立越鞠丸以治六郁，方中用香附理气，川芎调血，苍术去湿，山栀泄火，神曲疗食；若有痰加贝母，乃开郁利气为主。阐释气郁则湿郁，湿郁则热郁，热郁则痰郁，痰郁则血郁，血郁则食郁，其相因为病。参考赵养葵之论，认为东方生木，火气附焉，木郁则土郁，土郁则金郁，金郁则水郁，乃五行相因之理。林珮琴认为，以逍遥散治木郁，诸郁皆因之而愈。甚者在方中加左金丸，以黄连治心火，取吴茱萸气燥，肝之气亦燥，即"同气相求，而佐金以制木"，此乃佐金丸之所以得名。继而用六味地黄丸加柴胡、白芍以滋水生木，使木火郁舒，土亦滋润，则得金水相生之妙。

2. 郁证详审七情辨治

关于郁证之审察辨治，注重详审七情，如《类证治裁·卷三·郁症论治》提出，若思郁伤脾，则气结，治宜郁金、贝母、当归、柏子仁、桔梗、木香汁；若思郁伤神，则精滑，乃神伤而不摄肾，故遗精淋浊，治宜固阴煎；若思郁伤肝，则潮热，治宜逍遥散；若思郁伤心脾，致失血，治宜归脾汤去白术，加白芍；忧郁伤肺，致气阻，治宜杏仁、瓜蒌皮、郁金、枳壳、枇杷叶、竹沥、姜汁、半夏；若忧郁伤中，则食少，治宜七福饮去熟地黄，加砂仁；悲忧脏躁欲泣，治宜甘麦大枣汤；若惊郁胆怯欲迷，治宜人参、酸枣仁、茯神、龙骨、石菖蒲、南枣、小麦；若惊郁神乱欲狂，治宜清心温胆汤；若怒郁肝伤气逆，治宜解肝煎；若怒郁火升动血，治宜化肝煎；若恐郁阳消精怯，治宜八味丸加减，或鹿角胶酒化服。

3. 治郁证宜苦辛凉润宣通

林珮琴阐述郁证论治，认为若诸郁日久，风阳内生，眩悸咽痛，治宜阿胶、生地黄、石斛、茯神、牡蛎、白芍、麦冬、甘草等。若气郁脉沉而涩，治宜七气汤。若血郁脉涩而芤，治宜四物化郁汤。若气郁生涎心悸，治宜温胆汤。若血郁络伤胁痛，治宜金铃子散加桃仁、当归须、郁金、降真香等。若肺脾郁，营损肌瘦，治宜养营汤去桂心，减熟地黄。若心脾郁，怔忡崩漏，治宜归脾汤。若肝胆郁，血燥结核，治宜加味逍遥散。若伴嘈杂吞酸，治宜逍遥佐金汤。脾胃郁，气噎哕呃，治宜麦门冬汤加竹茹、丁香。若三焦郁，口干不食，治宜栀子仁，姜汁浸，炒黑，研细，以人参、麦冬、乌梅煎汤服。若六气之火郁，治宜散之，用火郁汤。若寒郁成热，治宜泻之，以羚羊角、山栀、生白芍、牡丹皮、川黄连、川石斛等。湿郁除之，治宜除湿汤、平胃散。痰郁涤之，治宜润下丸；或二陈汤加海石、瓜蒌、贝母、竹沥等。食郁消之，治宜保和丸。其认为郁证主治，"宜苦辛凉润宣通"，因苦能泄热，辛能理气，凉润濡燥，宣通解结，乃可取效。此外，明示通治诸郁，用越鞠丸、六郁汤加减。若阴阳壅滞，气不升降，治宜沉香降气散。妇人咽中如有炙脔，咯不出，咽不下，治宜半夏厚朴汤。

4. 郁证脉候

郁证脉多沉伏，或结促，或沉涩。郁在肝肾见于左，郁在心脾见于右。提出气、血、食积、痰饮，一有留滞，则脉必滞涩；但脉应有神，脉有神为有胃气之征。郁脉虽沉伏结促，有气可散，使气通则和。

5. 附方

《类证治裁·卷三·郁症论治》附方37首，其中郁证的通治方为越鞠丸、六郁丸。观其附方之组方用药，其治法主要涉及以下几个方面：理气达郁，如沉香降气散、达郁汤、夺郁汤；疏肝解郁，如越鞠丸、六郁丸、逍遥散、解肝煎；解郁活血化瘀，如四物化郁汤、七气汤、血郁汤、泄郁汤；行气化痰散结，如半夏厚朴汤、痰郁汤、温胆汤、二陈汤；清化痰热，如润下丸、七圣汤、清心温胆汤；理气除湿，如除湿汤、平胃散、湿郁汤；散火解郁，如火郁汤、发郁汤；泻火疏肝和胃，如左金丸、化肝煎；活血止痛，如金铃子散；消食导滞，如保和丸、食郁汤；补益气血，健脾安神，如七福饮、归脾汤、人参养营汤、甘麦大枣汤；滋阴润燥，清心除烦，如麦门冬汤；养阴固精，如固阴煎等。

（十三）健忘

《类证治裁·卷四·健忘论治》主要阐释健忘之论治，首先言及健忘的表现特点，即陡然忘之，尽力思索而不来；继而解说健忘之治，注重交其心肾；其后，依次分列治疗健忘之附方。

《类证治裁·卷四·健忘论治》描述健忘之表现，乃是陡然忘之，尽力思索而不来。究其机理，林珮琴认为，人之神宅于心，心之精根据于肾，而脑为元神之府，精髓之海，实记性之所凭。进而指出，凡人外有所见，必留其影于脑，而小儿善忘，则脑未满；老人健忘，乃脑渐空所致，故而见健忘诸症。

1. 健忘之治必交其心肾

《类证治裁·卷四·健忘论治》阐发健忘的治疗，林珮琴提示"必交其心肾"，使心之神明下通于肾，肾之精华上升于脑，精能生气，气能生神，故而神定气清，自然鲜遗忘之失。因病而善忘，或由于精血亏损，务培肝肾，治宜六味丸加远志、五味子；或紧思过度，专养心脾，治宜归脾汤；或精神短乏，兼补气血，治宜人参养营汤下远志丸。

2. 健忘当辨析上下虚实

关于健忘之辨析论治，上下虚实宜辨识。若上盛下虚，治宜养心汤；若上虚下盛，治宜龙眼汤。若心火不降，肾水不升，神明不定，治宜朱雀丸。若素有痰饮，治宜茯苓汤。若痰迷心窍，治宜导痰汤下寿星丸。若为劳心诵读，而精神恍惚，治宜安神定志丸。若心气不足，怔忡健忘，治宜辰砂妙香散。若禀赋不足，神志虚扰，治宜定志丸、孔圣枕中丹。若属年老神衰，治宜加减固本丸。若属血瘀于内，而喜忘如狂，则治宜代抵当丸。

3. 附方

《类证治裁·卷四·健忘论治》附方16首。从其组方用药来看，其治法主要涉及以下几个方面：交通心肾，如朱雀丸；补益肝肾，如六味丸；健脾养心安神，如归脾汤、人参养营汤；安神定志，如定志丸、安神定志丸、辰砂妙香散；滋补养心安神，如枕中丹、龙眼汤、养心汤；活血化瘀，如代抵当汤；清化痰热，如茯苓汤、导痰汤；滋阴清热，如加减固本丸、寿星丸等。

（十四）不寐

《类证治裁·卷四·不寐论治》阐释不寐之论治，首先解析不寐之机理，乃是厥气客于脏腑，则卫气行于阳，不得入于阴，病在阳而不交阴。继而，论述不寐之治，宜补其不足，泻其有余，调其虚实，以通其道，以理痰顺气，养心安神，为第一义。其后，依次分列治疗不寐的常用方药。

关于不寐的病因病机，依据《灵枢·邪客》的解释，卫气之运行"先行于四末分肉皮肤之间而不休者也。昼日行于阳，夜行于阴，常从足少阴之分间，行于五脏六腑"。林珮琴进而阐发指出，厥气客于脏腑，则卫气行于阳，不得入于阴，行于阳则阳气盛，阳气盛则阳跷满，不得入于阴则阴气虚，故而目不瞑；反之，卫气留于阴，不得行于阳，其留于阴则阴气盛，阴气盛则阴跷满，不得行于阳则阳气虚，故而目闭。《类证治裁·卷四·不寐论治》据此，明言"阳气自动而之静，则寐；阴气自静而之动，则寤"。不寐乃"病在阳不交阴"。

1. 补其不足，泻其有余

基于《灵枢·邪客》所言"阴虚故目不瞑"，其治法在于"补其不足，泻其有余，调其虚实，以通其道，而去其邪"，以半夏汤一剂，使其阴阳已通，其卧立至。有鉴于此论，林珮琴推而广之，认为不寐多由思虑劳神，惊忧怒火，气郁生涎，治宜半夏汤。究其原理，方中半夏除痰而利小便，秫米益阴而利大肠，则阴阳交通而得卧。又引述《素问·逆调论》所云"胃不和则卧不安"，进而阐发胃气主降，若痰火阻痹，则烦扰不寐，认为临床治宜橘红、茯苓、石斛、半夏、炙甘草、枳实、山楂肉、神曲之属。根据《素问·逆调论》"卧则喘者，是水气之客"，林珮琴进而提出，此水停心下，而不得眠者，治宜茯苓甘草汤；若心血不足，或神不守舍，治宜归脾汤、琥珀养心丹；因肝虚受邪，则梦中惊悸，魂不守舍，则先服独活汤，后服珍珠母丸。基于人卧则血归于肝，其认为今血不静，卧不归肝，故惊悸不得卧，因营卫俱虚，神魂失守，治宜七福饮，或大补元煎。林珮琴提出因胆火郁热，口苦神烦，治宜温胆汤加牡丹皮、山栀、钩藤、桑叶；因肾阴久亏，孤阳浮越，治宜六味汤加淡菜、龟胶、五味子；若心火焦烦，津干口渴，治宜补心丹；因惊恐伤神，心虚不安，治宜养心汤、定志丸；因思虑伤脾，脾血亏损，经年不寐，治宜归芍六君子汤，或益气安神汤；因胆虚不眠，治宜定志丸加熟枣仁或炒枣仁；因心胆俱怯，触事易惊，治宜十味温胆汤等。

2. 理痰顺气，养心安神

凡怔忡、惊恐、健忘、癫狂，失志不寐，皆由痰涎沃心，以致心气不足。若凉心之剂太过，则心火愈微，痰涎愈盛。林珮琴指出，治疗不寐"惟以理痰顺气，养心安神，为第一义"，宜导痰汤加茯神、人参、石菖蒲；若病后虚烦不眠，治宜竹叶石膏汤、茯苓补心汤；若虚劳烦热不寐，治宜酸枣仁汤，或枣半汤；若高年血衰不寐，治宜圣愈汤；若喘不得寐者，治宜苏子竹茹汤；若肺气盛，则肺大不能偃卧，有卧易惊醒，治宜鳖甲羌活丸；通宵不寐者，治宜安卧如神汤；烦不得寐，服药不效者，治宜栀豉汤下朱砂安神丸；病久余热不止，遗精不寐，治宜六味丸加炒枣仁、五味子；病后及吐下后，与溃疡所致不得眠，属胆虚，治宜人参、茯神、酸枣仁、陈皮、麦冬、龙眼为主；有火者脉数，加知母、黄连、竹茹；心烦，加炒山栀；凡妇人肥盛，多郁，不得眠者吐之，乃从"郁结痰火"治疗，以温胆汤，用猪胆汁炒半夏曲，加柴胡、熟枣仁等。

3. 附方

《类证治裁·卷四·不寐论治》附方27首。观其用药组方及适应证或治法条目，其治法主要涉及以下几个方面：运化痰湿，如半夏汤、茯苓甘草汤；补益心脾，如归脾汤、益气安神汤、养心汤；补益气血，如圣愈汤、七福饮、归芍六君子汤；滋阴养血，养心安神，如补心丹、酸枣仁汤；清化痰热，如温胆汤、导痰汤；重镇安神，如珍珠母丸、琥珀养心丹；安神定志，如定志丸、朱砂安神丸、安卧如神汤；清热除烦，竹叶石膏汤、栀豉汤、枣半汤；清热化痰，如茯苓补心汤、十味温胆汤（温胆汤加人参、熟地黄、酸枣仁、远志、五味子）、苏子竹茹汤；滋阴清热，如六味汤、大补元煎等。

（十五）多寐

《类证治裁·卷四·多寐论治》阐释多寐的论治，首先介绍多寐是阳虚阴盛之病。继而，解说多寐的治法，乃清其心神，醒其脾困。其后，依次分列多寐论治之附方。

关于多寐之病机，林珮琴提出，"多寐者，阳虚阴盛之病"。阐发睡眠的生理机制，依据《灵枢·寒热》所云"其足太阳有通项入于脑者，正属目本，名曰眼系"，故头目苦痛，取之在项中两筋间。又因其脉"入脑乃别阴跷、阳跷，阴阳相交，阳入阴，阴出阳，交于目锐眦"，故而"阳气盛则瞋目，阴气盛则瞑目"。林珮琴据此进而提出，心神混浊，不能自主，脾气困顿，故而食已即倦，阳虚阴盛而导致多寐。

1. 清其心神，醒其脾困

林珮琴论述多寐的治法，提出多寐之治，欲清其心神，以麦冬、石菖蒲、芽茶、南烛之属；若欲醒脾困，以六君子汤加砂仁。若身重脉缓，多寐，乃湿胜，治宜平胃散加防风、白术；若神倦肢惰，嗜卧，乃气弱所致，治宜人参益气汤；时值长夏倦怠，而四肢不收，乃脾肺气弱而伤于暑，治宜清暑益气汤等。

2. 多寐当从其本病论治

病后身热好眠，乃余邪未清，正气未复，治宜沈氏葳蕤汤。若胆实口苦，而嗜寐，乃少阳经热，治宜生枣仁，茶清调服。若属狐惑，症见下唇生疮，四肢沉重，默默多眠，治宜黄连犀角汤，或治惑桃仁汤。风温者，症见身热，脉浮，自汗，体重多眠，鼻鼾，语言难出，治在少阴厥阴，不可发汗，治宜葳蕤汤去麻、羌。热证得汗后，症见脉沉细，身冷喜卧，治宜四逆汤。若为少阴证欲寐，则从其本病论治。

3.附方

《类证治裁·卷四·多寐论治》附方9首。观其用药组方及适应证或治法条目，其治法主要涉及以下几个方面：行气除湿，如平胃散；疏肝解郁，如四逆汤；健脾益气，如六君子汤、人参益气汤；清暑益气，如清暑益气汤；清热凉血，如黄连犀角汤；滋阴清热，如葳蕤汤、沈氏葳蕤汤等。

（十六）眩晕

《类证治裁·卷五·眩晕论治》阐发眩晕之论治，解释眩晕之病因病机，多为阳升风动，上扰颠顶；肝风内扰，痰多作眩。继而介绍眩晕的治疗，宜化痰息风，以及辛甘化风，或甘酸化阴。其后，分列治疗眩晕之常用方药。

关于眩晕的病机，《类证治裁·卷五·眩晕论治》提出，头为诸阳之会，若烦劳伤阳，则阳升风动，上扰颠顶；而且，耳目乃清空之窍，若风阳旋沸，则眩晕发作。因肝胆乃风木之脏，相火内寄，其性主动主升；或由于身心过动，或因情志抑郁，或因地气上腾，或因冬藏不密，或因高年肾液已衰，水不涵木，或因病后精神未复，阴阳失调，临床症见目昏耳鸣，震眩不定，甚则心悸舌辣，肢麻筋惕，寤不成寐，动则自汗，起则呕痰。此乃"无痰不作眩"，抑或《素问·至真要大论》所谓"诸风掉眩，皆属于肝"原理之验证。

1.内风肆横，虚阳上升

林珮琴指出，肝胆乃风木之脏，而眩晕乃是内风肆横，虚阳上升所致，治疗非发散可解，非沉寒可清，其治与六气风火大异，法宜"辛甘化风，或甘酸化阴"，此即参考叶天士所谓，缓肝之急以息风，滋肾之液以驱热，肝风既平，则眩晕自止。若上焦窍络火郁，治宜羚羊角、山栀、连翘、天花粉、牡丹皮、生地黄、桑叶、钩藤、天麻以泄热，乃从胆治。若中虚风阳扰胃，治宜人参、山药、黄芪、小麦、炙甘草、龙眼肉以填补，则从胃治。若肝风内扰，阳明正当其冲，故应补中。若下元水涸火升，治宜阿胶、熟地黄、石斛、何首乌、枸杞子、天冬、黑芝麻、磁石、五味子以摄纳，乃为从肝肾治。其阳冒不潜，治宜牡蛎、淡菜、龟甲等。

2. 无痰不作眩，化痰为要

有鉴于"无痰不作眩"，林珮琴认为化痰乃治疗眩晕的核心内涵，提出因痰多作眩，治宜茯苓、川贝母、橘红、竹沥、姜汁等。若心悸不寐，治宜酸枣仁、麦冬、茯神、龙骨；若厥阳不敛，治宜山萸肉、白芍、牛膝炭；若土被木克，呕吐不食，治宜泄肝安胃，用橘白、木瓜、半夏曲、茯苓；若动怒郁勃，痰火风交炽，治宜二陈汤下龙荟丸等。至于息风之品，如甘菊炭、煨天麻、钩藤之属，皆可随证加入。

3. 附方

《类证治裁·卷五·眩晕论治》附方2首，主要治法为理气除痰，如二陈汤；清肝泻火，如龙荟丸。

（十七）中风

《类证治裁·卷一·中风论治》首先阐释风邪致病的特点，提出感受风邪有轻重之分，继而对真中与类中进行区分，明示中风应辨中络、中经、中腑、中脏，以及中经络兼中腑脏，强调临证当分闭证、脱证。其后，阐发中风由内虚招风，以及中风的分类治疗、中风脉候。最后，将治疗中风之附方分列于后。

关于风邪的致病特点，《类证治裁·卷一·中风论治》指出，风为百病之长，为六淫之先导，具有善行而数变的特点。并指出触冒风邪有轻、中、重之别，从风邪入侵之角度，提出轻者为感冒，重者则为伤风，最重则为中风，此乃风邪外中之论。关于中风的机理，林珮琴汇集前人之说，大致归纳为四方面：一偏枯，乃是半身不遂；二风痱，乃四肢不收；三风懿，是为奄忽不知人，舌强不能言；四风痹，症见诸痹类风状。并列举前贤之论，如刘完素主火，谓心火暴盛，肾水虚衰；李东垣则主气，谓卒中乃本气自病；朱丹溪主痰，谓湿生痰，痰生热，热生风。

1. 先分闭证脱证

林珮琴强调临床上对中风之辨析，入手应先区分其属闭证还是脱证。若症见牙关紧闭，两手握固，是为闭证，治宜苏合香丸、三生饮开之；若症见口开脾绝，手撒心绝，眼合肝绝，遗尿肾绝，鼻鼾肺绝，吐沫直视，摇头，面赤如妆，汗出如珠，则皆为脱证，治宜大剂理中汤灌之，兼灸脐下。诊治从口噤，痰壅，口眼㖞僻，半身不遂，四肢不收，甚角弓反张，瘛疭，猝倒无知，舌强不语，遗尿，眩晕，麻木不仁诸症入手。

2. 审其虚实寒热

林珮琴提出"并审其兼虚兼实，兼寒兼热兼痰"，认为气虚则火动痰升，其证似风非风；提出中风的辨析要点在于，辨明类中之由与真中证之异，故而治疗专宜养气血，兼清痰火，大忌风燥之剂。若虚风外中，轻则麻木不仁，治宜羌活愈风汤；重则瘫痪不用，治宜大秦艽汤。其痰火内生，轻则舌强难语，治宜涤痰汤；重则痰壅神昏，治宜至宝丹。

3. 辨别中风之病位

林珮琴明言"既辨其中络、中经、中腑、中脏，及中经络兼中腑脏"，指出中血脉则口眼㖞僻，中络则肌肤不仁，中经则脊重不伸，中腑则肢节废，便溺阻滞，中脏则舌喑吐沫等。

4. 真中与类中之辨

《类证治裁·卷一·中风论治》云："有真中、类中，中血脉经络、腑脏之辨。"林珮琴认为西北高寒风劲急，人之真气虚，而猝为所中，故而名为真中。可分为3种情况：一是风邪在表，症见身痛拘急，治宜汗，方用小续命汤，或疏风散；二是风邪在经，口眼㖞斜，偏枯疼痛，治宜大秦艽汤，或愈风汤；三是风邪入里，多滞九窍，症见唇缓便秘，口不能言，耳聋鼻塞，目瞀，痰涎昏冒，治宜下，方用三化汤，或麻仁丸。

东南地势低湿酿热，人之真阴亏则风自内生，虚阳上冒亦致昏仆，是为类中，林珮琴认为"实与外风无涉"，并引述《素问·阴阳应象大论》所谓"阳之气，以天地之疾风名之"。从取象比类之思维模式，认为类中具有真中之风动之象，故而名之。类中者，若属痰多壅塞，治宜捣萝卜子，以温汤和饮吐之；属脾虚呕痰，治宜六君子汤、异功散；属肾虚水泛为痰，治宜六味丸，或八味丸；属中气虚，治宜补中汤；属阴虚者，治宜补阴煎。

5. 由内虚而召风

林珮琴指出，虽然风从外中，但其机理为"由内虚召风"。若其挛急偏枯，口㖞舌强，二便不爽，是由风夹痰火壅塞，致营卫脉络失和，治以通关，继则养血顺气，佐以消痰清火，用大秦艽汤，或愈风汤，以宣通经隧。风闭，治以桂枝、羌活；寒凝，治以生姜、附子、桂心；热痞，治以栀子、黄芩、石膏；湿滞，治以苍术、厚朴、五苓散；血瘀，治以桃仁、牛膝；气滞，治以木香、枳壳、青皮、陈皮；痰阻，治以胆南星、半夏、海浮石、牛黄等。林珮琴明言"类中风本非外风"，而见猝仆昏厥，无歪斜偏废等，故宜辨析。林珮琴认为肝为风脏，因血液衰耗，"水不涵木，肝阳偏亢"，而内风时起，治宜滋阴息风，濡养营络，以熟地黄、首乌、枸杞子、当归、牛膝、胡麻、石斛、五味子、甘菊、牡蛎等。亦可补阴潜阳，方如虎潜丸、固本丸、复脉汤之类。若阴阳并损，无阳则阴无以化，宜温柔濡润，药如沙苑子、肉苁蓉、枸杞、人参、阿胶、当归等。通补方，如地黄饮子、还少丹之类。

若风木过动，中土受戕，致不寐不食，卫疏汗泄，饮食变痰，治宜用方如六君子汤、玉屏风散、茯苓饮、酸枣仁汤之类。若风阳上升，痰火阻窍，神识不清，治宜至宝丹，以芳香宣窍，或辛凉之品，如菊叶、菖蒲、山栀、羚羊角、天麻、牡丹皮、钩藤等，以清上之痰火。若阴阳失交，真气欲绝，则用参附汤回阳，佐以摄阴，药如五味子、龙骨、牡蛎。

6. 中风的分类论治

有鉴于李士材将类中分为火中、虚中、湿中、寒中、暑中、气中、食中、恶中；而《医宗金鉴》亦因循之。其他医家则多有发挥，如刘完素火中之论，认为瘫痪多由火盛水衰，心神昏冒，筋骨不用，属心火盛，治宜凉膈散；属肾水衰，治宜六味汤。李东垣虚中之论，即卒中昏愦，皆属气虚，属烦劳气陷，治宜补中汤；属房劳精脱，治宜生脉补精汤。朱丹溪湿中之论，即所谓东南湿土生痰，痰热生风，因而昏冒，其内中湿者，由醇酒厚味，生冷过节所致，治宜渗湿汤；外中湿者，阴雨雾露，坐卧湿地，治宜除湿汤。

此外，寒中者，症见体强口噤，脐腹冷痛，治宜姜附汤；身寒无汗，治宜附子麻黄汤。暑中者，症见面垢晕倒，应分阴阳，得之受暑纳凉，则寒外暑内，治宜香薷饮、二香汤；得之赤日长途，则中外皆热，昏仆不醒，治宜蒜汁合水灌之，继以辰砂益元散。气实者，治宜苍术白虎汤；气虚者，治宜人参白虎汤。气中者，症见气逆痰潮，牙关紧急，极似中风，辨别之则中风身温，中气身冷；中风脉浮，应人迎；中气脉沉，应气口，治宜苏合香丸灌之。待其苏醒，以八味顺气散加香附。因怒气逆，忽然昏噤，治宜木香调气饮；有痰，治宜星香散；食中者，症见醉饱后或感寒，或恼怒，胃气不行，忽然厥逆，误作中风、中气治疗，则预后不佳，治宜姜盐汤探吐。感寒者，治宜藿香正气散；气滞者，治宜八味顺气散；恶中者，如飞尸鬼击，卒厥客忤，肢冷口噤，治宜苏合香丸灌之。待其少苏醒，予服调气平胃散。

7. 中风之脉候

中风，脉浮迟者吉，坚大急疾者凶；脉浮大为风，浮迟为寒，浮滑为痰；浮数有力为火，浮弦有力为气；沉涩而数为血凝，寸关虚滑而大为真气散；尺脉浮而无力，为肾气不足；尺脉洪弦而数，为肾气大亏。

8. 附方

《类证治裁·卷一·中风论治》附方66首。观其组方用药，其治法主要涉及以下几个方面：疏风化痰，开窍通络，如还少丹、愈风散；祛风散寒，活血通络，如小续命汤；顺气祛风，消痰通络，如乌药顺气散、八味顺气散；祛风化痰，散寒通络，如三生饮；清热化浊开窍，如至宝丹；避秽开窍，如苏合香丸；芳香辟秽，调气和中，如调气平胃散；清化痰热，如星香散、二陈汤、涤痰汤、导痰汤、省风汤；疏风清热，养血活血，如大秦艽汤；清热泻火，如苍术白虎汤、凉膈散；淡渗利水，祛湿和胃，如胃苓汤、渗湿汤、除湿汤；涌吐痰涎，如三圣散、瓜蒂散、稀涎散、异功散；润肠通便，如麻仁丸；祛暑化湿和中，如藿香正气散、香薷饮、二香汤（香薷饮合藿香正气散，名二香汤）；滋阴清热，如补阴煎、六味地黄丸、虎潜丸；益气养阴，如复脉汤、固本丸、地黄饮子；温阳化气，如八味地黄丸；调和营卫，益气固表，如黄芪五物汤、玉屏风散；培中补虚，补益气血，如十全大补汤、大补元煎、外台茯苓饮、五福饮、温胃饮、理中汤、六君子汤、酸枣仁汤、补中益气汤、生脉补精汤等。此外，后遗症的治疗，亦列出相应方药，如舌强，治以正舌散；不语，治以解语汤；言謇，治以加味转舌，以及取嚏通关散等。

（十八）头痛

《类证治裁·卷六·头痛论治》主要介绍头痛论治，首先阐明清阳不运，头痛乃作。继而解释头痛之病因，有因风、因寒、因湿、因痰、因火、因郁热，因伏暑，因伤食、伤酒、伤怒、气虚、血虚之不同。林珮琴认为遣方用药宜参其病因，亦论及六经头痛之治法方药。其后，将治头痛方药分列于后。

《类证治裁·卷六·头痛论治》记载，头为天象，诸阳经皆会于此。若六气之外侵，精华而内痹，则郁于空窍，乃清阳不运，头痛乃作。根据《素问·风论》"风气循风府而上，则为脑风；风入系头，则为目风，眼寒；饮酒中风，则为漏风；入房汗出中风，则为内风；新沐中风，则为首风"之论，林珮琴陈述其病因病机与症状，推而广之。阐明触犯大寒，内至骨髓，为脑逆头痛；若上风寒痛，下虚上实，为肾厥头痛；若头痛耳鸣，九窍不利，为肠胃所生；头痛甚，则脑尽痛，手足青至节，预后不佳；阳气败绝，则属上虚痛。林珮琴指出，头痛之病因病机，可分为因风、因寒、因湿、因痰、因火、因郁热、因伏暑、因伤食、因伤酒、因伤怒、因气虚、因血虚，以及内风扰颠，肾虚水泛，肾虚气逆。从其疼痛与预后而言，又有真头痛、偏头痛之别。

1. 遣方用药宜参病因

林珮琴提出，头痛遣方用药宜详参其病因。因风者恶风，治宜川芎茶调散；因寒者恶寒，治宜桂枝羌活汤；因湿者头重，治宜羌活胜湿汤；因痰者呕眩肢冷，为太阴痰厥头痛，治宜半夏天麻白术汤。林珮琴提出，头痛之病因不同，其兼夹症状各异，治疗各异。如因火者，齿痛，治宜连翘、牡丹皮、桑叶、羚羊角、山栀、薄荷、菊叶、苦丁茶；因郁热者，心烦，治宜清空膏加麦冬、丹参，或菊花散；因伏暑者，口干，治宜荷叶、石膏、山栀、羚羊角、麦冬；因伤食者，胸满，治宜香砂枳术丸；因伤酒者，气逆，治宜葛花解酲汤；因伤怒者，血逆，治宜沉香降气汤；气虚者，脉大，治宜补中汤加川芎、细辛；血虚者，脉芤，或鱼尾上攻，治宜四物汤加薄荷等。

2. 辨析真头痛与偏头痛

真头痛属客邪犯脑，症见手足青至节，治宜黑锡丹，灸百会穴；偏头痛，则屡发日久不瘥，治宜菊花茶调散、芎犀丸、透顶散等。属内风扰颠者，症见筋惕肉瞤，肝阳上冒，震动髓海，治宜三才汤加牡蛎、阿胶、白芍、茯神、炒甘菊花；属肾虚水泛者，症见头痛如破，昏重不安，治宜六味汤去牡丹皮，加沉香，更以七味丸、人参汤；因肾虚气逆，为肾厥，治宜玉真丸、来复丹。

其他头痛病证，如雷头风者，症见头痛起块，或鸣如雷震，治宜清震汤；大头痛者，症见头面尽肿，由天行时疫所致，甚则溃脓，治宜普济消毒饮；轻者发颐，肿耳前后，治宜甘桔汤加薄荷、荆芥、鼠粘子、连翘、黄芩；眉棱骨痛，由风热外干，痰湿内郁，治宜选奇汤；眼眶痛，属肝经，肝虚见光则痛，治宜生熟地黄丸；肝经停饮，痛不可开，昼静夜剧，治宜导痰汤等。

3. 六经头痛论治用药

参考李东垣之说，林珮琴认为头痛每以风药治。因高巅之上，唯风可到，味之薄者，乃阴中之阳，具有升散之特性。如太阳头痛，症见恶风寒，脉浮紧，治宜川芎、羌活、独活、麻黄之类为主；少阳头痛，症见脉弦细，往来寒热，治宜柴胡、黄芩为主；阳明头痛，症见自汗寒热，脉浮缓长实，治宜升麻、葛根、白芷、石膏为主；太阴头痛有痰，体重腹痛，脉沉缓，治宜苍术、半夏、胆南星为主；少阴头痛，症见足寒气逆，为寒厥，脉沉细，麻黄附子细辛汤主之；厥阴头痛，或吐涎沫厥冷，脉浮缓，吴茱萸汤主之。太阴、少阴二经，虽不上头，然痰与气逆壅于膈，上气不得畅而为头痛。此论六经头痛之治，体现分经论治的思想，亦有引经报使之意，契合临床。

4. 附方

《类证治裁·卷六·头痛论治》附方 26 首。观其用药组方及适应证或治法条目，其治法主要涉及以下几个方面：祛风，如川芎茶调散；散寒，如桂枝羌活汤；除湿，如羌活胜湿汤；清热祛风，如菊花茶调散、菊花散；祛风化痰，如半夏天麻白术汤、导痰汤；清热化痰开窍，如芎犀丸、透顶散、清空膏；消食导滞，如香砂枳术丸；分消酒湿，如葛花解酲汤；散寒温阳解表，如麻黄附子细辛汤；温中降逆，如吴茱萸汤、沉香降气散；清热解毒，疏风散邪，如普济消毒饮；调和阴阳，益精补肾，如来复丹；滋补肝肾，如玉贞丸、六味丸、七味丸；补中益气，如补中益气汤；滋阴养血，如四物汤、生熟地黄丸、三才汤；温肾摄纳，如黑锡丹等。

（十九）头风

《类证治裁·卷五·头风论治》主要阐述头风论治，首先解说头痛与头风的区别，即新感为头痛，深久则为头风。头风治法，当分偏正、左右、寒热、气血。其后，分列治头风方药。

关于头痛与头风的区别，《类证治裁·卷五·头风论治》认为，风邪上干，新感为头痛，深久则为头风。头风，症见头颠重晕，或头皮麻痹，或耳鸣目眩，眉棱紧掣；其人素有痰火，复因当风取凉，邪从风府入脑，郁而为热为痛，甚则目病昏眩。

1. 治分偏正及寒热气血

关于头风的论治，林珮琴提出临证"当分偏正、左右、寒热、气血治之"。如太阳经从额至颠，络脑后，故痛在正顶，多为太阳经风郁，治宜川芎、羌活、蔓荆子、苏叶，以散之；少阳经从头角下耳，及耳之前后，故痛在左右，多少阳经火郁，治宜甘菊花、牡丹皮、山栀、桑叶、钩藤，以发之。痛偏左为风虚，治宜川芎、当归、防风、薄荷；痛偏右为痰热，治宜苍术、半夏、黄芩、石膏；气虚者，为劳，治宜补中益气汤加川芎、天麻；血虚者，善惊，治宜四物汤加薄荷、白芷等。热痛者，恶热，治宜消风散；冷痹者，畏寒，治宜追风散；寒热久郁，发时闷痛，欲绵裹，多痰，治宜二陈汤加酒芩、荆芥、川芎、薄荷、石膏、细辛等。脑后筋掣者，治宜钩藤、荷叶边、连翘、苦丁茶、甘菊等。气上攻痛者，治宜全蝎散。

2. 辨其兼夹及脏腑病位

头风属风兼热者，治宜茶调散、菊花散；寒夹湿，治宜导痰汤加苍术、白芷等。痛连齿龈者，治宜钩藤散加荆芥、薄荷；痛掣眉棱，治宜选奇汤；鼻流臭涕者，治宜芎犀散，或透顶散搐鼻出涎；若年久不愈，治宜乌头、南星末，葱汁调涂太阳穴；若妇女血分受风，治宜养血祛风汤；若因胆火上逆为晕痛，治宜泄热者，用羚羊角、生地黄、牡丹皮、甘菊、苦丁茶、嫩桑叶；若因肝阳乘胃，症见呕吐，治宜息风，用茯神、甘菊炭、钩藤、半夏曲、薄荷、山栀；若因肝阴虚，内风动，治宜滋液，用复脉汤去人参、生姜、桂，加鸡子黄、白芍；若因暑热上蒙清窍，治宜清渗，用石膏、荷梗、薄荷、羚羊角、通草、苡米；若因阴伤阳浮，齿痛筋惕，治宜镇摄，用阿胶、牡蛎、生地黄、人参、白芍、钩藤；若因内风头痛，泪冷目昏，治宜润养，用枸杞子、首乌、茯神、白芍、柏子仁、甘菊炭等。

3. 附方

《类证治裁·卷五·头风论治》附方20首。从其用药组方及适应证或治法条目而言，其治法主要涉及以下几个方面：补中益气，如补中益气汤；养血，如四物汤；疏风清热，如茶调散、菊花散、消风散；祛风散寒，如追风散；祛化痰湿，如二陈汤、导痰汤；清上燥湿，如清震汤、解雷汤；祛风活血化瘀，如全蝎散、川芎丸、芎犀散；清热祛风，如选奇汤、钩藤散、养血祛风汤；祛风散寒，如白芷丸、神圣散；滋养阴液，如复脉汤等。从服药方法来看，既有内服汤药，亦有透顶散等搐鼻外用。

（二十）耳证

《类证治裁·卷六·耳证论治》主要阐发耳证论治，首先阐明耳聋耳鸣之机理，乃多见精脱失聪；继而，解说耳聋耳鸣的治法，即治在肾；属气逆闭窍，则治在胆。其后分列治耳证方药。

关于耳证的病机，《类证治裁·卷六·耳证论治》提出，足少阴肾开窍于耳，肾气充则耳聪，若精脱则耳聋。据《素问·脏气法时论》所云"肝病者，两胁下痛引少腹，令人善怒，虚则目䀮䀮无所见，耳无所闻……厥阴与少阳，气逆，则头痛耳聋"，说明肝病气逆，则头痛耳聋，以胆附于肝，而胆脉上贯耳中。故而精脱失聪，其治在肾；气逆闭窍，其治在胆。林珮琴基于此病机，提出其治在肾与肝胆之论治机理。

1. 耳聋及耳鸣之治

林珮琴提出，因劳力伤气所致的耳聋、耳鸣，治宜补中汤加盐水炒黄柏、知母、茯苓、菖蒲；因房劳伤肾导致的耳聋、耳鸣，治宜滋阴地黄汤、益肾散，加盐炒知母、黄柏；因阴虚火动，治宜磁石六味丸加减；因病后虚鸣，治宜四物汤加盐炒知母、黄柏，肾气丸加磁石、龟板；因心肾亏，肝阳逆，虚风上旋蒙窍，治宜填阴镇逆，佐以酸味入阴，咸以和阳，以山茱萸、地黄、磁石、龟板、天冬、麦冬、白芍、五味子、牛膝、秋石等。

2. 耳聋审证求因

论治耳聋属脏气逆为厥聋，治宜流气散、当归龙荟丸；风入络为风聋，必兼头痛，治宜防风通圣散；因怒气壅滞者，治宜流气散、清神散；因惊火郁所致，治宜清胆汤；气闭猝聋，治宜芎芷散；年久耳聋，治宜胜金透关散；小儿耳聋，治宜通鸣散；肾经热，右耳重听，兼苦鸣，治宜地黄汤；肝胆火升，常闻蝉鸣，治宜龙胆泻肝汤、清胆汤；因痰火升而鸣，治宜加减龙荟丸等。综合其论治概要，林珮琴一言以蔽之，"由痰火者其鸣甚，由肾虚者其鸣微"。

3. 耳聤之论治

耳中津液结块，名耳聤，治宜栀子清肝汤；有风温上郁，耳聤右胀，治宜马勃散；有左耳聤痛，为夹暑风上郁，以辛凉轻剂，治宜菊叶、苦丁茶、山栀、滑石、连翘、淡竹叶；有因暑邪闭窍，治宜鲜荷叶汤；有耳聤胀，则为少阳火郁，治宜羚羊角汤；寒热耳大痛，为疔，以治疔之法治之；

内外红肿痛者，则为耳痈，治宜活命饮加升麻、桔梗；若耳蕈耳痔，不寒热，不作脓，皆为肾与三焦风热上壅致之，治宜黄连消毒饮、活命饮等。

4.附方

《类证治裁·卷六·耳证论治》附方23首。从其组方用药来看，其治法主要涉及以下方面：补气，如补中汤；养血，如四物汤；滋阴清热，滋阴地黄汤（即六味地黄加当归、白芍、川芎、菖蒲、远志、知母、黄柏）、六味汤、磁石六味丸（即六味地黄加磁石）；益肾，如肾气丸；益肾化痰，如益肾散；疏风清热。如马勃散；清暑，如鲜荷叶汤；清泻肝火，如当归龙荟丸、龙胆泻肝汤、加减龙荟丸、清胆汤、羚羊角汤；清热解毒，如防风通圣散、栀子清肝汤、仙方活命饮、黄连消毒饮等。

（二十一）胸痹

《类证治裁·卷六·胸痹论治》阐发胸痹论治，阐释胸痹之病机，乃是胸中阳气不舒，浊阴得以上逆，而阻其升降；胸痹的临床论治，通阳乃其主治大法；提示注意避免与胸痞、结胸等混淆。继而，介绍诸医家关于胸痹治疗之论。其后，分列胸痹论治附方。

关于胸痹的病因病机，《类证治裁·卷六·胸痹论治》认为，胸痹乃是胸中阳微不运，久则阴乘阳位而为痹结。其症见胸满喘息，短气不利，痛引心背。究其病机，由胸中阳气不舒，浊阴得以上逆，而阻其升降，甚则气结咳唾，胸痛彻背。林珮琴认为，诸阳受气于胸中，必因胸中之气通畅，而后清气得以转运畅达。胸痹之脉，阳微阴弦，脉阳微则知病在上焦，阴弦则为心痛，故而《金匮要略》《千金要方》均以通阳治法主治胸痹。

1.旋转上焦清阳

关于胸痹之治，林珮琴强调"只在旋转上焦清阳，疏利膈间痰气"，尤其注意不与胸痞、结胸等病证混治，为治胸痹之要义。参考《金匮要略》之论，林珮琴提出胸痹喘息，咳唾，胸背痛，短气，寸口脉沉迟，关上小紧数，治宜瓜蒌薤白白酒汤；胸痹不得卧，心痛彻背，治宜瓜蒌薤白半夏汤；胸痹气急胸满，胁下逆抢心，治宜枳实薤白桂枝汤；胸痹气塞短气，治宜茯苓杏甘汤、橘枳生姜汤；胸痹缓急者，治宜薏苡附子散；症见心中痞，诸逆，心悬痛，治宜桂枝姜枳汤；症见心痛彻背，背痛彻心，治宜乌头赤石脂丸等。鉴于《千金要方》之论，林珮琴认为治胸痹达背痛，治宜细辛散；胸中逆气，心痛彻背，少气不食，治宜前胡汤；胸中满，噎塞，喉燥唾沫，治宜橘枳生姜汤，若不效治宜治中汤；胸背闭满，上气喘急，治宜下气汤；胸背疼痛，治宜熨背散；大约阳微者用甘温，治宜苓桂术甘汤；阴凝者用温通，治宜理中汤；饮逆者用辛泄，治宜吴茱萸汤；痰阻者用辛滑，治宜瓜蒌薤白半夏汤；喘逆者用苦降，治宜桂枝加朴杏汤；胸痹久者，兼通络，治宜旋覆花汤。

2. 宣通胸中之阳

参考喻嘉言之论，认为胸中阳气，如离照当空，旷然无外，则窒塞有加，故而知胸痹者，乃阳气不用，阴气上逆之候。然而有微甚之不同，微者但通其不足之阳于上焦；甚者必驱其厥逆之阴于下焦。继而，解说仲景通胸中之阳，治以薤白、白酒，或瓜蒌、半夏、桂枝、枳实、厚朴、干姜、白术、人参、甘草、茯苓、杏仁、橘皮等。选用药物对症，三四味即成一方，不但苦寒尽屏，即清凉不入，治以阳通阳，阴药不得预期之效。甚者用附子、乌头、川椒，大辛热以驱下焦之阴，而复上焦之阳，赞誉之"补天浴日，独出手眼"。批评世医不知胸痹为何病，而习用豆蔻、木香、诃子、三棱、神曲、麦芽等药，反而耗其胸中之阳，可见其见识真可谓相差悬殊。

3. 附方

《类证治裁·卷六·胸痹论治》附方19首。观其组方用药，治法主要涉及以下几个方面：通阳散寒，化痰散结，如瓜蒌薤白白酒汤、瓜蒌薤白半夏汤、枳实薤白桂枝汤、桂枝姜枳汤、苓桂白术甘草汤、桂枝加朴杏汤；理气化痰，利肺通渭，如茯苓杏甘汤、橘枳生姜汤、治中汤；清热化痰，止咳平喘，如前胡汤、下气汤；活血化瘀、理气通络，如旋覆花汤；益气温中，如人参汤、理中汤、吴茱萸汤；温阳散寒止痛，如乌头赤石脂丸、细辛散、薏苡附子散等。此外，从服药方法而言，既有内服药，亦有外治熨背等法。

（二十二）胁痛

《类证治裁·卷六·胁痛论治》阐发胁痛论治，首先阐释胁痛乃肝胆为病，气血痰食风寒之滞于肝，皆可致胁痛，陈述胁痛论治要点，即气血食痰风寒。继而，介绍诸医家论述胁痛之治。其后，分列胁痛论治附方。

关于胁痛的病因及病位，《类证治裁·卷六·胁痛论治》提出，从病位而言，胁痛在肝胆，因肝脉布胁，胆脉循胁，且胆附于肝，故胁痛皆肝胆为病。从病因而言，凡气血痰食风寒之滞于肝，皆可致胁痛。

1. 论治立足于气血痰食风寒

若气郁者，因大怒气逆，或谋虑不遂，皆令肝火动甚，治宜清肝汤、小龙荟丸；若血瘀者，因跌扑闪挫，恶血停留，按之痛甚，治宜复元活血汤；若痰痛者，因痰饮流注其经，嗽则气急，治宜控涎丹，以二陈汤下，或白芥子汤；若食积者，食滞胁下，有条状凸起，治宜消食丸；若风寒者，外感之邪，留着胁下，治宜小柴胡汤加桔梗、枳壳。左痛多留血，右痛为肝邪入肺，为气，痰食亦在右；且指出，风寒则不论左右，胁痛多实，"不可轻用补肝"，致令肝胀。怒伤者，治宜香附汤；郁伤者，治宜逍遥散。

初痛在经，久必入络。有虚痛，治宜补肝散；有营络虚寒，得食痛缓者，当辛温通络，甘缓补虚，治宜当归桂枝汤；有肝阴虚，热痛嗌干，宜凉润滋液，治以三才汤加柏子仁、白芍；有液虚风动，胁气动跃致胁痛者，宜滋液息风，治以复脉汤去桂、姜；有郁热胀痛，宜苦辛降泄，治宜川楝子、黄连、山栀、郁金、降香末；因怒劳，致气血皆伤，肝络瘀痹，宜辛温通络，治以旋覆花汤加归须、小茴、新绛、延胡、青葱管；痞积攻痛，宜辛散通瘀，治以桃仁、鲮鲤甲、乳香、没药、牡丹皮、当归须、牡蛎粉、泽兰；气逆呕涎，由胁攻胃，用酸泄和肝，治以木瓜、白芍、金橘皮、酸枣仁、橘叶、代赭石等。此外，林珮琴亦明示"凡胁痛，药忌刚燥，以肝为刚脏，必以柔济之"，乃得其安。

2. 诸医家胁痛治疗

参考丹溪之言，认为肝苦急，是木气有余，急食辛以散之，治以川芎、青皮；又曰，肝火盛，两胁痛，不得伸舒，先以琥珀膏贴患处，以姜汤下当归龙荟丸。咳引胁痛，宜舒肝气，治以青皮、枳壳、香附、白芥子之类；两胁走痛，治以控涎丹。结合《医学正传》之论，认为凡胁痛，皆肝木有余，治以小柴胡汤加川芎、青皮、芍药、龙胆草，甚者加青黛、麝香。凡性急多怒之人，常患腹胁痛，治以小柴胡汤加川芎、青皮、白芍，下龙荟丸甚效。

鉴于《医学入门》之论，林珮琴认为肝热郁，则胁必痛，发寒热，胁痛似有积块，必是饮食太饱，劳力所致，治以当归龙荟丸；肝气实，胁痛者，烦躁不安卧，治以小柴胡汤加川芎、白芍、当归、青皮、龙胆草；肝气虚，胁痛悠悠不止，耳目䀮䀮善恐，治以四物汤加柴胡、青皮等。参考《医宗金鉴》之说，林珮琴认为胁痛必用青皮醋炒，多怒，胁有郁积，宜用此解之；若二经气血不足，则当先补血，少用青皮。

3. 附方

《类证治裁·卷六·胁痛论治》附方20首。纵观其组方用药，其治疗涉及以下几个方面：疏肝解郁，如逍遥散、清肝汤、香附汤；清泻肝火，如小龙荟丸、当归龙荟丸；和解少阳，如小柴胡汤；化痰活血通络，如复元活血汤、芎积散、推气散、旋覆花汤；理气化痰止痛，如二陈汤、控涎丹、白芥子汤；消食化积，如消食丸；滋养肝血，如四物汤、补肝散；调和营卫，如当归桂枝汤；益气养阴，如复脉汤、三才汤等。此外，从用药途径而言，尚有外贴之琥珀膏。

（二十三）痹证

《类证治裁·卷五·痹症论治》阐发痹证论治，首先介绍痹证之病因病机，为风寒湿乘虚内袭；而诸痹内传的机理，乃因五脏皆有合病，久而不去者，内舍于其合。继而，解说痹证之治疗要义，即用药以胜者为主，据痹证表现特点论治，以及痹证治疗注意事宜。其后，分列痹证论治附方。

1. 痹证病因病机

《类证治裁·卷五·痹症论治》记载，风寒湿三气杂合入侵，而犯其经络，其风多则引注，寒多则掣痛，湿多则重着，其内在机理，乃由营卫先虚，腠理不密，风寒湿乘虚内袭，正气为邪气所阻，不能宣行，因而留滞，气血凝涩，久而成痹。其表现或肌肉麻顽，或肢节挛急，或半体偏枯，或偏身走注疼痛。其不痛者，则病久入深，故在骨则重而不举，在血则凝而不流，在筋则屈而不伸，在肉则麻木不仁，在皮则皱揭不荣，皆为痹。

《素问·痹论》指出："风寒湿三气杂至，合而为痹"。林珮琴遵循经旨，认为三气杂合，专言痹病所因，在阴为痹，则分言表里有殊，其为阴阳俱病，表证则更兼里证，且明示"痹非偏受一气"，如风胜者为行痹，原理在于风行而不定，如走注之类；寒胜者为痛痹，因寒凝则阳气不行，而痛有定处即痛风；湿胜者为着痹，重着不移，或肿痛，或不仁，而湿从土化，病发肌肉，即麻木。以冬遇此为骨痹，冬气在骨；以春遇此为筋痹，春气在筋；以夏遇此气为脉痹，夏气在脉；以至阴遇此为肌痹，长夏气在肌肉；以秋遇此为皮痹，秋气在皮。其认为行痹、痛痹、着痹，乃为痹证之大纲，又以所遇之时而命名，林珮琴提出非此外别有骨筋脉等痹。

2. 诸痹内传机理

据《素问·痹论》所云"诸痹不已，亦溢内"，林珮琴传承其论，乃诸痹不已，内传于五脏。其因在于，五脏皆有合病，久而不去者，内舍于其合如骨痹不已，复感于邪，内舍于肾；筋痹不已，复感于邪，内舍于肝；脉痹不已，复感于邪，内舍于心；血痹不已，复感于邪，内舍于脾；皮痹不已，复感于邪，内舍于肺，此经乃病入脏，明示痹证具有从肢体传于五脏之特点。痹证预后亦与感受之邪气，以及病位之深浅相关，如风胜者易已，留皮肤者易已，留筋骨者痛久，其入脏者死。此五脏之痹，乃是各以其时，重感于风寒湿之气而为病。

3. 痹证用药以胜者为主

林珮琴阐释邪气偏胜之脉象，认为风胜脉必浮，寒胜脉必涩，湿胜脉必缓。并结合三痹各有所胜，进一步阐发提出"用药以胜者为主，而兼者佐之"，如治行痹，以散风为主，兼去寒利湿，参以补血，乃血行风自灭，用防风汤；治痛痹，以温寒为主，兼疏风渗湿，参以益火，辛温解凝寒，用加减五积散；治着痹，以利湿为主，兼祛风逐寒，参以补脾补气，土强可胜湿，用川芎茯苓汤加黄芪、白术。其症有风湿所致，治宜羌活胜湿汤、史公酒；有寒湿，治宜苡仁汤、三痹汤；痹而身寒，如从水中出，属寒湿，治宜附子丸；有湿热，治宜加味三妙散、苍术散；症见肩背沉重，肢节疼痛，下注足胫，属湿热，治宜当归拈痛汤；若有风热，肤麻瘾疹，治宜消风散；有暑湿，治宜清暑益气汤。

有冷痹，风冷顽麻，治宜巴戟天汤；有热痹，热毒流注骨节，治宜千金犀角散；有营热，治宜四物汤去川芎，加钩藤、牡丹皮；有营虚，治宜当归建中汤；有卫虚，治宜防己黄芪汤；有气痹，痹在气分，治宜蠲痹汤；有血痹，痹在血分，因劳汗出，卧被风吹，血凝于肤，治宜黄芪桂枝五物汤加当归；有瘀血，败血入络，治宜桃红饮，煎成入麝香；有停痰，遍身走痛，治宜二陈汤加羌活、白芥子、风化硝，姜汁泛丸；有支饮，臂痛不举，眩冒麻痹，治宜指迷茯苓丸；有在经，治宜木防己汤；有入络，治宜活络饮加桑寄生、威灵仙、钩藤、牛膝，或活络丹等，"治法总以补助真元，宣通脉络"，加活血丹合续断丹，或人参散之类，使气血流畅，则痹自已。

4. 依据痹证表现特点论治

《类证治裁·卷五·痹症论治》阐释常见痹证表现特点，提出相应治疗方药，如风寒湿合痹，气血凝滞，身重而痛，手足挛急，治宜三痹汤，或通痹散；周痹者，乃真气不能周于身，浑身痹痛，治宜蠲痹汤加桂枝、白术、狗脊、薏米；行痹者，遍身走注不定，上半身甚者，治宜乌药顺气散；下半身甚者，治宜虎骨散加减；痛痹者，历节挛痛，治宜疏风活血汤；痛甚者，治宜五灵散；着痹者，留着定处，身重酸疼，天阴即发，治宜除湿蠲痛汤加蚕沙、防己、薏米，若不效用补中益气汤加附子、羌活、黄柏；骨痹者，苦痛彻骨，治宜安肾丸；筋痹者，风热攻注，筋弛脉缓，治宜羚羊角散；若湿邪入筋，治宜续断丹；脉痹者，乃风湿郁热，经隧为壅，治宜升麻汤去桂、麻，加萆薢、石膏，或秦艽四物汤，后用人参丸；肌痹者，浑身上下左右麻木，属卫气不行，治宜神效黄芪汤；若皮肤麻木，属肺气不行，以上方去荆芥，倍黄芪，加防风；若肌肉麻木，属营气不行，以上方去蔓荆，加桂枝、羌活、防风；皮痹，邪在皮毛，搔如隔帛，或瘾疹风疮，宜疏风养血，治宜秦艽地黄汤；经病入脏，邪胜正虚，治宜五痹汤；肾痹，治宜上方加独活、肉桂、杜仲、牛膝、黄芪、萆薢；肝痹，治宜上方加酸枣仁、柴胡；心痹，治宜上方加远志、茯神、麦冬、犀角；脾痹，治宜上方加厚朴、枳实、砂仁、神曲；肺痹，治宜上方加半夏、杏仁、麻黄、紫菀等。

5. 痹证治疗注意事宜

参考《张氏医通》之论，林珮琴提出，"治痹而用风门通套之剂，乃医之过"，原因在于，痹证非不有风，然风入于阴分，与寒湿互结，扰乱其血脉，致身中之阳不通于阴，故而致痹。古方多有用麻黄、白芷，以麻黄能通阳气，认为白芷能行营卫，而且已配入四君四物等汤中，则非专发表，至于攻里，则从无用之，要害在于"攻里药皆苦寒，用之则阳愈结"，痹转入诸腑则成难治。

6. 附方

《类证治裁·卷五·痹症论治》附方43首。观其用药组方及适应证或治法条目，其治法主要涉及以下几个方面：疏风顺气，活络宣痹，如防风汤、乌药顺气散、虎骨散、川芎茯苓汤、疏风活血汤、五灵散、加减五积散、秦艽地黄丸；祛风散寒通络，如附子丸、苡仁汤、三痹汤；祛风除湿蠲痹，如羌活胜湿汤、除湿蠲痹汤；补中益气，如补中益气汤；调和营卫，如黄芪五物汤、当归建中汤、木防己汤；养血祛风，如四物汤、防己黄汤、活血丹、人参散、人参丸；温阳散寒补肾，如安肾丸、巴戟天汤、神效黄汤；清热宣痹，散血解毒，如羚羊角散、千金犀角散、升麻汤；疏风胜湿，如改定三痹汤、通痹散、蠲痹汤；清热利湿，如加味二妙散、苍术散、当归拈痛散；通痹活络止痛，如秦艽四物汤、五痹汤、活络饮、续断丹、消风散；化痰通络止痛，如二陈汤、指迷茯苓丸、活络丹；活血化瘀止痛，如桃红饮等。从剂型而言，既有汤剂，亦有酒剂，如史国公酒。

（二十四）痛风历节风

《类证治裁·卷五·痛风历节风论治》阐发痛风历节风论治，首先介绍痛风历节风的特点，即痛有常处，其掣痛为寒，肿胀为湿。痛风历节风的病机为寒湿风郁，三气入于经络，营卫不行，其治疗取大剂作汤丸，不可例以常剂论治。继而，解说痛风历节风与体质及虚实之辨析。其后，依次分列痛风历节风论治附方。

阐述痛风历节风之病因病机，《类证治裁·卷五·痛风历节风论治》指出，痛风历节风的临床表现特点为痛有常处，明示掣痛为寒，肿胀为湿，汗出则为风。由于寒湿风郁，三气入于经络，营卫不行，正邪交战，故其疼痛不止。概言痛风历节风之命名,《素问》谓之痛痹,《金匮要略》谓之历节;而后世更名为白虎历节风,近世俗名又有箭风之称。

1. 论治参体质及疼痛部位辨识

林珮琴认为肥人肢节痛,多为风湿痰饮流注,治宜导痰汤;若瘦人肢节痛,则是血枯,治宜四物汤加羌活、防风;若老人性急作劳,患腿痛,治宜四物汤加桃仁、牛膝、陈皮、生甘草,煎成,入姜汁,或潜行散;有瘀积者,则宜加热酒服,并刺委中穴出血。风气游行,痛无常处,如虫行遍体,日静夜剧者,治宜麝香丸主之。痛风历节病证,宜参酌治之。参考东垣之论,以痛风多属血虚,故而主用芎归,佐以桃仁、红花、薄桂、威灵仙,或趁痛散。参考丹溪之言,则以痛风先由血热,而主用四物黄芩、白芷,其病在上加羌活、桂枝、威灵仙、桔梗;病在下则加牛膝、防己、黄柏、木通。

2. 辨析寒湿风郁及治疗

初因寒湿风郁痹阴分,久则化热攻痛,至夜更剧,治宜辛温疏散寒湿风邪,开发腠理,取十生丹。若痛处赤肿热,将成风毒,治宜败毒散。如风湿攻注肢节疼痛,治宜大羌活汤。其历节风,痛无定所,遍历骨节,痛如虎啮,又名白虎历节,盖为痛风之甚者。或饮酒当风,汗出浴水,因醉犯房,皆能致痛风。若手指瘰疬,其肿如脱,渐至摧落,其痛如掣,不可屈伸。

林珮琴结合痛风特点,示人其治疗"须大作汤丸,不可例以常剂治",宜乌头汤主之。因于寒,从温散,治宜防风天麻汤;因于火,从清凉,治宜犀角散加减。若筋脉挛痛,伸缩不利,系血虚燥伤,治宜四物汤加味;肢节酸痛,脉沉短气,系有留饮,治宜半夏芩术汤,或导痰汤加减;肢节注痛,得捶摩而缓,系风湿在经,治宜灵仙除痛饮;肢节肿痛,遇阴雨而甚,系风湿入络,治宜虎骨丸、没药散,或虎骨散;肢节烦痛,肩背沉重,系湿热相搏,治宜当归拈痛散;肢节刺痛,停着不移,系瘀血阻隧,治宜趁痛散;肢节热痛,系阴火灼筋,治宜加味二妙散,或潜行散、四物汤间服；周身麻痛，系气血凝滞，治宜五灵丸；历节久痛，系邪毒停留，治宜乳香定痛丸、活络丹等。

3. 附方

《类证治裁·卷五·痛风历节风论治》附方20首。观其用药组方及适应证或治法条目，其治法主要涉及以下几个方面：祛风湿通经络，如十生丹、大羌活汤；化瘀止痛，如麝香丸、没药散、五灵丸；祛风活血，如虎骨散、虎骨丸、当归拈痛汤、趁痛散、乳香定痛丸；散寒除湿，如败毒散、灵仙除痛饮、防风天麻汤、乌头汤；清热凉血散瘀，如犀角散；清热利湿，如加味二妙散、潜行散；化痰通络，如导痰汤、半夏芩术汤、活络丹；养血祛风，如四物汤等。

（二十五）麻木

《类证治裁·卷五·麻木论治》阐发麻木论治，首先分析麻木的病机，乃营卫滞而不行之证。继而介绍麻木当辨虚实寒热论治，以及麻木治疗宜"治麻以气虚为本，风痰为标"。其后，分列麻木论治附方。

关于麻木的病机，《类证治裁·卷五·麻木论治》指出，麻木乃营卫滞而不行所致。依据《灵枢·刺节真邪》"卫气不行，则为不仁"，表明卫气不行，则为麻木之机理之一；并援引《素问·逆调论》曰"荣气虚则不仁，卫气虚则不用，荣卫俱虚，则不仁且不用"，进一步说明营卫气虚，乃麻木之主要病机。举例如人坐久，其腿压着另一边，亦可出现麻木。

1. 治麻以气虚为本，风痰为标

林珮琴明确提出"治麻以气虚为本，风痰为标"，用生姜为向导，以枳壳开气，半夏逐痰，羌活、防风散风，木通、威灵仙、白僵蚕行经络。手臂用桑枝，足股用牛膝。病减，用补中益气汤；重则加人参以固其本。治本以桂附为向导，以乌药、木香行气，当归、枸杞子、桃仁、红花和血，穿山甲、牙皂通经络。病减，则用八珍汤以培虚。

2. 辨麻木之虚实寒热而治

林珮琴提出浑身麻木，卫气不行，治宜神效黄芪汤；皮肤麻木，肺气不行，治宜芍药补气汤加防风；肌肉麻木，营气不行，治宜八仙汤；暑月麻木，热伤元气，治宜人参益气汤；冷风麻痹，足屈不伸，治宜独活寄生汤；腿足麻木，忽如火灼，属湿热下注，治宜二妙丸加牛膝，不效则加肉桂；手臂麻，属气虚，治宜补中益气汤加桑枝、姜黄等。

参考诸医家之论，如参考李东垣之论，林珮琴认为气不行，当补肺气；参考朱丹溪之言，认为以麻为气虚，木为湿痰败血。林珮琴指出，此乃"于不仁中，确分为二"，其麻虽不关痛痒，因气虚而风痰凑之；木则肌肉顽痹，湿痰夹败血，阻滞阳气，不能遍运，故为病较甚，则俱分久暂治之。

林珮琴认为十指麻木，属胃中湿痰败血，治宜二术二陈汤加桃仁、红花，少加附子行经；症见指尖麻木，属经气虚，治宜沈氏桑尖汤；症见口舌麻木，吐痰涎，治宜止麻消痰汤，气虚加人参，血虚加当归身。合目则浑身麻木，开眼则止，属阳衰，湿伏阴分，治宜三痹汤去乌头，加黄柏、苍术；若不知痛痒，遇阴寒益甚，则属痰夹死血，当活血行气，治宜二陈汤加川芎、当归、怀牛膝、韭汁、白芥子，研末，葱姜汁调敷；若麻木专因血瘀，治宜四物汤加韭汁、桃仁、红花；若专因气滞，则治宜开结舒筋汤；若妇人因恼郁气结，致麻痹，治当舒郁，宜逍遥散加香附、川芎等。

3. 治当补助气血，不可专用消散

参考《沈氏尊生书》之言，林珮琴提示治疗麻木，临床"须补助气血，不可专用消散"。此外，明示方书有谓大指次指，忽然麻木不仁，"三年内须防中风"，宜服地黄饮子，或十全大补汤加羌活、秦艽，以预防用之。体现了防范于未然"治未病"的思想。

4. 附方

《类证治裁·卷五·麻木论治》附方 21 首。通治麻木之方为愈风汤。从附方之组方用药及适应证或治法条目而言，其治法主要涉及以下几个方面：祛风通络，如愈风汤、天麻丸；行气化痰，如二陈汤、二术二陈汤；清热豁痰，如止麻消痰汤；除湿通络，如三痹汤；清热利湿，如二妙丸；滋阴祛风，如地黄饮子、六味丸；补益肝肾，如独活寄生汤；益气养阴，如神效黄芪汤、芍药补气汤、人参益气汤；补益气血，如十全大补汤、八珍汤、四物汤、八仙汤；开结舒筋，如开结舒筋汤；益气活血祛风，如桑尖汤、逍遥散；补中益气，如补中益气汤等。

（二十六）汗证

《类证治裁·卷二·汗症论治》阐释汗证论治，指出汗证与心肾密切相关之机理，进而言及汗证的治疗，即从辨阴阳及表里虚实为治，从脏腑论治为其要义；辨出汗部位论治，阐发血汗同源与汗证用药机理，提示止汗固表宜施用得当。其后，分列汗证论治附方。

关于汗证病机阐发，《类证治裁·卷二·汗症论治》有鉴于汗为心液，肾主五液，故而提出"汗出皆由心肾虚致之"。临证有自汗、盗汗之不同，认为自汗属于阳虚，盗汗属于阴虚。自汗者，乃不因劳动，不因发散，而汗自出，由阳虚不能卫外而固密所致；盗汗者，乃寐中汗窃出，醒后倏收，则由阴虚不能内营而敛藏所引起。阳虚自汗，治宜补气以卫外，固卫则表气实而腠理不疏；阴虚盗汗，治宜补阴以营内，填营则里真固而阴液不泄。

1. 辨析阴阳之要义

林珮琴提出，凡汗证有阴阳之辨，阳汗者热汗，阴汗者冷汗。汗之冷者，以其阳气内虚，阴中无阳，而汗随气泄。凡大惊恐，及病后、产后、失血后，多有汗出，是皆阳气消耗，真元失守候也，治必扶其正气，其汗乃止。若虚甚者，非速救真元不可，治宜姜、桂、附子之属。再者，参考

《景岳全书》之论，凡病不当汗而误汗，或当汗而汗之过剂者，皆属汗多亡阳之证，当察其虚之或微或甚，微虚者，治宜三阴煎，或五阴煎、独参汤之类；虚甚者，非用大补元煎、六味回阳饮之类不可。凡卫虚不固，腠理不密而易汗者，亦是阴证之属，宜治黄芪六一汤，或芪附汤。

2. 从表里虚实论治

林珮琴梳理汗证之治法，认为表虚自汗失敛，治宜补阳汤；里虚盗汗有热，治宜益阴汤；表里不固而汗出，治宜黄芪汤；气虚而阳弱者必自汗，治宜芪附汤，亦提出肥人多自汗；阴虚而火蒸者多盗汗，治宜当归地黄汤；凡瘦人多盗汗，阳虚者阴必乘之，故多发厥自汗，治宜黄芪建中汤；阴虚者阳必凑，故多发热盗汗，治宜当归六黄汤。阳蒸阴分，则血热，而血热则液泄为盗汗，此从表里阴阳为治。

3. 从脏腑论治

基于自汗有属脏腑者，林珮琴援引《素问·经脉别论》"故饮食饱甚，汗出于胃。惊而夺精，汗出于心。持重远行，汗出于肾。疾走恐惧，汗出于肝。摇体劳苦，汗出于脾"，林珮琴进而阐释其症状，并提出针对性的治疗方法，如胃热汗出，食则汗出如洗，治宜二甘汤或牡白散；饮酒漏风，则汗出如浴，治宜白术散；肺虚者，腠易疏泄，治宜玉屏风散；心虚者，神不安谧，治宜朱砂安神丸、天王补心丹；肾虚者，元府不闭，治宜六味丸、还少丹；肝脾虚者，精血久耗，治宜三阴煎。参考李中梓之论，林珮琴认为肺虚者，固其皮毛，治宜黄芪六一汤；心虚者，益其血脉，治宜当归六黄汤；肾虚者，助其封藏，治宜五味子汤；脾虚者，壮其中气，治宜补中益气汤；肝虚者，禁其疏泄，治宜白芍汤，以上所述，乃从腑脏为治。盗汗乃症见睡中汗自泄，治宜参苓散；属水火不交，治宜心肾丸；属阴阳偏胜，治宜黄芪汤；属虚损心阳，治宜柏子仁汤、牡蛎散等。

林珮琴提出，若病后气血俱虚之自汗，治宜十全大补汤；产后血脱，孤阳无根据，则大汗不止，治宜独参汤。凡津脱者汗大泄，治宜大补元煎去杜仲；痰盛者汗自流，治宜理中降痰汤。发汗过剂，则血虚成痉，治宜防风当归汤；汗多亡阳，身冷拘急，治宜桂枝加附子汤。

4. 辨析部位施治

若风湿相搏，时自汗出，治宜防己黄芪汤；若恶风自汗，治宜桂枝汤。伤寒，阳明、少阳证盗汗，选用柴胡汤、葛根汤。温热证，属三阳合病，目合则汗，治宜白虎汤。额汗湿热上蒸，或血蓄胃口，迫其津液致之，蓄血头汗，剂颈而还，治宜犀角地黄汤。头汗，小便不利，渴而不饮，此属血瘀膀胱，治宜桃仁承气汤。胃热上蒸，额汗发黄，小水不利，治宜五苓散加茵陈，甚则茵陈蒿汤利之。伤寒胁痛耳聋，寒热口苦，头汗剂颈而还，属少阳，治宜小柴胡汤加桂枝、茯苓、白术和之。少阳夹热，或为盗汗，或腋汗、胁汗，为阴阳不和半表半里证，治宜小柴胡汤、逍遥散，皆合剂之类。外有头汗，头者，乃诸阳之会，邪搏诸阳，津液上凑，则头汗出，剂颈而还，属血证，治宜四物汤。湿邪搏阳，汗出头额，参用胜湿汤、调卫汤。水结胸无大热，亦汗出头额，治宜小半夏加茯苓汤。阳明胃实，亦汗出头额，治宜调胃承气汤。胃腑热蒸，手足自汗，亦阳明病，当下之，治宜大柴胡。心腋盗汗，久不止，津津自汗，名心汗，治宜补心丹。阴囊汗为肾虚有湿，治宜安肾丸主之。两腋汗，脚心汗，为湿热流注，牡矾丹主之。有血汗，因胆经血热妄行，与少阴气并，治宜夺命散。产后血汗，治宜猬皮汤。有黄汗，因汗出浴水，湿热内郁，治宜芪陈汤。汗出不止，可外治法，用红粉散。并提示，注意汗证与脱证之辨别，为珠汗不流，汗出如油，额汗如雨，喘促肢冷，皆为阳脱不治之证，其病危重。

5. 血汗同源与汗证治疗

《素问·脉要精微论》有言"阳气有余为身热无汗，阴气有余为多汗身寒"，将汗出分为身热无汗和身寒多汗两组症状，分别与阴阳之气的有余联系，亦与阳气的温煦固摄相关。遵循《素问·营卫生会》所云"故血之与气，异名同类焉。故夺血者无汗，夺汗者无血"林珮琴认为，其关键在于血与汗异名而同类，二者虽名称不同，然皆源于中焦脾胃化生之水谷之气，故而夺血者勿再妄用汗法，汗液耗夺者勿再贸然施用放血等耗血之法。林珮琴在此注曰"夺者迫之使出"，认为肾病者寝汗憎风，又参考东垣之言，凡内伤自汗，治宜补中益气汤，稍加附子、麻黄根、浮小麦等。但亦提示升麻、柴胡宜少用，施用时兼蜜炙，以抑其升发暴悍之性，又欲其引人参、黄芪等味以达肌表。

6. 止汗固表宜施用得当

林珮琴认为凡服止汗固表药，施用不应，愈敛愈出者，只理心血，以汗乃心液，心不摄血，故溢为汗，用大补黄芪汤加枣仁；若微热者，加石斛；当心汗，则为思虑伤脾，治宜补心丹；凡久病不愈，必气血两虚，自汗热不退，治宜补中益气汤加川附，或用归脾汤；如便燥而自汗，热不退，属阴血不足，治宜六味地黄汤加生脉散；如病阳虚，热极自汗而解，汗后又热，汗出如水，此阳被汗散，发泄在外，而不归元，治宜保元汤加浮小麦、牡蛎，如心神不安者，则加安神丸；凡虚阳上攻，必求下达，治宜保元汤加木瓜，使阳气回元。

参考《张氏医通》之论，林珮琴认为，病后气血俱虚而汗，服诸止汗药，而不应者，治以十全大补汤半剂，加熟枣仁五钱。若胸臆烦闷，不能胜阴药者，以生脉散加黄芪、当归、熟枣仁。此外，若夏月汗止半身，由气血不充，内夹寒饮，乃是偏枯及夭之兆，治以十全大补汤、人参养营汤、大建中汤，加行经豁痰药治之；若元气稍充，即间用小续命汤，以开发其表，或防己黄芪汤加川乌以散其湿。并告诫此证虽属血虚，不可用四物类阴药，以其有闭滞经络之虑。此外，参考丹溪之论，林珮琴提出自汗大忌生姜，以其开腠理。故而提示，凡有汗，一切辛辣之味，五辛之属，则均宜忌之。

7. 附方

《类证治裁·卷二·汗症论治》附方 56 首。观其用药组方及适应证或治法条目，其治法主要涉及以下几个方面：调和营卫，如桂枝加附子汤（即桂枝汤加附子）；和解少阳，如小柴胡汤；收涩止汗，如猬皮汤、白芍汤；益气兼收敛，如黄芪汤、参苓散、二甘汤、大补黄芪汤、牡蛎散、牡白散、白术散、柏子仁汤；滋阴清热，镇摄收敛，如五味子汤；温肾散寒，如安肾丸、心肾丸；清气分热，如白虎汤；清热凉血，如犀角地黄汤；逐瘀泻热，如桃仁承气汤；除湿驱邪，如胜湿汤；化痰除湿，如理中降痰汤（即理中汤加茯苓、半夏、苏子）；清热利湿，如茵陈蒿汤湿、防己黄芪汤；益气清热利湿，如芪陈汤、黄芪六一汤；疏肝健脾，如逍遥散；重镇安神，如朱砂安神丸；滋阴养血，补心安神，如天王补心丹；温肾补脾，如还少丹；补虚固卫，如补阳汤、玉屏风散、黄芪建中汤；滋阴清热，如益阴汤、当归地黄汤、当归六黄汤、六味丸；益气温阳，如芪附汤、六味回阳饮；益气养阴，如生脉散、保元汤、参归腰子、三阴煎、大补元煎；补气养血，如十全大补汤、人参养营汤等。从其用药途径来看，亦有外治方药，如牡矾丹、红粉散等。

（二十七）淋浊

《类证治裁·卷七·淋浊论治》阐发淋浊论治。首先，介绍五淋辨析治疗，精窍病辨析治疗，即淋出溺窍，病在肝脾；浊出精窍，病在心肾。继而，介绍五淋之论治，陈述浊证、血尿及其他相关病证之辨析论治。其后，分列淋浊论治方药。

阐述淋浊的发病机理，《类证治裁·卷七·淋浊论治》关于淋浊，涉及小便淋漓与精的排泄失常等。开篇首先明晰概念，肾有两窍，一溺窍，一精窍，指出"淋出溺窍，病在肝脾；浊出精窍，病在心肾"，认为淋浊二者可谓同门异路，临证论治分别宜详。林珮琴提出肾虚则小便数，膀胱热则水下涩，数且涩则小便淋沥引痛。并提示但凡小肠有气，则小便胀；小肠有血，则小便涩；小肠有热，则小便痛。阐释淋证有五，即临床常见之石淋、劳淋、血淋、气淋、膏淋等。

1. 五淋之辨析论治

林珮琴阐释石淋、劳淋、血淋、气淋、膏淋五淋之辨治。

（1）石淋

石淋乃膀胱蓄热所致，故溺则茎中急痛，频下沙石，譬如汤瓶久受煎熬，底结白碱。宜清其积热，涤去沙石，则水道自利。治宜神效琥珀散、如圣散等。石淋初起，治宜石膏、滑石、琥珀、木通，或加味葵子散。其重则为石，轻则为沙，治宜二神散。

（2）劳淋

劳淋其因有二，即脾和肾。因思虑烦忧，负重远行，劳累而伤脾，治宜补中汤加车前子、泽泻；专因思虑者，治宜归脾汤；因强力入房，劳于肾，治宜生地黄丸加麦冬、五味子；老人精衰入房，溺涩腹胀，牵引谷道，治宜肾气丸。

（3）血淋

血失其常道，以心主血，与小肠互为表里，血渗胞中，与溲俱下则为血淋。林珮琴提示临证"须辨血瘀、血虚、血热、血冷"，如小腹坚，茎痛，脉沉弦而数，为血瘀，治宜鸡苏散，或四物汤加牛膝、牡丹皮、木通；脉虚弱者，为血虚，治宜六味丸加侧柏叶、车前子、白芍、八珍汤，送益元散；如血色鲜红，脉数有力，乃心与小肠实热，治宜大分清饮加生地黄、黄芩、龙胆草；如血色暗淡，面枯白，尺脉沉迟，乃肾与膀胱虚冷，治宜肾气汤；血淋小肠热甚者，治宜牛膝、山栀、生地黄、犀角、藕节、车前子；血虚热者，治宜生地黄、黄芩、阿胶、侧柏叶；血淋茎中痛，淡秋石宜之，或服薏苡根汁。

（4）气淋

气淋乃气化不及州都，胞中气胀，少腹满痛，溺有余沥，治宜沉香散、瞿麦汤。如气虚，治宜八珍汤倍茯苓，加杜仲、牛膝；气虚下陷，治宜补中汤。

（5）膏淋

小便有脂腻如膏，浮于小便之中，此乃肾虚不能约制，而脂液下流，治宜海金沙散、鹿角霜丸、菟丝子丸、大沉香丸。膏淋溺不痛，当固精，治宜六味合聚精丸；有热淋茎中痛，治宜导赤散加滑石、灯心草；茎不痛而痒，治宜八味丸去附子。

此外，若溺艰涩如淋，不作痛，为虚，治宜六味加鹿茸、肉苁蓉；老人气虚成淋，治宜补中益气汤；若寒客下焦，水道不快，先寒战而后溲便，由冷气与正气争，则寒战成淋，正气胜，则战解得便，是为冷淋，治宜肾气丸、肉苁蓉丸；若过服金石，入房太甚，败精瘀隧而成淋，治宜海金沙散；痰湿渗注而成淋，治宜渗湿汤；淋而小腹胀甚，当滑利通阳，治宜韭白汁、小茴香、桂枝、当归尾、两头尖、牛膝；妇人产后成诸淋者，治宜白茅汤等。

2. 浊证的辨识与治疗

《类证治裁·卷七·淋浊论治》阐发认为，浊证之在于风寒湿客于胞中，气不能化，胞满而水道不通，故按之内痛而涩，乃为胞痹，治宜肾着汤、肾沥汤，此亦属溺窍病。赤白浊，则由心动于欲，肾伤于色，强忍不泄，败精流溢窍端，时有秽物，如疮之脓，如眼之眵，淋沥不断，由精败而腐居多。亦有湿热流注而成者，当分便浊与精浊。若浊在便者，小便色白如泔，乃湿热内蕴，由过食肥甘与辛热炙煿所致，治宜苓术二陈煎，或徙薪饮；浊在精者，由相火妄动，或逆精使然，至精溺并出，治宜牛膝、赤苓、黄柏、远志、生甘草；若为赤浊，治宜远志丸、加味清心饮等。

3. 精瘀、精滑和白淫论治

临证当分精瘀、精滑、精瘀者，先理其离宫腐浊，古方用虎杖散，继与补肾，治宜六味丸；精滑者，乃用固摄，治宜秘元煎、菟丝煎；浊久而滑，则任督脉必伤，当升固奇经，治宜青囊斑龙丸，或鹿茸、龟甲、枸杞子、核桃、杜仲、补骨脂、沙苑子、茯神。治疗大法，如夹寒者，脉迟，治宜萆薢分清饮、内补鹿茸丸；夹热者，脉数，治宜清心莲子饮、二苓清利饮；若湿痰流注，治宜苍术二陈汤；心经伏暑，治宜四苓散加香薷、麦冬、人参、石莲，或导赤散；若小便如常，少顷澄浊在底，或如米泔色，治宜萆薢分清饮；若稠黏如胶，茎中涩痛，治宜肾气汤去桂枝、附子；积想心动，烦扰伤精，治宜加味清心饮、瑞莲丸；肾虚气下陷，治宜补中汤等。

言及白淫病证，如《素问·痿论》云"思想无穷，所愿不得，意淫于外，入房太甚，宗筋弛纵，发为筋痿，及为白淫"，林珮琴提出，宜从心论治，治以降心火，用半苓丸、清心莲子饮。

4. 血淋与尿血区分

关于血淋和尿血，林珮琴明确提出"但以痛不痛为辨"，明言"痛为血淋，不痛为溺血"，认为溺血证，乃由肾虚所致，治宜无比山药丸去巴戟天、肉苁蓉，加阿胶、牡丹皮、麦冬、赤芍，非如血淋因于湿热之多见。

5. 诸淋论治要义

林珮琴认为，诸淋多由肾虚膀胱生热，故小便涩而不利，治疗初起，宜清解结热，疏利水道，通用五淋散加藕汁，明示此治不用补涩。若淋而渴，属上焦气分，宜淡渗轻药，如茯苓、通草、灯心草、瞿麦、泽泻、琥珀、车前子之类，意在清肺气以滋水之上源；若淋而不渴，属下焦血分，宜味厚阴品，如知柏滋肾丸，以滋肾阴以泄水之下流；若肺燥不能生水，治宜生脉散加减；若心火及小肠热，治宜导赤散；若肺脾积热，移于膀胱，治宜黄芩清肺饮；若肾水亏，小便赤涩，治宜加减一阴煎；属沙淋者，膀胱涩痛，治宜牛膝汤加秋石。

林珮琴认为，劳淋，属脾肾不足，治宜朝用补中益气汤，夕用六味丸。若血淋，茎中热痛，治宜淡秋石泡汤。溺涩不痛，治宜一味琥珀末，薄荷、灯芯汤调服。气淋，脐下妨闷，治宜木香、沉香、枳壳、甘草梢、滑石、木通。膏淋，乃精溺并出，精塞溺隧，故小便涩痛，治宜初用海金沙散加茯苓；若不痛，当摄固其精，勿与通利，治宜鹿角霜、菟丝子、莲须、山药、芡实，后以六味丸合聚精丸调补。冷淋，寒客胞中，欲溺先发寒栗，治宜肾气丸加鹿胶、沉香。热淋，溺赤如血而少，时烦渴者，治宜导赤散。伏暑成淋，治宜六一散。虚者，治宜生脉散。因怒致淋，治宜青皮、山栀、沉香、木通。因思虑成淋，治宜归脾汤。暑月汗多津液不降，治宜参泽汤。

6. 白浊之辨析论治

林珮琴认为，赤白浊，茎中热痛，如火灼刀割，溺浊或赤或白，赤伤血分，白伤气分。其纯见鲜血，当从溺血论治。若溺色黄赤，固多火证，必赤而痛涩，兼见火脉，方可清利。若劳倦伤中气，酒色伤肾阴，溺短欠而无痛涩等，则系水亏液涸，不可清利，诚如《灵枢·口问》所云"中气不足，溲便为之变"，其治但滋补下元，气化则水自清，治宜加减六味丸、鹿茸地黄丸。

白浊有浊在溺，白如泔浆，此为湿热内生；有浊在精者，则由相火妄动，精离其位，不能闭藏，与溺并出，或移热膀胱，溺孔涩痛，皆白浊之因于热也。久之则有脾气下陷，土不制湿，而水道不清，有心肾不交，精滑不固，而遗浊不止，皆白浊之因于虚，故而林珮琴提出，"热者当辨心肾而清之""虚者常求脾肾而固之举之"。

7. 附方

《类证治裁·卷七·淋浊论治》附方59首。从其以适应证为目次的组方用药分析，其治法主要涉及以下几个方面：清热利湿，如瞿麦汤、五淋散、大沉香散、六一散、大分清饮、渗湿汤、神圣琥珀散、如圣散、加味葵子散、葵子汤、牛膝汤、鸡苏散、柿蒂汤、益元散、黄芩清肺饮、徙薪饮、白茅汤、琥珀散；清热通淋排石，如二神散、海金沙散；分清泄浊，如萆薢分清饮、菟丝子丸；清热泻火，如导赤散、清心莲子饮、龙胆泻肝汤、抽薪饮；清心安神，如远志丸、加味清心饮、瑞莲丸；淡渗利湿，如二陈汤、苓术二陈煎、苍术二陈煎（即二陈汤加苍术）、二术二陈汤、威喜丸、半苓丸；行气温中，如沉香散；健脾补中，如补中益气汤、归脾丸；健脾益肾，如无比山药丸、菟丝煎；益气养阴，如生脉散、生地黄丸；补气养血，如八珍汤、四物汤；益肾固摄，如五子丸、加减六味丸、鹿茸地黄丸、内补鹿茸丸、青囊斑龙丸；温阳益肾，如肾气丸、肉苁蓉丸、鹿角霜丸、八味丸；健脾渗湿利水，如四苓散、参泽汤（即四苓散加人参，或再加甘草）；滋阴清热，如一阴煎、知柏滋肾丸、六味丸；收敛固摄，如金锁玉关丸等。

（二十八）二便不通

《类证治裁·卷七·二便不通论治》阐发二便不通之论治，首先强调二便不通宜审证施治。继而，介绍大便不通当分虚实寒热论治，论述小便不通之机理及治法，以及二便不通，宜通奇络。其后，分列二便不通之脉候，介绍二便不通论治之常用方药。

关于二便不通之病因病机，《类证治裁·卷七·二便不通论治》认为，肾主五液，开窍于二阴，病至前后不通，气机闭室，胀满不食，气逆喘急，乃为危候。大便不通，究其机理，有因三焦热结，三焦湿滞，湿热阻气，痰隔中脘，气痹上焦，肺气不降，则小肠气痹，厥阴热秘。依据《素问·灵兰秘典论》所谓"膀胱者，州都之官，津液藏焉，气化则能出矣"，又云"三焦者决渎之官，水道出焉"，可知膀胱主藏溺，必待三焦气化，若肺燥不能生水，气闭不能通调水道以下输，以及气虚下陷，升降不利等，皆可致小便不通。

1. 大便不通论治

（1）汇诸家之论治要义

参考张仲景之论，认为脉浮数，能食不大便，为阳结；脉沉迟，不能食，身重，大便反硬，为阴结。参考东垣所言，认为实秘、热秘，即阳结也，治宜散；虚秘、冷秘，即阴结，治宜温。气燥，治以杏仁、枳实行之；血燥，治以桃仁、大黄通之；风燥，治以麻仁、大黄利之；气涩不通，治以郁李仁、皂角子润之；气壅便秘，治以人参、当归、麻仁、大黄开之。参考叶天士治肠痹，必开降肺胃，药选杏仁、瓜蒌、冬葵子、枇杷叶、郁金汁、紫菀以降肺；半夏、花粉、竹茹、橘红、枳实汁、姜汁以和胃。参考朱丹溪论治之理，阐释开上窍以通下窍之微旨。

（2）临证当分虚实寒热

分而言之，林珮琴解析提出，大便不通有实秘、虚秘、热秘、冷秘、风秘、气秘，以及阳结与阴结。

①实秘，属胃实者，症见善饮食，小便赤，治宜七宣丸。若三焦不和，胸膈痞满，治宜搜风顺气丸加瓜蒌、广陈皮；若大肠实者，腹满便硬，治宜麻仁丸。

②虚秘，属胃虚者，症见不能食，小便清利，治宜厚朴汤。若病后气血未复，及老人津液衰少，产后失血多者，治宜八珍汤，倍用当归，加肉苁蓉、苏子、杏仁、阿胶、黑芝麻；若肾虚液少便燥，治宜六味汤去茯苓，加肉苁蓉、白蜜；若久病气虚下陷，致便难者，治宜补中益气汤，加杏仁、苏梗；若失血后，烦渴便结，用生地黄汁煎服；若血虚秘结，治宜益血润肠丸；若血液燥结，用熟地黄蒸热服；若津液枯涸，治宜苁蓉丸、五仁丸；若老人血秘，治宜苏麻粥、三仁粥。

③热秘，症见面赤，脉实数，胀闷欲得冷，治宜四顺清凉饮、润肠丸。若血热便难，治宜当归润燥汤；若风热郁滞，治宜疏风润肠丸。

④冷秘，症见面白，脉沉迟，欲得热，治宜正气散加官桂、枳壳吞半硫丸，或木香顺气散。

⑤风秘，若因风搏肺脏，传入大肠，治宜润肠丸加防风、皂角，或去大黄，加煨阿胶。若妇人风秘，治宜大麻仁丸；若风秘发寒热，用生何首乌加蜜服，或用固本丸熬膏服；若老人阳虚风秘者，治宜半硫丸。

⑥气秘，气不升降，谷气不行，故善噫，治宜苏子降气汤加枳壳。若肺气不通降，失于传送，治宜杏仁、瓜蒌、枳实、桔梗、栀子、豆豉、郁金、橘白；若血燥兼气秘，治宜润麻丸；若老人气秘，治宜橘杏丸、二仁丸；幽门不通，治宜通幽汤。

⑦脾约证，症见自汗出小便数，乃津液内竭，其脾为约，治以脾约丸。其治攻荡为治，亦以滋其阴血为稳，治宜当归润燥汤。

⑧阴寒秘结，治疗当用温药，当略加清润以去结秘。林珮琴提示若病本虚寒，标现燥热，亦宜于通阳药中，稍佐苦寒以去燥热，躁止勿加，若阴躁刻欲就冷，两尺虚，或沉细迟，勿用寒剂，治宜理中汤冷服。

此外，求大便通而努力者，若虚气迫注肛门，里急后重，气逆呕恶，不堪通利，亦不堪升提，治宜人参、枳壳、当归、陈香橼，或用川芎、当归煎汤。

2. 小便不通缘由及治法

《类证治裁·卷七·二便不通论治》详列小便不通之所由及治法。如肺燥不能生水，用清润法，治宜生脉散加沙参、茯苓、桑皮，车前子；气闭不能通调水道以下输，用探吐法，以沉香、木香、陈皮、枳壳、小茴香、木通；气虚下陷，升降不利，用升举法，治宜补中益气汤；孕妇胎重压胞，小水闭，用补中汤探吐，其治疗机理，因气升则水降，如滴水之器，开其上则下自通；火郁小肠，溺短而痛，用清降法，治宜导赤散加滑石；湿壅三焦，致闭癃，治宜分清法，以通草、滑石、芦根、薏苡仁、茯苓、车前子；暑湿泄泻，气不化水，用化气法，治宜五苓散；湿胜而渴，小水不利，用分利法，治宜四苓散；湿热闭阻经府气分，致便不通，用宣通法，治宜石膏、杏仁、厚朴、防己、大腹皮、海金沙，合六一散；肾水燥热，致不利者，用滋清法，治宜知母、黄柏、黄芩、泽泻、通草；阳亢阴衰，孤阳不化，用补阴抑阳法，治宜化阴煎；若火不甚亢，属水亏者，用补水法，治宜大剂六味汤等。

3. 阴阳互根互用与论治

鉴于阴阳互根互用之原理，林珮琴亦提示，热在下焦而不渴，服淡渗药，腹胀不通益甚，治宜滋肾丸；其阴阳大亏，气不化，治宜肾气汤；溺闭转筋，喘急欲死，治宜八味丸大剂煎服，若缓则不及；血结而致闭，治宜牛膝汤；痰盛而致闭，治宜导痰汤；火闭者，治宜七正散；气虚溺不利，治宜独参汤，少加广陈皮。

4. 二便不通，宜通奇络

依据《灵枢·营气》言督脉"络阴器，上过毛中"，女子督脉入系廷孔，男子循茎下至篡，所生病则不得前后。林珮琴据此提出"二便不通，又宜通奇络"，以桂心、川楝子、小茴香、香附、当归、五灵脂、桃仁、麻仁等。如热蕴腹胀，或用田螺加盐，和壳捣碎，帛系脐下一寸三分，则前后皆通；有因膀胱溺满，支撑回肠，阻大便者，治宜五苓散加木通、车前子。溺行便自出，亦有先通大便，水道自利。临证圆机活法，其理在于审证而施治。

5. 附方

《类证治裁·卷七·二便不通论治》附方47首。从其组方用药与所列适应证目次而言，其治法主要涉及以下几个方面：滋阴润燥，如五仁丸、三仁粥、苏麻粥、润燥汤、六味丸;(2)温阳润肠,如半硫丸、玉壶丹、苁蓉丸;行气润燥通便,如三仁丸、橘杏丸、大麻仁丸、皂角丸、润麻丸;益气养血润燥,如八珍丸、益血润肠丸;温通健脾,如理中丸、小温中丸、五苓散、四苓散;补中益气,如补中益气汤;清热滋阴,养血润燥,如四顺清凉饮、润肠丸、脾约丸、牛膝汤;益气养阴润燥,如生脉散、人参固本丸;温通理气,如正气散、木香顺气散;降气润肠通腑,如七宣丸、小承气汤、苏子降气汤、搜风顺气丸、厚朴汤;理气化痰,如导痰汤、二陈汤;清热泻火,如凉膈散、更衣丸、龙荟丸、化阴煎;清热利湿导滞,如导赤散、七正散、六一散、大分清饮;益肾温阳气化,如肾气丸、滋肾丸、八味丸等。

(二十九)遗泄

《类证治裁·卷七·遗泄论治》阐发遗泄论治,首先解说遗泄的病因病机,乃火动则肾之封藏不固。继而,介绍遗泄之治有梦治心,无梦治肾,宜详求所因而施治。其后,分列遗泄论治方药。

论及遗泄之病因病机,《类证治裁·卷七·遗泄论治》认为,因脏腑之精,悉输于肾,而恒扰于火,故而火动则肾之封藏不固;而心为君火,肝肾为相火,君火一动,相火随之,故而梦泄为病,其交则心之神,肝之魂,随所幻而接出。如《灵枢·本神》谓"恐惧而不解则伤精,精伤则骨酸痿厥,精时自下",又如《灵枢·淫邪发梦》云"客于阴器,则梦接内"。然而临证表现,既有有梦而泄,亦有无梦而自遗。故认为有梦而后泄,乃相火之强为害;不梦自遗者,其为病乃心肾之伤为多。

1. 有梦治心,无梦治肾

关于遗泄之治,林珮琴一言以蔽之,指出"有梦治心,无梦治肾",此论可谓提纲挈领。若心阳暗炽,肾阴内灼,宜凉心摄肾,治宜补心丹加减;肾精素亏,相火易动,宜厚味填精,治宜熟地黄、鱼鳔、枸杞子、羊肾、猪脊髓、青盐、五味子之类。以介类潜阳，治宜龟甲、牡蛎、淡菜之类；佐以养阴固摄，治宜山药、莲子、芡实、菟丝子、桑螵蛸之类。若龙相交炽，阴精走泄者，宜峻补真阴，承制相火，治宜三才封髓丹、滋肾丸、大补阴丸；因用心过度，心不摄肾，宜交心肾，治宜远志丸，佐灵砂丹。

2. 论治当详求所因

关于遗泄的治法，林珮琴明示，乃"详求所因"而论治，且认为五脏各有其症状，临床宜兼治。如有思虑积劳，郁损脾气，当舒养脾营，治宜归脾汤；亦有脾虚下陷，治宜补中益气汤；因肾虚不固，治宜五倍子二两、茯苓四两，丸服效；有积想不遂，当安神固气，解郁疏肝，治宜香散吞玉华白丹；因精关久滑不梦而泄，当固摄止脱，治宜桑螵蛸散、金锁玉关丸；有房劳过度，下元虚惫，寐则阳陷而精遗不禁，当升固八脉之气，治宜固精丸，或六味汤加鹿茸、菟丝子、五味子、龙齿、肉苁蓉；若壮年久旷，精满而溢，当清火安神，治宜生地黄、知母、黄柏、菖蒲、远志、茯神、莲子；若阴虚不摄，湿热下注而遗，当泄热导湿，治宜萆薢、黄连、黄柏、茯苓、泽泻、薏苡仁，或秘精丸；有因醇酒厚味，酿成脾胃湿热，留伏阴中，而为梦泄，当清痰火，治宜二陈汤加二术、升、柴；因经络热注，夜则脊心热而遗，治宜猪苓丸、清心饮；亦有如鬼魅相感，其状不欲见人，独自言笑，时而悲泣，脉乍大乍小，精之颜色不变，治宜苏合香丸等。

林珮琴总结指出，"此其所因不同，为遗为泄亦异，皆当分别施治"，提出若阳虚者急补气，治宜鹿茸大补汤；若阴虚者急益精，治宜大补阴丸、大造丸；阳强者急泻火而已，治宜补阴泻火汤、滋阴降火汤等。

3. 附方

《类证治裁·卷七·遗泄论治》附方25首。从其组方用药而言，其治法主要涉及以下几个方面：清心安神，如天王补心丹、远志丸、清心饮、妙香散；滋肾清热，如三才封髓丹、大造丸、六味丸；固摄养阴益气，如桑螵蛸散、金锁玉关丸、十补丸、固精丸、灵砂丹、玉华白丹；滋阴益肾泻火，如补阴泻火汤、滋肾丸、大补阴丸、滋阴降火汤；健脾益气，如归脾汤；补中益气升提，如补中益气汤；温阳益气，如鹿茸大补汤；清热利湿涩精，如秘精丸；化痰渗湿，如二陈汤、猪苓丸等。

（三十）阳痿

《类证治裁·卷七·阳痿论治》阐释阳痿论治，介绍阳痿的病因病机，在于虚阳密则固，精旺则阳强，而伤于内则不起，多由色欲竭精，思虑劳神，恐惧伤肾，先天禀弱，亦有湿热下注。随后阐述阳痿之论治，继之将治疗阳痿方药分列于后。

关于阳痿的病因病机，据男子二八而精通，八八而精绝之生理规律，认为"虚阳密则固，精旺则阳强"，而"伤于内则不起"。故而阳之痿，多由色欲竭精，思虑劳神，恐惧伤肾，先天禀弱，或后天食少；此外，亦有湿热下注，宗筋弛纵，而致阳痿者。有言前阴为肝脉督脉之所经，督脉起少腹以下骨中央，入系女子廷孔，循阴器；男子循茎下至篡，又为宗筋之所会。参考张景岳之言，认为阴阳总宗筋之会，会于气街，而阳明为之长。此宗筋为气血之孔道，而阳明实乃气血之化源，阳明衰则宗筋不振。故阳痿之见症多为肝肾主病，林珮琴认为"伤色欲者须辨水衰火衰"，主要从阴虚或阳虚辨析阳痿治病机。

1.论治当辨水衰火衰

关于阳痿的论治，林珮琴认为，属水衰真阴亏者，治宜归肾丸、还少丹、地黄汤；属火衰精气虚寒者，治宜右归丸、八味丸，甚者加人参、鹿茸，或加肉苁蓉、枸杞子；若火衰不甚，乃斫丧太过，治宜补骨脂丸。林珮琴指出又有心肾失交，梦泄致痿，治宜远志丸加熟地黄、酸枣仁、白芍；若劳伤筋骨，阳道痿弱，治宜无比山药丸、大造固真丹；属肾虚无子，精冷精滑，治宜七宝美髯丹；通治阳事不起之方，如赞化血余丹、鹿茸地黄丸、三子丸、青娥丸；若夫元阳既伤，真精必损，必兼血肉温润之品缓调之，如斑龙丸、聚精丸、二至百补丸之类。

2. 辨析勿忘其他病因

若伤于思虑者，乃心脾郁结，阳事不举，治宜归脾汤、炒香散；属郁伤少阳，生气日索，治宜加味逍遥散；伤于恐惧者，胆虚精却，治宜大补元煎加酸枣仁、鹿角胶；先天精弱，房后神疲，治宜固阴煎、秘元煎；胃虚食少者，水谷不充，精髓失旺，治宜脾肾双补丸、七福饮、玉母桃；若属于湿热伤及肝肾，致宗筋弛纵，而发为阳痿者，如筋角近火则软，得寒则坚，治宜滋阴八味丸，或龙胆泻肝汤。据《素问·脏气法时论》"肾欲坚，急食苦以坚之"，林珮琴进而阐发，认为其脉证系湿热，方用苦坚淡渗；若肝肾虚热，仍宜养肝滋肾，治宜地黄汤加龟板、元参、天麦冬、五味子，并认为纯用刚热燥涩之剂，恐有偏胜之害，其审而裁之则可。

3. 附方

《类证治裁·卷七·阳痿论治》附方 32 首。其中通治方为三子丸、赞化血余丹，通补方有补骨脂丸。从附方之用药组方及适应证或治法条目而言，其主要治法涉及以下几个方面：温肾益精，如三子丸、赞化血余丹、补骨脂丸、归肾丸、大补元煎、鹿茸地黄丸、斑龙二至百补丸、大造固真丹、聚精丸；清热滋阴，如滋阴八味丸、六味丸；温肾益火，如八味丸、右归丸、七宝美髯丹、青娥丸、斑龙丹、四逆汤；益肾固摄，如固阴煎、秘元煎；补益脾肾，如无比山药丸、脾肾双补丸；疏肝理气和解，如加味逍遥散、妙香散、小柴胡汤；养心安神，如远志丸；除湿泻热，如柴胡胜湿汤、滋肾丸、龙胆泻肝汤；温阳扶脾益阴，如玉母桃、还少丹；健脾益气，如归脾丸、七福饮等。

（三十一）调经

《类证治裁·卷八·调经论治》阐发调经论治，首先解析妇科首重孕育，而孕育先在调经，关注调经在孕育中的关键作用，然后论述调经之要，即务令血气和平，自然经准受孕。继而介绍月经失调的治疗法则及用药。然而《类证治裁·卷八·调经论治》之后尚未附方，此乃与其他篇章不同之处。

《类证治裁·卷八·调经论治》首先论及调经的必要性，林珮琴开篇即明示"妇科首重孕育，孕育先在调经"，可谓言简意赅，指出调经在妇女孕育中的关键作用。继而，依据《素问·上古天真论》"二七而天癸至，任脉通，太冲脉盛，月事以时下，故有子"林珮琴进一步阐释女子二七之时，天一之真精至，月信亦通，故乃能孕子。认为月事者，乃女子属阴，其血如潮，应月之盈亏，乃有常期，故谓之经，且任主胞胎，冲为血海，二脉流通，脏腑之血，皆汇注于此。然而"倘一愆期，则失其常度，而诸病生焉"，从其机理而论，冲任皆属奇经，而血之生化则由脾胃。若七情内损，六淫外侵，兼之饮食劳倦，致脾胃日亏，化源日薄，冲任日衰，神色日夺，则"所重尤在调肝"。妇女善郁，而木失条畅，枝时萎悴，则肝不藏血，故经由此而不调。经之不调之，有诸多不同表现，诸如先期、后期、错乱、痛经、倒经，以及居经、淋漓不断、枯闭不通等。但是月经不准，则必不受孕。

当经行时，禁食生冷，药忌寒凉，以血得寒则凝涩不行，若不慎违背禁忌，则腹痛瘕泄，亦致不调。且血随气行，经不调多由于气，如丹溪所言，经来成块，为气之凝；将行作痛，为气之滞；行后作痛，乃气血虚。先期而来者血热，后期乃至者血虚，亦无不由于气。错经妄行，乃气之紊乱；月经色淡，乃虚而夹水；月经色紫，乃气之热；黑者为热甚；乍少乍多，淋漓不断，乃气不摄血。故林珮琴提出，"调经必兼气药"，更若脏损经闭，则由悲伤肺，忧伤心，思伤脾，怒伤肝，房劳伤肾。若肺伤则气陷血脱，心伤则惊悸盗汗，脾伤则食减肌瘦，肝伤则发焦筋痿，肾伤则淋带骨蒸，甚至嗽热泄泻。冲任亏败，源涸流竭。如《素问·阴阳别论》云："二阳之病发心脾，有不得隐曲，女子不月。"心主血，脾统血，若思虑过度，所愿不遂，郁而成损，则先经闭而后干嗽，累月经年，遂成干血劳瘵，则治难措手。此外，古人所谓经前勿补，经后勿泻，此为经期腹痛者言之。总括其要义，林珮琴提示"调经之要，务令血气和平，自然经准受孕"，此言切中肯綮。

1. 务审虚实寒热而调之

关于月经失调的治疗，林珮琴指出，若阳太过则月经先期，为有火内扰，亦有虚而生火，则当养营摄血。亦有无火而月经先期，或予补中气，或予固肾关，然用药"不宜过用寒凉"。而阴不及则后期，本属血虚为病，若有血热而燥瘀，治宜清补。亦有血逆而致留滞，则治宜疏利，毋预执温补。其阴阳乖乱，而错经妄行；或由火邪搏营，迟早互见，而不定期；或由经气舛逆，由口鼻上冲，"务审其虚实寒热而调之"。

2. 经期前后腹痛宜辨虚实

林珮琴认为经期前后腹痛，其性虚实悬殊。若经未行而先痛，乃血为气滞，经通则痛自除。经已行而犹痛，则冲脉本虚，血去则痛益甚。治疗滞者宜理其气，温而行之；虚者宜培其营，则峻以填之。淋漓不止，则必固以摄之。亦有腹愈痛经愈多，甚至痛欲死，乃系火搏于血，治宜行血，用药如川芎、当归等。治宜敛血，用药如黄芩、芍药等；治宜理脾，用药如茯苓、白术等。以益母草破气中之血，以延胡索破血中之气，以香附开其郁，虚者加人参。理脾则血有统，破结则火痛得除。故调经莫如八珍汤加益母草、延胡索。

3. 经闭不行详辨兼症

其经闭不行，如肥人多痰塞，治宜导痰汤加川芎、川连；瘦人多郁火，治宜四物汤加牡丹皮、山栀、泽兰。因脾胃亏而食少，旺其运纳之权，治宜归芍异功散；因肝肾亏而骨蒸，则壮其营阴之本，治宜地黄汤去山茱萸、泽泻，加龟板、五味子；因思虑郁损心脾，治宜归脾丸、小营煎；因劳嗽咳伤肺气，治宜劫劳散、紫菀汤；或温养下焦，用熟地黄、沙苑子、杜仲、龙眼、芡实、鹿角胶；或宣通奇脉，用枸杞子、牛膝、当归、泽兰、茯神、香附。若枯闭日久，轻用破血通经，则是愈枯其枯；又有经后发热倦怠，两目如帛蔽不明，视物不清，此乃脾肾精华不能上注于目，治宜朝用补中益气汤，夕用地黄丸加杞子；至于七七数尽，月经当断不断，或因气血有余，月经已断而复来，即为崩漏，治宜固摄冲脉，用大补元煎加续断、阿胶、海螵蛸、菟丝子等。

（三十二）经闭

《类证治裁·卷八·经闭论治》阐发经闭论治，首先解说经闭由于胞脉闭，思郁致损，血滞经闭、血枯等所致。继而，介绍经闭之治法，以及月经失调的辨析治疗。其后，附相关论治分列方药。

《类证治裁·卷八·经闭论治》，认为月事不来，由于胞脉闭，而胞脉属于心，络于胞中，今气上迫肺，心气不得下通，故月事不来。经闭亦乃血滞血枯，一是经行时余血一点未净，或外感风寒，内伤生冷，七情郁结，为痰为瘀，凝窒经络，则为血滞；二是经尽后，劳伤冲任，咳嗽骨蒸，火逼水涸，则为血枯。血枯经闭，多由伤肝。阐释血枯而月事衰少不来，如《素问·腹中论》所云"有病胸胁支满者，妨于食，病至则先闻腥臊臭，出清液，先唾血，四肢清，目眩，时时前后血……病名血枯"。阐释血枯之机理，"此得之年少时，有所大脱血，若醉入房中，气竭肝伤"故而月事衰少不来。可见，闭经之机理与血枯密切相关。

1. 血枯经闭之治

林珮琴援引《素问·腹中论》记载"以四乌鲗骨一芦茹二物并合之，丸以雀卵，大如小豆，以五丸为后饭，饮以鲍鱼汁，利肠中及伤肝也"。

继而分析其机理，症见胸胁支满，乃肝病；妨食，乃肝病传脾，故闻腥臊臭；其出清液，乃肝病肺乘；症见唾血，四肢清，目眩，乃肝血伤。经文所述之芦茹即茜根，其能散血。其云后饭，即提示饭前先服药。鲍鱼汁利肠垢，而和肝伤，取其臭秽以佐乌骨辟宿瘀。若因饮食劳倦，损伤脾胃，治疗此类经闭，只宜补养脾胃，以白术为君，茯苓、芍药为臣，佐以黄芪、甘草、陈皮、麦芽、川芎、当归、柴胡等。因脾能生血，经则自行恢复正常。

2. 思郁致损心血经闭

参考寇宗之言，认为童男室女，积想在心，而思虑过度，男则神色消散，女则月水先闭。因忧愁思虑，多伤心脾，故神衰食减。火炎烁金，则肺金燥，肾水绝，木气失荣，四肢干痿，五脏传遍，则预后不佳。若能改易其心志，用药扶持调理，治宜柏子仁丸、泽兰汤。益阴制火，其治忌青蒿、䗪虫等凉血行血。凡经闭因血滞，多凝瘀积痰，则治宜牛膝散、导痰汤等。

3. 津液燥竭经闭

若胃热消渴，津液燥竭，治宜玉烛散；若思郁成损，治宜归脾汤；潮热骨蒸，治宜加味逍遥散加熟地黄、龟板；若室女经行复闭，羸热成劳，肝脉弦出寸口上鱼际者，急与婚配，治宜加味小柴胡汤；若干嗽，用地黄汤去牡丹皮、泽泻，加甜杏仁、五味子、白芍、贝母；妇人经少渐闭，五心烦热，肌削脉数，乃阴虚阳乘，当养血益阴，治宜人参固本丸；下利而经断，利止经自来，若脉微涩，虽经止二三月不行，亦非胎孕，治宜养血则经自行；若气上迫肺，心气不得下通，月事不来，治宜先服降心火之剂，如芩连四物汤、三和汤去硝黄，后服局方五补丸，后以卫生汤治脾养血；血滞经闭，治以当归散、元归散以破瘀，加味导痰汤以涤痰，滞去则经通。

4. 论述月经失调之辨治

（1）阐释经早

经早即月经先期至，主血热，治宜加味四物汤加鲜藕、大枣。参考薛立斋分为两端，一是肝经血燥，用加味逍遥散；二是脾经郁滞，用归脾汤。若肝经怒火，用加味小柴胡汤；血分有热，用加味四物汤；若劳役动火，用补中益气汤。参考张景岳之言，认为血赤脓紫，脉洪属多火而经早，治宜清化饮；微火阴虚者，为内热动血，治宜保阴煎；脉证无火，乃心脾不摄，经亦早，治宜小营煎、七福饮，加杜仲、五味子。另外，若月经一月二三至，乃气血败乱，当调其寒热虚实，不得以经早血热而概论之。大约属血热者，腹多不痛，其来必多，治宜固经丸加生地黄、芍药。

（2）解析经迟

经迟即月经后期而至，主血虚，用加味五珍汤。薛立斋所云，则分为三种，一是脾经血虚，治宜人参养营汤；二是肝经血少，治宜地黄汤；三是气血俱弱，治宜八珍汤。参考张景岳之论，血淡不鲜，脉微迟无火而后期，治宜大营煎；亦有阴火内烁，血本热而仍后期，乃水亏血少，治宜加味四物汤、地黄丸；月经过期作痛，乃气血两虚，治宜八珍汤加木香；肥人过期色淡为痰，治宜二陈汤加川芎、当归、贝母；大约血虚，腹多空痛，脉大无力或濡细，治宜八物汤加香附等。

（3）分析经乱

经乱为月经迟早无定，乍前乍后，多因心肺虚损，治宜滋血汤；或因受惊，气乱经亦乱，治宜茯神、酸枣仁、柏子仁、麦冬、下归附丸；气盛于血，不受孕，治宜抑气散。参考张景岳所论，认为三阴亏，兼阳虚，治宜大营煎去牛膝；若忧思损心脾，治宜归脾汤、七福饮；食少属脾不健运，宜温燥，治宜理中汤、六君子汤；脾虚不摄，为淋漏，治宜保元汤加杜仲、芡实、牡蛎；肝虚不藏，多惊惕，治宜补肝散去独活、木瓜，加茯神；情志不遂，肝脾气结，经期乱，治宜逍遥饮等。

（4）论述痛经

若经前身痛拘急，宜散其风，用越痛散加秦艽；经前腹痛畏冷，宜温其寒，用调经饮加姜、桂、茴香；气滞者，宜行其滞，用加味乌药汤；血瘀者，宜逐其瘀，用通瘀煎；属气血结者，宜理其络，用失笑散；若瘕痞胀，调其气血，治宜交加地黄丸；虚寒急痛，宜温其里，治宜五物煎；痛在经后，宜补其虚，用八珍汤加香、砂；但凡心腹攻筑，胁肋刺痛，月水失调，治宜和其肝，用延胡索散加枳壳；若经滞脐腹，痛不可忍，宜导其壅，用琥珀散。参考《金匮要略》所云，妇人腹中痛，当归芍药汤主之。林珮琴认为，此治乃补中泻木。又妇人腹痛，小建中汤主之，林珮琴热提示，此亦"补脾伐肝"之意。

（5）阐释倒经

倒经即经期气逆，直犯清道而为吐衄，治宜折其逆势而调之，以山栀、牡丹皮、生地黄、丹参、白芍、苏子、郁金、童便；或用四物汤和韭汁，童便服；因怒火伤肝致逆，宜用龙胆、牡丹皮、青皮、黄芩、白芍、山栀；因心气不足，衄血面黄，治宜茯苓补心汤等。

（6）陈述淋漓不止

若淋漓不止，多属气不摄血，治宜止经汤加人参、黄芪；子宫虚寒淋漓，治宜胶艾四物汤；血分有热不断，治宜蒲黄散；若经来乍多乍少，其经水过多，治宜当归饮；若过多淋漓，治宜胶艾四物汤，或保元汤；若经水涩少，治宜四物加葵花汤等。

5."居经"勿与经闭同治

林珮琴指出，月经三月一行则为居经，俗名按季。或由脉微，气血俱虚；或由寸口脉微而涩，少阴脉微而迟；或由阳脉浮大，阴脉反弱。又论及一岁一行者，则为"避年"，此因禀受不齐所致，提示其原因有不同，临证"勿与经闭同治"。

6. 附方

《类证治裁·卷八·经闭论治》附方63首,其中通补为柏子仁丸、泽兰汤。观其附方之用药组方及适应证或治法条目,其主要治法涉及以下几个方面:养血活血,如泽兰汤;养血益阴,如柏子仁丸;补益气血,如八珍汤、五补丸、卫生汤、加味八珍汤、交加地黄丸、养营汤、四物汤、八物汤、大补元煎;清热凉血,如加味四物汤、蒲黄散、清化饮、保阴煎;清热泻火,如玉烛散、芩连四物汤;理气行滞,如归附丸、抑气散、加味乌药汤、六君子汤、归芍异功散、理中汤、保元汤、归脾汤、七福饮;活血通经,如失笑散、旋覆花汤、牛膝散、通瘀煎、当归散、元归散、琥珀散、滋血汤;温里除寒,通血脉,如五物煎、固本丸、补中益气汤;理气化痰,如导痰汤、二陈汤;调理脏腑,如逍遥饮、加味小柴胡汤、延胡索散、加味逍遥散、补肝散、小营煎、六味地黄汤、三和汤;调理月经,如大营煎、固经丸、当归饮、四物加葵花汤、四乌汤、芎归汤、止经汤、胶艾四物汤;调经止痛,如越痛散、调经饮、当归芍药汤、小建中汤、伏龙肝汤等。

（三十三）崩漏

《类证治裁·卷八·崩漏论治》阐发崩漏论治,首先介绍崩漏产生的机理,凡忧思怒劳,激动五志之火,皆能损络,使冲任主胞胎失守,而致经血暴注。继而解说崩漏审因论治,诸医家论崩漏之治。其后,分列崩漏论治附方。

阐释崩漏的症状特点,《类证治裁·卷八·崩漏论治》指出,崩者血暴下成块,如山冢之崩;漏者经绵延不止,如漏卮之难塞。陈述其病因病机,据《素问·阴阳别论》云"阴虚阳搏谓之崩",《灵枢·百病始生》曰"阴络伤则血内溢",林珮琴进一步指出,血行络中,汇于冲脉,而冲为血海。故非阳盛搏阴,致损内络则不至崩漏横决而下,且心主血,脾统血,肝藏血，但凡忧思怒劳，激动五志之火，皆能损络，使冲任主胞胎失守，而致经血暴注，久而不止，故谓之崩中。

参考《妇人良方》之论，谓妇人崩中，由于脏腑虚，冲任亦虚，不能约制其经血，或阳搏阴，热伤冲任，血得热则流溢，甚至昏仆，其脉疾小为顺，洪大为逆，治疗当调补脾胃。参考《济阴纲目》之言，认为崩漏属气虚，不能约制，则宜补气，其为热乘者，则宜凉血，不当混言调补脾胃。林珮琴解析而言之，提出有脏腑及冲任阳虚，有脏腑及冲任阴虚，有阴虚兼阳亢，有初损脏腑，久崩久漏，屡伤冲任，以致络虚不能摄血，若概言调脾胃，尚未切中要。参考李东垣治崩，亦言宜大补脾胃，升降气血，其原理在于，气血为脾胃所生，且冲脉隶在阳明。

1. 崩漏论治

林珮琴认为，《黄帝内经》既明言络伤血溢，不得提防约束，治宜为之弥缝其隙，以阿胶、鸡血藤膏、赤石脂、紫石英等。血中有滞气，脐腹隐痛，不宜骤用固涩，变成肿胀，当通因通用，宜用益母草、香附、泽兰、白芍、延胡索、海螵蛸、当归尾等，"和其气而血自调"。按《产宝》分阴崩阳崩，其受热而赤，谓之阳崩；受冷而白，则谓之阴崩。赤属血热，白属气虚。然崩中日久，则为白带，如此当补摄，用杜仲、续断、芡实、牡蛎、沙苑子、菟丝子等。勿令延至髓枯精竭，治宜人参、熟地黄、枸杞子、茯神、鹿角胶、五味子、肉苁蓉、当归等，以大剂，填塞下元。

2. 诸医家论崩漏之治

参考李东垣论气陷血脱，治法当升举。参考薛立斋论血崩之患，或因脾虚不能摄血，或因肝火迫血妄行，或暴怒伤肝，血热沸腾，或脾经郁火，血不归经；或悲伤心包，血乃下脱。论其治法，其脾经亏损，治宜六君子汤加川芎、当归、柴胡；若脾气虚陷，治宜补中益气汤加酒炒白芍；若肝经有火，治宜四物汤加柴胡、山栀、牡丹皮；属怒火伤肝，治宜小柴胡汤加山栀、牡丹皮、白芍；肝经风热，治宜加味逍遥散；思郁伤脾，治宜归脾汤加山栀；悲伤心包，治宜四君子汤加柴胡、栀子、升麻等。林珮琴概言，先哲论下血，当用四君子汤收功，所谓血脱益气，凡大脱血后，急用独汤。其发热咳嗽脉数，乃元气虚弱假热之象，尤当加用人参之类以调补脾元，"以无形之气，生有形之血"，所谓阴从阳长之理。若脉虚大，当察其有胃气，受补则可救，不可误投寒凉，复伤生气。其治因怒血崩，面青黄或赤，为肝木制脾土，以小柴胡汤合四物汤。治肝脾郁火，血崩乳肿胁痛，以逍遥散加酒炒龙胆草、山栀子，再用归脾汤加山栀子、贝母。治血崩伴身热头晕，食少吐痰，用八味丸而愈。后因劳役复发，脉洪大，按之微弱，此无根之火，属内虚寒，而外假热，用十全大补汤一剂渐减，又服八味丸愈。其崩久脾胃虚寒，肢冷腹痛，先用附子理中汤，再用归脾汤、补中益气汤愈。过服寒凉，腹闷烦躁，脉洪而虚，急用八珍汤加炮姜，以温补之，若缓则不救。

参考戴元礼论崩中，经血或清或浊，或纯下瘀血，甚则头目昏晕，四肢厥冷，并宜胶艾汤、咽震灵丹，佐以三灰散，或以童便煎理中汤。血崩腹痛，人疑恶血未净，及见血色瘀晦，愈信恶血，不敢止截。岂知经血出络，一停即成黯色，未必尽为瘀热，又焉知瘀之不为虚冷所致，且瘀而腹痛，血行则痛止。崩而腹痛，血住则痛止，治宜芎归汤加熟附、干姜各五分，其血住而痛自止。结合《备急千金要方》治崩淋带下，用小牛角散，"若积冷崩中，去血不止，腰背痛，四肢重，虚极者，用大牛角散"。《神农本草经》云："牛角下瘀血闭血。女人带下血崩，燔之酒服。"寇宗疏云："烧灰，主妇人血崩便血血利，虚人以独参汤，保元汤送下。崩中去血不断，用角腮鹿茸散。崩中赤白，或如豆汁，用伏龙肝汤。"参考《张氏医通》治崩漏过多，补泻不应，用牛角腮煅存性，酒服二三钱。虚寒血色稀淡者，牛角腮同鹿茸服，用意尤妙。若崩漏经年不止，用莲房五枚烧存性，香附二两炒黑，为细末，空心陈酒下二钱。若风入胞门，忽下鲜血，用一味防风丸，旋覆花汤下。

参考张景岳治血热妄行，多用保阴煎，或加减一阴煎。火盛迫血，用徙薪饮加续断、丹参。若脾肾虚寒，兼呕兼溏泻而畏寒，用理阴煎，或理中汤。脾肾阴气不固，用固阴煎，或秘元煎。若阳虚脱陷，用四维散。血脱气竭，用独参汤，或当归补血汤。血滑不禁，用龙骨散加人参。症见血臭脉滑者多火，宜从清凉；血腥清寒，脉细者多虚，则当温补。参考张景岳之言，认为血崩来如潮涌，明是热势妄行，然又不可用寒治，乃寒则血凝，而热郁于内，治宜清补，兼为升提，血自循经，经自摄血，而又不可骤止，治宜地黄、阿胶、白芍、麦冬、桑耳灰、木耳灰之属；久则多虚寒，又宜温补脾胃。结合《女科纂要》之论，崩宜理气、降火、升提；漏宜养气补火，或兼制火。林珮琴提示凡"崩漏不可多用寒凉"，致伤脾胃，不能摄血归源，乃是加速其危。若崩漏初起，不问虚实，治以荆芥四物汤；肝经虚热，治以奇效四物汤；因怒动血，用养血平肝散；劳心过度，宜用柏子仁汤；漏下伤胎，用胶艾四物汤；脾虚恶食，用当归芍药汤；血脱气陷，用益胃升阳汤；赤白崩漏，用艾附汤；虚寒崩漏不止，用丁香胶艾汤；崩漏渐成虚羸，宜用鹿茸；若崩中诸药不愈，用牡蛎丸等。林珮琴阐发崩漏用药原理，认为凡血崩病证，"多用醋炒荆芥、升麻"，意在"醋能收敛"；五灰、十灰诸散，治疗崩漏以炒，其理为"红见黑则止"，因红为火象，黑为水色，故而血证多兼用黑药，取水能遏火之义。

3. 附方

《类证治裁·卷八·崩漏论治》附方44首。观其用药组方及适应证或治法条目，其治法涉及以下几个方面：养血调经止血，如荆芥四物汤、胶艾四物汤；温经养血止崩，如艾附汤、丁香胶艾汤、鹿茸散、鹿茸丸；补中益气，益气升提，如补中益气汤、升阳益胃汤；补益气血，如十全大补汤、当归补血汤、八珍汤、当归芍药汤、四物汤、芎归散；健脾益气，如四君子汤、六君子汤、归脾汤、独参汤；和解养血平肝，如小柴胡汤、养血平肝汤；清肝凉血，如加味逍遥散、保阴煎、加减一阴煎、徙薪饮、奇效四物汤；益气养阴固摄，如秘元煎、附子理中汤、四维散、固阴煎、八味丸；养心安神，如柏子仁汤；收敛固涩止崩，如三灰散、牡蛎丸、五灰散、十灰散、龙骨散；温阳固冲，收敛止血，如小牛角䚡散、大牛角䚡散、角䚡鹿茸散等。

（三十四）产后病

《类证治裁·卷八·产后论治》阐述产后病的论治，首先阐发产后病证之审察，其亡血伤津，新产营血大损问诊要点，继而介绍产后诸证之论治，用药忌辛热再劫其阴，其后分列产后病论治附方。

阐释产后病的病因病机，《类证治裁·卷八·产后论治》提出，新产营血大损，阴倏亏于下，阳易冒于上。其甚者，乃气脱血晕，若迟则不救，稍轻则头汗目眩而为郁冒。若风入筋急为发痉，阴虚阳浮为发热，火炎灼金为喘嗽气促，为虚烦不眠，为惊悸盗汗，故而蓐劳形成，即发为产后痨，皆归咎于阴虚阳亢之征。

参考《金匮要略》论新产三证，一是血虚多汗出，善中风，故病痉；二是亡血复汗，寒多，故病郁冒；三是亡津液，胃燥，故大便难。参考《金匮心典》之言，提示血虚汗出，筋脉失养，风入而益其痉，此乃筋病；亡阴血虚，阳气遂厥，而寒复郁之，则头眩而目瞀，此乃神病；胃藏津液，以渗灌诸阳，亡津液胃燥，则大肠失润而大便难，此乃液病。林珮琴进而阐发，认为三证不同，"其亡血伤津则一"，故"用药忌辛热再劫其阴"，即使有外因为病，亦忌风药升举其阳，免致汗脱血晕而毙。产后阴伤，下焦必损，而奇经多附于下，若冲任督带，皆失所司，则多厥逆上攻，腰脊腹痛，发为红白自下等。

1. 新产问诊要点

林珮琴认为诊新产先问腹之痛否，以验其恶露之有无。如小腹胀痛，恶露未净，治宜郁金、桃仁、牛膝、延胡索之属行之。手摸脐腹成块，乃儿枕未消，治宜失笑散，或山楂肉、砂糖之属消导之。腹痛喜热手按，乃虚寒气滞，治宜砂仁、木香、香附、小茴香、当归、干姜、大枣温而通之。

2. 辨外因与内因

产后宜询头身痛否，及曾否寒热，有汗无汗，以辨其外因与内因。如外感头痛，脉必浮，治宜川芎、白芷、防风、荆芥、甘菊、蔓荆辛散之；血虚头痛，脉近数，治宜四物汤、白芍用酒炒主之；产后感冒，不可轻汗，如头痛发热脉浮，属伤风，治宜香苏饮加川芎、当归、生姜、葱轻解之；身痛拘急，恶寒脉紧，属寒邪，治宜芎苏饮加生姜温散之；初起头晕发热，症见烦渴，脉右大，为温热证，治宜葱豉汤微汗之；若脉迟身痛，属营分虚，治宜当归建中汤和之；汗出身痛，乃营卫俱虚，治宜归芪建中汤两和之。自汗属阳虚，汗多亡阳，轻则用人参、生地黄、白芍、五味子、小麦之属补而敛之；重则用芪附汤，以固其阳。盗汗属阴虚，汗本阴液，治宜六味汤加麦冬、五味、牡蛎固其阴。

3. 产后阴阳失调辨治

《类证治裁·卷八·产后论治》阐发产后阴阳失调，若产后头汗晕厥，乃阳上冒，治宜生地黄、阿胶、龙骨、牡蛎、茯神、酸枣仁、乌梅、白芍、小麦，养阴以镇阳；产后恶寒，乃阳不足，寸脉微，治宜补中益气汤加姜、枣发越之；产后发热，阴不足，尺部弦，治宜六味汤加肉桂，以收摄之；阴阳相乘，憎寒发热，治宜八珍十全诸汤，以调补之；其恶露未净，治宜大调经散，以消补之；若血去多，不时发热，乃孤阳无所根附，治宜四物汤，以益其阴，必以炮姜苦温，收其浮越；若肌灼面赤，渴饮脉虚大，治宜当归补血汤，其理在于"无形之气，生有形之血"；症见寒热咳嗽，肌赢色悴，为蓐劳，服用母鸡汤、猪腰汤，或用人参、黄芪、黄芩、炙甘草、五味子、山药、酸枣仁、当归、白芍、莲子以扶脾；属脏寒腹痛，乃下焦虚，用归姜羊肉汤温养之；若白带多，腰脊痛，乃为督脉空，用鹿角胶、枸杞子、杜仲、沙苑子、菟丝饼、芡实等填补之；若蓐劳寒热，食减泄泻，损及脾阳，用异功散加砂仁、莲子、山药、益智仁、肉果、诃子温摄之；吐逆泄泻，肢寒，乃胃阳虚，用附子理中汤、温胃饮急温之；若呕痞痰多，乃脾气滞，用香砂六君子汤健运之；外感咳嗽，声重鼻塞，乃腠理疏，治宜杏仁、桔梗、苏叶、前胡、生姜先散之，再用异功散去白术，加生黄芪以实之；内伤嗽，属脾肺气虚有痰，治宜六君子汤加蜜炙桑皮主之；火炎灼金呛嗽，用六味去萸、泽，加麦冬、五味主之；干咳无痰，乃火郁于肺，治宜甘桔汤加玉竹、贝母、杏仁、百合开润之；产后血脱气喘，为孤阳绝阴之危候，治宜贞元饮；若吸气促，自汗肢冷，乃虚阳欲脱，治宜参附汤急救之；若风寒外邪入肺，而喘急，必气粗嗽痰，与吸促气短不同，宜以金水六君煎主之，或去熟地黄，加杏仁、桔梗、苏子，疏痰利气；若败血冲肺致喘，用人参苏木煎、夺命散主之。

4. 产后其他诸症施治

（1）产后腹满闷论治

产后腹满闷，呕吐，脘间有败血，抵圣汤宜之。伤饮食者，用和中饮消导之；属脾气虚寒，用六君子汤加炮姜、木香温补之；属胃虚气逆，用橘红半夏汤加蒌、杏苦降之；属肝木侮土，用六君子汤加升、柴疏畅之；若胃虚呃逆，乃为危重病证，治宜理中汤加丁香。其因寒者，用丁香柿蒂散；因痰者，用橘皮竹茹汤。

（2）产后浮肿辨析表里

关于产后身面浮肿，为气虚水湿不行，当辨其表里。如因浴早，水渍入窍，身重肌浮，则为湿肿，治宜羌、防、芎、苏、当归、防己汗之；因水谷聚湿，小便不爽，为水肿，治宜苓、夏、泽兰、车前、木通利之；如四肢浮胁腿刺痛，则为败血流入经络，治宜小调经散，或牛膝、山甲、归尾、琥珀、红花、苏木等消其瘀；如气不化水，肿胀溺涩，为肾阳虚，治宜肾气汤减去牡丹皮、山萸肉，以化气而利水。

（3）治产后因惊发狂

产后困惊发狂，乃为血虚神不守舍，加味八珍汤主之。败血干心，狂言见鬼，为心包受邪，治宜茯苓散、琥珀散加菖蒲汁镇理之。惊悸恍惚者，心神不安，治宜归脾汤补之。产后不语，或因败血，上闭心包，治宜清魂散加牛黄、丹参、苏木理之。因痰涎上干心窍，治宜温胆汤加菖蒲汁豁之。因心肾气虚，不能上通于舌，治宜七珍散补而开之。

（4）产后汗多发痓

产后发痓，症见牙关紧急，口噤肢搐，为血虚风劲，治宜十全大补汤加制附子峻补之。无汗恶寒为刚痓，小续命汤主之。有汗不恶寒为柔痓，上汤去麻黄，加葛根。产后汗出头晕，欲成痓厥，乃肝阴虚，风阳动，治宜阿胶、生地黄、茯神、小麦、牡蛎粉、酸枣仁以生液。产后类中风，口眼㖞斜，腰背反折，乃血虚兼风火痰，治宜芎归汤加荆芥穗，炒黑豆淋酒煎服，以行血祛风，或川芎散清理痰火。凡筋脉夹寒则急，夹湿则纵，为血虚风火入络，则状类中风。林珮琴告诫，产后若作真中风，用小续命等汤治，则为贻误。因类中痿废不起，为气血亏，筋脉缓弛，宜滋阴大补丸以壮养肝肾。

（5）产后脱血之治

产后脱血，属风火炽而筋失荣养，治宜八珍汤加牡丹皮、钩藤以生阴而退阳；如不效，用四君、芎、归，加牡丹皮、钩藤以补脾土。若左脉弦，为血虚火灼，治宜加味逍遥散、六味丸以清肝火，滋阴血。古法用愈风汤、交加散效。产后麻瞀，为气血虚而夹痰，若右半身麻而晕，为经脉空而痰饮袭入，治宜六君子汤加归、芪、肉桂；左半身麻而晕，为营血亏而风火袭入，治宜十全大补汤。产后颤振，气血虚而生风，急用十全大补汤。手足拘挛制动，为风客经络，治以舒筋汤主之。夹风热，治宜加味逍遥散。若虚寒，治宜十全大补汤。若血虚滞，治宜参苏煎加制附子。

（6）产后感时邪宜审治

产后感时邪，如暑伤肺气，必呕闷，治宜川贝母、杏仁、通草、瓜蒌、郁金肃降之；燥伤肺津，必咳渴，以天花粉、天冬、杏仁、玉竹、百合、贝母、蜜润之；热陷心营，必昏谵少寐，以竹叶、麦冬、犀角、生地黄、连翘、黄、菖蒲汁凉沁之。湿阻三焦，必头胀，舌白不渴，胸满身痛，溺少便溏，以茯苓皮、半夏、桂枝、厚朴、瓜蒌、滑石上下分清之。风温犯上焦，必灼热头蒙，脘痞昏睡，以山栀、豆豉、瓜蒌、桑叶、贝母、羚羊角辛凉以宣通，微苦以清降。湿温化热阻气，必头重身热痛，咽痛胫冷，以元参、银花、杏仁、瓜蒌、石斛、薏苡仁、滑石，以甘淡微苦轻解之。痰饮上干，必胁痛背冷，咳逆不得卧，或肠中漉漉有声，兼溺短足肿，治宜桂枝、半夏、干姜、薏苡仁、五味子、茯苓、白芍、甘草，以辛酸淡渗泄之。

（7）治产后其他诸症

若产后经行太早，乳必少，属脾虚不能摄血，治宜补中益气汤；属心脾不能统血，用加味归脾汤；属肝火迫血妄行，用加味逍遥散；属气血兼虚，用八珍汤；产后阴脱，若努力所伤，以当归人参汤升之，外用五倍子末固之。属生肠不收，虚而滑，治宜内服川芎、当归、人参、黄芪、升麻；外用香油润肠，绢托之；或以灯草搔鼻取嚏。若产门不闭，属阴气失敛，用十全大补汤峻补之；若肿热痛，乃肝经虚热注，用加味逍遥散；若因忧怒，属肝脾郁伤，用加味归脾汤；因暴怒，肝火血伤，治宜龙胆泻肝汤。

5. 产后诸治注意事项

参阅香岩先生案治验，若冲脉为病，每用紫石英镇逆；若任脉为病，用龟板静摄；若督脉为病，用鹿角胶、鹿茸温煦；属带脉为病，用当归宣补；属阳维为病，其苦寒热，治以当归桂枝汤和营；若阴维为病，其苦心痛，用生化汤加肉桂温寒。林珮琴提出治疗产后病证当审而用之。林珮琴亦告诫，诸凡产后病证表现多样，而危者莫危于血晕、气喘、呃逆、风痉；难治者莫难于蓐劳、虚嗽、泄泻、积聚。尤其要关注"产后下焦阴虚，为伤其肝肾"之机理，而冲任督带，多隶肝肾，故林珮琴提出"用药宜温养固摄"，切勿重虚其虚，致成下损，而不能复原。

6. 附方

《类证治裁·卷八·产后论治》附方 98 首，其中通治为生化汤。从其附方用药组及适应证或治法条目而言，其治法涉及以下几个方面：温经祛瘀，如生化汤；调和营卫，如当归建中汤、归芪建中汤；补中益气，如补中益气汤；健脾益气，如异功散、四君子汤、归脾汤、参苓白术散、香砂六君子汤、加味归脾汤；气血双补，八珍汤、十全大补汤、当归补血汤、加味八珍汤（即八珍汤加茯神、远志）；养血活血，如四物汤、芎归汤、补虚汤、大调经散、小调经散；活血化瘀，如金黄散、延胡散、失笑散；温阳益气，如附子理中汤、芪附汤；清肝泻火，如加味逍遥散、加味小柴胡汤、龙胆泻肝汤；调理阴阳，如六味汤、肾气汤；芳香温通降逆，如丁香散、丁香柿蒂散；化痰降逆，如橘红半夏汤、橘皮竹茹汤；利水渗湿，如五苓散；温脾肾缩尿，如益智仁散、桑螵蛸龙骨散、螵蛸丸；调理胕损，如归芪汤、固胕散、补胕饮；清热利湿通淋，如滑石散、加味四物汤；固精止带，苓术菟丝丸、金锁匙丹。其他产后病证调治，①伤食、酒伤，如和中饮、葛花解酲汤；②痞满、吐泻、便闭，如来复丹、抵圣汤、温胃饮、藿香正气散、四神丸、肉蔻理中丸（即理中丸加肉蔻）、加味四君子汤（即四君子汤加黄粟壳）、参香散、通气散；③伤风、寒热、火郁等，如香苏饮、当归桂枝汤、芎苏饮、葱豉

138

汤、独活汤、愈风丹、小续命汤、甘桔汤、竹叶汤；④惊狂、不语、痉挛，如琥珀散、茯苓散、温胆汤、清魂散、七珍散、川芎散、舒筋汤、交加散、当归散；⑤积聚、积热、血瘕，如四神散、芍药汤、加味清胃散、血竭散；⑥鼻衄、喘急、下利，如益母丸、贞元饮、金水六君煎、救急散、白头翁加甘草阿胶汤；⑦阴脱、血晕、痿废，如当归人参汤、夺命散、滋阴大补丸等。此外，亦介绍了宜于产后调补的几款食疗汤，如归姜羊肉汤、母鸡汤、猪腰汤等。

（三十五）带下病

《类证治裁·卷八·带下论治》阐发带下病论治，首先解说带下病的病因病机，认为带下系湿热浊气流注于带脉，连绵而下。继而提出赤带属热，白带属湿，介绍带下辨证论治，其后分列带下论治附方。

关于带下病的病因病机，《类证治裁·卷八·带下论治》提出，带下系湿热浊气流注于带脉，连绵而下，而名为带下，故妇女多有之。赤带属热，因血虚而多火；白带属湿，因气虚而多痰。亦有五色兼下，多为六淫七情所伤，症见滑泄不止，则腰膝酸，治宜调脾肾，或用升提，或用摄固。临证又当分白带、白浊、白淫三项。白带者，为流出稠黏清冷，此出于胞宫，乃精之余；白浊者，为胃中浊气，渗自膀胱，乃水之浊；白淫者，溺后滑精，此乃房后男精不能固摄。

关于带下之辨证施治，林珮琴归纳认为，带下病之原因及治疗大致有六方面。

1. 心旌摇

心火不静而带下，治当先清火，用朱砂安神丸、清心莲子饮；如无邪火，但心虚带下，治以秘元煎、人参丸等。

2. 欲事过度

欲事过度，症见滑泄不固，治宜秘元煎、固精丸、锁精丸等。

3. 人事不畅

人事不畅，症见精道逆而为带浊，初宜用威喜丸，久宜用固阴煎。

4. 湿热下流

湿热下流而为带浊，其脉必滑数，烦渴多热，治宜保阴煎、加味逍遥散，若热甚兼淋而赤，用龙胆泻肝汤。

5. 元气虚

元气虚而带下，用寿脾煎、七福饮、十全大补汤。若阳气虚寒，脉见微涩，腹痛清冷带白，治宜家韭子丸。若脾肾气虚下陷，用补中汤，或归脾汤。如淫浊初起而见热涩，用大分清饮；初起无火，但见淋涩，用小分清饮或五苓散。若肝经怒火下流，治宜加味逍遥散，甚者龙胆泻肝汤。若服寒凉太过，致下焦不固，治宜萆薢分清饮。属元气虚寒下陷，治宜补中汤。如脾湿下流，治宜六君子汤、归脾汤。若久而不愈，虚滑下陷，治宜秘元煎、苓术菟丝煎。

6. 湿热

凡带下肥人多湿痰，用越鞠丸加滑石、海石、蛤粉、茯苓、半夏、椿皮为丸。若瘦人多热痰，治宜大补丸加滑石、败龟板、椿皮。若产后去血多，白带淋漓，治宜卫生汤。若久而不止，脉弱无力，治宜固真丸、玉关丸、参芪汤、克应丸，或秘真丹。

《类证治裁·卷八·带下论治》附方29首。观其用药组方及适应证或治法条目，其治法涉及以下几个方面：分清利湿，如萆薢分清饮、小分清饮、大分清饮；健脾利湿，如六君子汤、寿脾煎、补中益气汤、归脾汤、七福饮；补益脾肾，如苓术菟丝煎；温阳补脾益肾，如参芪汤；淡渗利湿，如五苓散；安神养心，如朱砂安神丸、人参丸；清心安神，如清心莲子饮；和肝舒郁，如加味逍遥散、越鞠丸；清肝泻火，如龙胆泻肝汤；滋阴清热，如保阴煎、大补丸；补益气血，如十全大补汤、家韭子丸；益肾固精，如秘元煎、锁精丸、固阴煎、固精丸、克应丸、固真丸、秘真丹等。

二、医案点评 🕊

　　林珮琴在《类证治裁·自序》中云："生平本不业医，间有治案，附于证后，非云程序也，聊存梗概，以寓别裁之微意云尔。"可见《类证治裁》的撰著，亦表达了林珮琴愿与有志医学人共裁之的意愿。究其医案来源，亦如《皇清例授文林郎先考羲桐府君传略》所述："因叹世俗之多误治也，思有以正之……始令就医者还所服方，择其要者，着为医案。"可知其叹息世俗之多误治，而有以正视听之意，故请就医者交还其经治服用之方，择其要者而编撰为《类证治裁》之病案，名之脉案。纵观全书，大多数病证的论治、脉候、附方之后，附有相关医案，而名之曰脉案，计500余例，其中尚有几例病案附有林珮琴的按语。本次整理研究，以《类证治裁》之脉案记载为据，每种病证选择其典型医案，将笔者的分析点评列为"按语"，附于医案之后。

（一）伤风案

案例1

　　患者，风伤卫阳，咳，频嚏多涕，怯风，头目重眩，宜辛以散之。用防风、苏叶、杏仁、川芎、桔梗、甘菊、生姜，微汗而愈。

　　　　　　　　　　　　　　　——《类证治裁·卷一·伤风论治》

　　按语：本案为风伤卫阳之证。症见咳嗽，喷嚏，鼻涕增多，恶风等。此为伤风感触外邪，治以辛散之法，汗出邪解。

案例2

　　患者，冬春喜浴，腠疏感风。以玉屏风散固之。

　　　　　　　　　　　　　　　——《类证治裁·卷一·伤风论治》

　　按语：本案为腠理疏松而伤风之证。其病在冬春喜浴，腠理疏松，而感风邪。治以玉屏风散固表扶正。

（二）伤寒案

案例 1

患者，正月伤寒，头痛项强，烦热无汗，脉浮紧。虽立春后气候尚寒，非麻黄汤，腠理不开，一啜汗透而愈。

——《类证治裁·卷一·伤寒治要》

按语：本案为伤寒表实证。故治以麻黄汤发汗解表，其得汗邪透。

案例 2

患者，初春伤寒失表，五六日后太阳证犹在，头痛身痛，烦热，脉洪。医但用杏、枳、桔、陈，热遂甚，耳聋，谵语，自利。予谓表证未除，原不宜拘日数，况邪不透表，势必循经传里，宜表里分解，用栀子豉汤合芎苏饮。盖以栀、豉除烦，芎、苏达表，柴胡达半表半里，茯苓渗湿，加黄芩、麦冬清热，日再服，汗透热除。

——《类证治裁·卷一·伤寒治要》

按语：本案为伤寒表证失治而太阳证犹存。症见头痛，身痛，烦热，脉洪。医治后反致热甚，并见耳聋，谵语，自利。此为表证未除，且邪不透表，势必循经传里。治宜表里分解，用栀子豉汤合芎苏饮，使邪随汗解。

案例 3

患者，冬季伤寒，发热头痛，拘急无汗，呕吐自利，脉右紧左浮。用葛根加半夏汤，再服则诸症得退。

——《类证治裁·卷一·伤寒治要》

按语：本案为伤寒表邪内迫阳明之证。病发为冬季伤寒，症见发热头痛，拘急无汗，邪气内迫阳明，故呕吐自利，脉右紧左浮。治以葛根汤解表散寒而和中，合半夏汤降逆止呕，共奏发汗解表，降逆止呕之功。

案例 4

患者，寒热烦渴，耳聋，胸满肿痛，或疑为外症，用攻毒药。予曰：此伤寒少阳症，若外症安得耳聋。仿陶节庵法，小柴胡汤去参、枣，加枳、桔、蒌、陈，诸症自愈。陶氏曰：表邪传至胸中，未入府，故为半表半里，只须小柴胡汤加枳、桔，或小陷胸汤，一服豁然。王海藏亦谓小陷胸为少阳药，以其能涤膈上结热也。

——《类证治裁·卷一·伤寒治要》

按语：本案为伤寒少阳证。症见寒热烦渴，耳聋，胸满肿痛，前医或误疑为表证，而用攻毒之药。林珮琴剖析为伤寒少阳证。故治以小柴胡汤化裁，加宽胸行气化痰之品，亦寓小陷胸汤之意。

（三）温病案

案例 1

患者，温邪内郁，头眩热渴，手心似烙，舌苔淡黄，寸脉浮大而数，是邪留上焦，宜整肃太阴气分。用黄芩酒炒、川贝母、杏仁、山栀、瓜蒌仁、麦冬、嫩桑叶、荷叶边，煎汤，一啜眩渴稍定。原方去芩、栀、加鲜石斛、元参、花粉、蔗汁冲，二服愈。此温邪上受，治从气分得解者。

——《类证治裁·卷一·温证论治》

按语：本案为温邪上受，邪留上焦之证。症见头眩热渴，手心发热，舌苔淡黄，寸脉浮大而数。治以肃清太阴气分之温邪，继而以前方减去清热之品，加滋阴之剂，而病愈。

案例 2

患者，邪从口入，呕渴恶热，舌腻脘痞，温从湿化；宜与开泄中上，豆豉、蒌霜、通草、半夏、薏苡仁、赤茯苓、竹茹、枳壳、郁金汁、芦根煎汤，一啜汗津津而愈。同时，李某症同，但溺涩痛。前方加灯心、车前穗，亦一剂愈。此湿滞中上焦，治从透渗得解者。

——《类证治裁·卷一·温证论治》

按语： 本案为湿滞中上焦，邪从口入之证。有温从湿化之象，治予开泄中上之品，汗出而愈。此外，另一患者，症状相似，然兼小便涩痛，乃湿滞中上焦，则治以透渗，故予前方加以清利渗湿之品。

案例 3

患者，劳力伤阴，感温，呛咳不寐，鼻衄痰红，下利血沫，脉虚大不数。误用柴葛升散，劫液动风。法以甘酸平润调之。阿胶水化、麦冬、炙甘草、潞参、茯神、白芍、枣仁、五味、生地、红枣，二服神安血止，即饮糜粥。原方去胶加甜杏仁、山药，再剂而瘥。此邪伤血络，用调补得愈者。

——《类证治裁·卷一·温证论治》

按语： 本案为温邪伤血络之证。患者劳力伤阴，感触温邪，邪伤血络，而脉虚大不数，前医误用升散，故治以甘酸平润，使神安血止，然后予糜粥自养。再以原方化裁调补。

案例 4

患者，温邪化热，头眩痰嗽，用辛凉清上。豆豉、杏仁、贝母各钱半，薄荷、山栀、花粉各一钱，滑石、赤苓各三钱，加灯心、桑叶。二服热退，用甘凉调理胃阴得安。此清降痰热，治从肺胃得解者。

——《类证治裁·卷一·温证论治》

按语： 本案为温邪化热之证。宜清降痰热，治从肺胃得解。服药热退，再用甘凉调理胃阴而获安。

案例 5

患者，温邪逆入心包，神志忽明忽昧，舌干，津润全无，谵狂不近衣被。欲扫热痰熏灼，急用芳香解秽。犀角尖八分、鲜生地一两，元参、麦冬各五钱，连翘、山栀、郁金各二钱，梨、蔗汁各一杯冲，再加至宝丹一丸，日再服。诸症立退。此大剂救液开闭得解者。

——《类证治裁·卷一·温证论治》

按语：本案为温邪逆入心包之证。症见神志昏蒙，谵狂不近衣被，舌干无津。此宜大剂救液开闭，治予清热凉血，滋阴救液，加化浊开窍。

案例6

患者，寒热微汗，口渴呛嗽，脉浮洪。乃春温犯肺。用辛凉轻剂，为手太阴治法。山栀、淡豉、桔梗、花粉、杏仁、象贝、桑皮蜜炙、薄荷、蔗汁冲。二服嗽减。去栀、豉、桔、粉，加瓜蒌、橘红、前胡服愈。此邪干肺，从卫分得解者。

——《类证治裁·卷一·温证论治》

按语：本案为春温犯肺之证。症见寒热微汗，口渴呛嗽，脉浮洪。此乃邪干于肺，宜从卫分而解，治以辛凉轻剂。继而以前方化裁而病愈。

案例7

患者，气粗目赤，舌绛疹红，神机不发，脉洪数，宵烦无寐，邪已入营。急宜清透，若再消导劫津，必至液涸成痉。犀角汁、鲜生地、天冬、麦冬、元参、赤芍、牡丹皮、连翘、藕汁、菖蒲。日三服，汗澈热退，神志亦清，但右脉长大，胃火犹燔。用石膏、白芍、黄芩、知母、甘草。大便数次，脉较平，寐中手指微搐，乃液虚风动，欲成痉也。用阿胶水化、生地、钩藤、当归、白芍、石斛、枣仁。数剂证平。此营虚用滋液息风得愈者。

——《类证治裁·卷一·温证论治》

按语：本案为邪入营分之证。治急宜清透，若再消导劫津，必至液涸而成痉。故而药后汗出热退神清；但右脉长大，乃胃火犹燔之征。进而以辛凉清热生津，药后解大便数次；然寐中手指微搐，乃液虚风动，欲成痉之征，故以滋液息风而获效。

（四）风温案

王氏七旬有三，风温伤肺，头晕目暝，舌缩无津，身痛肢厥，口干不饮，昏昧鼻鼾，语言难出，寸脉大。证属痰热阻窍。先清气分热邪，杏仁、象贝、花粉、羚羊角、沙参、嫩桑叶、竹茹、山栀。一服证减肢和，但舌心黑而尖绛，乃心胃火燔，惧其入营劫液。用鲜生地、犀角汁、元参、牡丹皮、麦冬、阿胶煨化、蔗汁。三服舌润神苏，身凉脉静，但大便未通，不嗜粥饮，乃灼热伤阴，津液未复，继与调养胃阴，兼佐醒脾，旬日霍然。

——《类证治裁·卷一·温证论治》

按语： 本案为风温伤肺之证。患者年迈，证属痰热阻窍，故先清气分热邪，而症减肢和，然舌心黑而尖绛，乃心胃火燔之征。此时恐邪气入营劫液，故以清热滋阴。服药后诸症有减，但大便未通，而不嗜粥饮，为灼热伤阴，津液未复。继与调养胃阴，兼佐醒脾。

（五）冬温案

案例1

汤某，高年冬温犯肺，医用伤寒发表，致燥渴热烦。又进柴葛解肌，呛咳痰多，竟夜无寐。夫伤寒传足经，温邪犯手经，原不同治，况温邪忌汗，表散即是劫津，诊脉虚数，目赤舌绛，温已化热，再令液涸，必延昏痉。宜甘润生津，苦辛降气，麦冬、杏仁、瓜蒌、山栀、知母、贝母、桑皮、橘红。二服热减嗽定。因小溲赤涩，去桑皮，加沙参、赤苓、木通、百合煎汤。再经调理而康。

——《类证治裁·卷一·温证论治》

按语： 本案为冬温犯肺，表散误治伤阴津之证。患者年高为冬温犯肺，前医反用治伤寒之法，且复进柴葛解肌，此乃用表散而劫津之误，其脉虚数，目赤舌绛，乃温已化热之征。治宜甘润生津，苦辛降气。随后因小便赤涩，则以滋阴清热通利，继而调理善后。

案例2

李某，冬温表热传里，唇燥舌干，渴饮呕沫，大便迫泻稀水无度，脉濡缓。乃湿甚生热。饮以鲜芦根汤，随用黄芩、瓜蒌、通草、赤苓、车前子、猪苓、半夏曲。数服呕渴自利悉定。去猪苓、夏曲，加滑石、灯心，渗利湿热而愈。

——《类证治裁·卷一·温证论治》

按语：本案为湿甚生热，乃冬温表热传里之证。治疗以鲜芦根汤与清热利湿之品，故数服则诸症得减，转用渗利湿热而获安。

案例3

景氏，冬温夹虚，灼热咳嗽，因误治邪陷营分，便血甚多，阴液内涸；舌黑齿焦，神机不发；脉左虚数，右浮疾；耳聋目瞑，颊红，遗溺失禁。此阴欲竭而孤阳浮也，急救液以存阴。用生地、犀角汁、五味子、阿胶、沙参、麦冬、石斛、鸡子黄。三服，能呻吟转侧，第脉虚全不受按。去犀角，加洋参、茯神、枣仁、白芍。再服舌润神清，不饥不食，此上脘热痰结也。再加川贝、蒌霜。嗣因肺虚，气不化液，用复脉汤去姜、桂、麻仁，加归、芍，浊痰降，大便得行，脉匀有神而纳谷颇少。此脾阳困而未苏也。改用潞参、茯神、炙甘草、白术、谷芽、归、芍、莲。枣而食进。

——《类证治裁·卷一·温证论治》

按语：本案为误治邪陷营分之证。乃冬温夹虚，因误治邪陷营分，神机失常，阴液内涸，并见阴欲竭而孤阳浮越之象。治宜急救液以存阴。服药后能呻吟转侧，但脉虚明显，故二诊以益气养心安神。药后出现上脘热痰结，故三诊加清肺散痰之品。四诊转用复脉汤化裁，诸症缓解。然其纳谷颇少，乃脾阳困而未苏，故五诊以健运脾胃，病情得以缓解。

（六）疫证案

案例1

白氏，甲戌春大疫，初病烦渴，五日后液复神苏。毗陵医按：伤寒论治，拘定日数，谓邪入阳明之腑。予言疫邪始伏募原，继乃表里分传，不比风寒自表传里，治法必分彻表里之热，方不逆入心包，变现痉厥。今邪有转机，再与透解营热，则不虞内陷矣。乃用鲜生地、石斛、牡丹皮、知母、麦冬、竹茹、甘蔗、参须。一剂神志清，洪脉退，加青蒿、地骨皮。汗津津而热退。

——《类证治裁·卷一·疫证论治》

按语：本案为疫邪始伏募原之证。春遇大疫，医者按伤寒论治，谓其邪入阳明之腑。此乃疫邪始伏募原，继乃表里分传，不比风寒自表传里，治法宜分彻表里之热。邪有转机，治宜透解营热，以清营养阴为法。继加以透解营热，故汗出热退。

案例2

肖氏，体微热而虚烦，不渴不寐，是疫证已退；脉虚大按之如无，此禁谷而胃虚也。经云：胃不和则卧不安，得胃阴一复，烦热自除。用潞参、玉竹、白芍、归身、麦冬、茯神、枣仁、石斛、半夏曲、甘草、香稻叶。数服全瘳。

——《类证治裁·卷一·疫证论治》

按语：本案为疫证已退，胃阴未复之证。患者体微热而虚烦，不渴不寐，脉虚大。据《素问·逆调论》"胃不和则卧不安"之论，若胃阴得复，则烦热自除。故治以健脾益气，滋养胃阴，数服而病愈。

案例3

患者，口鼻吸入疠邪，头晕脘痞，烦热面红，适值经行，连小腹亦胀闷，脉右小数，左模糊，乃湿热与气血混并，治宜上下分解。栀皮、嫩桑叶、枳壳、瓜蒌霜、郁金、杏仁、薄荷、人参、牡丹皮、赤芍、桃仁。日二服。头晕腹胀已减，但烦热，中脘微痛，犹是热蒸湿痰阻气，且烦出于肺，防其变现斑疹。用宣通法：枳壳、瓜蒌霜、白蔻壳、大贝母、杏仁、牡丹皮、赤芍、牛蒡子、连翘、灯心。二服汗出未彻，红疹稀疏，邪已外透，渴不多饮，而溺赤便溏，胸仍不宽，脉仍小数，湿热尚炽。法用辛凉透热于表，甘淡渗湿于里。薄荷、豆豉、通草、牛蒡子、杏仁、贝母、瓜蒌、枳壳、赤苓、滑石、车前子、灯心。数服诸证渐平，但口燥饥不思食，乃病后胃津未复，法宜凉润调养胃阴。麦冬、石斛、玉竹、白芍、沙参、薏苡仁、茯神、蔗汁。数服而瘳。

——《类证治裁·卷一·疫证论治》

按语： 本案为疠邪入侵，湿痰阻气之证。治以上下分解之法。二诊，为热蒸湿痰阻气，防其变现斑疹，治以宣通之法，然药后汗出未彻。三诊，红疹稀疏，乃邪已外透，但湿热尚炽，治以辛凉透热于表，甘淡渗湿于里。四诊，为病后胃津未复，治宜凉润调养胃阴而得逐渐愈。疫证之治，宜刻刻顾护胃津，此亦是案例2与案例3后期调理均关注之环节。

案例4

贡氏，据述时疫脉数，热渴晕闷，误用苍芷劫液，柴葛升阳，遂至烦躁谵妄，舌黑齿焦，循衣撮空，此邪热入营，将变昏痉，为棘手重证。遥拟透营宣窍救液法，用犀角磨汁五分，鲜生地五钱，干生地三钱，山栀、连翘、赤芍各二钱，鲜石菖蒲四钱，鲜藕、西瓜翠衣各二两。二服神清舌润，去犀角、鲜生地、菖蒲、西瓜翠衣，加茯苓二钱、灯心八分、六一散六分，冲服。彻热渗湿而平。

——《类证治裁·卷一·疫证论治》

按语： 本案为时疫误治，邪热入营之证。然误用苍芷劫液，柴葛升阳，遂至烦躁谵妄，循衣撮空，乃邪热入营，将变昏痉。以清营宣窍，透营清热，养阴救液。继而加以清热渗湿，得以获安。

（七）疬风案

案例 1

患者，传染毒疬，由足趾麻木，渐至肌肉不仁，身发红晕。常服京口专门治风丸散，大率泻毒品味，如苦参丸、必胜散等类。初服大便日三四行，红晕虽退而精神日削，缠绵数载，眉脱眼斜。予谓驱毒宜兼补元，否则正气陷下，邪毒留滞，非治法矣。用八珍丸料加制首乌、生杜仲、炙黄芪、蒸牛膝、玉竹、天麻、独活、秦艽、威灵仙、乳香、没药、蜜丸。兼服药酒，用白花蛇、穿山甲、松节、金毛狗脊、威灵仙、桑寄生、苦参、丹参、当归、玉竹、木瓜、桂枝，浸煮，温服一料，精神稍复，痹痛亦定。后仍服京口丸散，便泻食减，筋挛肉腐，卒成不效。

——《类证治裁·卷五·疫风论治》

按语：本案为传染毒疬，元气虚衰之证。因其常服治风泻毒药品，致大便日三四行，日渐消瘦，而病缠绵数载，现元气虚衰之征。此治宜驱毒兼补元，以八珍丸料加味，为蜜丸，兼服药酒，诸症稍复，痹痛亦定。但其后仍服京口丸散，而致二便泻，食减，乃不效而亡。

案例 2

患者，疬风初起，左足跟出水，左手麻痹不随，脉虚濡按之不起，此阴血虚而受风湿疬毒也。用熟地黄、当归、川芎、枸杞子、首乌、白术、黄芪、牛膝、生杜仲、五加皮、独活、桂枝、钩藤、姜黄，熬膏冲酒服，手足运掉得舒。然此证乃疬毒邪，乘虚袭入经络，经谓邪之所凑，其气必虚。若不远帷，慎调摄，久之筋骨刺痛，眉落眼斜，鼻塌肉腐，十不一生矣。

——《类证治裁·卷五·疫风论治》

按语：本案为阴血虚而感受风湿疬毒之证。疬风初起，乃疬毒邪，乘虚袭入经络，此乃阴血虚而受风湿疠毒之征。治以益气滋养阴虚血，祛除风湿。服药后手足运掉得舒。据《素问·评热病论》"邪之所凑，其气必虚"，提示若不远帏，慎调摄，久之则病情加重，预后不佳。由此可见，生活的合理调摄，亦不可忽视。

（八）暑证案

案例1

吴氏，脉虚伤暑，得汗身凉，头眩神疲，懒言不食，溺少而痛，生脉散合六一散主之。潞参五钱，麦冬三钱，五味五分，赤苓二钱，滑石、甘草各六分，荷叶一张，灯心三分，玉竹钱半。二服效。

——《类证治裁·卷一·暑证论治》

按语：本案为伤于暑湿之证。治予生脉散合六一散，以益气养阴，加以清暑利湿而取效。

案例2

患者，感暑头晕，微热额汗，左胁痞硬，汤饮格拒不下，脉濡涩，此中焦气阻湿聚。用香薷饮加减，香薷、厚朴、杏仁、枳壳、瓜蒌、橘白、半夏姜制、薄荷梗。二服痞硬除，热眩减。去朴、枳、蒌、夏，加栀子、牡丹皮、苓、薏米、灯心，再剂而瘳。

——《类证治裁·卷一·暑证论治》

按语：本案为感暑湿聚中焦之证。治以香薷饮加减，清暑祛湿。继而兼以清热利湿而获愈。

案例3

族某，禀赋素弱，中年暑热伤气，神倦嗜卧，食少肢麻，闻腥欲呕，脉右虚左促。按东垣论长夏湿热损伤元气，肢倦神少，足痿软，早晚发寒厥，日午热如火，乃阴阳气血俱不足也。此证虽未至甚，然热伤元气，久则水不胜火，发为骨痿。先服清暑益气汤，苍术改生白术，去泽泻、升麻、干葛，加归、芍、半夏、石斛、茯神。后服生脉散，又服大补元煎，加橘络、桑枝膏，丸服而安。

——《类证治裁·卷一·暑证论治》

按语：本案为暑热伤元气之证。患者禀赋素弱，加之中年暑热伤气，参其肢倦神少，足痿软，早晚发寒厥，日午热如火，此为热伤元气。治疗先服清暑益气汤化裁。意在健脾益气，滋养阴血，兼清暑邪。其后服生脉散，益气养阴，又服大补元煎，加益气养血，通络。善后以丸药调理。

案例 4

王某，脉不鼓指，渴不多饮，舌尖绛，身热语谵，肢冷溺浑赤，伏暑晚发，热深厥深之象。川连酒制三分，元参、连翘、山栀、麦冬各钱半，石斛、梨肉、赤苓各二钱，灯心、滑石各四分。一服而手足温，谵语息。去川连加生地黄，再服再汗而解。

——《类证治裁·卷一·暑证论治》

按语：本案为伏暑晚发之证。患者脉不鼓指，渴不多饮，舌尖绛，身热语谵，而肢冷溺浑赤，热深厥深之象。治以清热养阴，清利暑湿。继而清热养阴生津，而病得解。

案例 5

幼儿，伏暑秋发，头痛壮热，燥渴引饮，自汗，手足心如烙，脉洪而疾，溺赤而浊。由素禀阴虚，伏邪内烁，仲景所谓阴气先伤，阳气独发，不寒瘅热，令人肌肉销烁者也。宜甘寒生津，以解热烦。用生地黄、知母、麦冬、石斛、牡丹皮、花粉、甘草、鲜芦根、鲜荷梗，一服汗彻身凉。越日再发，觉热气由腹背上蒸，顷刻如焚，一日夜渴饮唇干。前方去牡丹皮、荷梗，加石膏，一服热退。越日又发，一日两夜汗出热不解。去石膏，加鲜地黄、绿豆皮、车前穗，又服又退。越二日，夜分又发热，势较轻，原方再加通草、滑石、青蒿，半夜热退，调理而安。暑必夹湿，此证历四五发，于清暑中必兼利湿，方得热退凉解。

——《类证治裁·卷一·暑证论治》

林珮琴按语：暑湿伤人，随发者浅，迟至秋后为伏气，晚发者深，其候脉色必滞，口舌必腻，或微寒，或单热，头重脘痞，渴烦溺浊，午则甚，暮尤剧。一次汗则邪一次散，比伤寒势较缓，比疟疾发无时，秋来此证最多，名曰伏暑晚发，不似风寒之邪，一汗辄解。温热之证，投凉即安。以暑湿为熏蒸黏腻之邪，故难骤耳。

按语：本案之后附有林珮琴的按语，案中记载分析了暑必夹湿之特点，如此案例之经历四五发，故治疗于清暑中必兼利湿，方得热退凉解。提示暑湿为熏蒸黏腻之邪，故此疟发无时，且秋来最多，不似风寒之邪，一汗辄解；或温热之证，投凉即安。

（九）疟证案

案例1

胡某，伏暑发寒热如疟，头晕脘痞，此暑邪夹湿，阻遏气分，故汗止在胸前，宜辛凉解散。用栀豉汤加杏仁、枳壳、黄芩、半夏、瓜蒌、滑石。数服而平。

——《类证治裁·卷四·疟证论治》

按语：本案为暑邪夹湿，阻遏气分之证。伏暑发寒热如疟，头晕脘痞，治宜辛凉解散。用栀豉汤清热散解，以宣发郁热；行气清热利湿，故数服而安。

案例2

俚某，间日疟寒热俱重，头痛背寒，肢麻肋闷，呕恶痰多，由湿热阻遏气分。白蔻仁、厚朴各五分，广皮、枳壳各一钱，半夏、茯苓各二钱，青蒿八分，杏仁钱半，瓜蒌、竹茹各钱二分，煨姜二钱，一服脘闷已展，呕恶亦除，痰降便通，湿热去，疟自止。杏仁、半夏各钱半，赤苓二钱，瓜蒌、枳壳、橘红、甘菊各八分，蔻仁三分，竹茹一钱，嫩桑叶三钱，一剂疟止。前用温胆汤愈疟，尚不嗜食，大便难，脘中欠爽，病在左关不和。因之肠腑失降，用两和厥阴阳明。白芍、旋覆花、陈皮、半夏、瓜蒌仁、牡蛎粉、杏仁、竹茹、枳实汁，再服悉平。

——《类证治裁·卷四·疟证论治》

按语：本案为湿热阻遏气分之证。故间日疟寒热俱重，头痛背寒，肢麻肋胁闷，呕恶痰多，治以清透祛湿。二诊以辛凉清热，化痰降气为治，故服后疟止。考量之前用温胆汤愈疟，然患者尚不嗜食，大便难，脘中欠爽，乃肠腑失降，故治以两和厥阴阳明，诸症得消退。

（十）湿证案

案例1

潘某，溽暑蒸湿，水谷聚湿，致胸脘烦闷，呃逆吐哕，口甜燥，手心热，头汗，舌白不饥，便溏溺少。由湿邪弥漫膈间，郁蒸成热，所服汤饮，尽变浊瘀上泛，脉息三五不调。治宜辛以通壅，苦以降逆。佩兰、香薷、白豆蔻、公丁香、柿蒂、郁金、半夏曲、枳壳、杏仁俱炒。按口甜经名"脾瘅"，用兰草除陈，遵经立治。一服脾瘅已除，诸症俱减，改用清轻淡渗。淡竹茹、通草、滑石、石斛、蒌霜、象贝、赤苓、藿梗、灯心。二服呕止呃稀，乃胃虚客气上逆。用一味大麦仁汤，脘舒呃止，汗彻知饥思食。治以调补胃阴。太子参、麦冬、沙参、炒扁豆、茯神、酸枣仁、薏苡仁、小麦、南枣，数服进食如常。

——《类证治裁·卷一·湿证论治》

按语：本案为溽暑蒸湿。外因暑湿郁蒸，内则水谷聚湿，乃湿邪弥漫膈间，郁蒸成热所致。治宜辛以通壅，苦以降逆。按其口甜，据《素问·奇病论》"脾瘅"之记载，遵经立治，治以兰草。二诊，诸证俱减，改用清轻淡渗之。三诊以大麦仁汤，则脘舒呃止，汗彻知饥思食。四诊调补脾胃，其病得愈。

案例 2

佺某，据述去秋濒海潮溢，淹没民居，凡受水湿者，足跗肿溃。今懋迁其地，更冒时邪，身痛头晕呕哕，乃湿阻气分。治者误汗劫液，继用消导，遂致热渴脘闷，呃逆自利，不思湿家忌汗，消导更劫胃津，再用丁香，参，甘以止呃，温补焉能利湿。夫时邪本湿土郁蒸所发，感受不时，热腾湿滞，先宜疏解，再行渗利，俾气机升降如常。豆豉、枳壳、栀皮、姜皮、半夏（制）、藿梗、通草、茯苓、猪苓、荷叶煎汤。一服诸证俱减，时有呕渴，乃中焦水谷之气不运。用半夏、橘白、茯苓、杏仁、薏米、天花粉、砂仁，再服得安。

——《类证治裁·卷一·湿证论治》

按语：本案为湿邪郁蒸之证。症见身痛，头晕，呕哕。治者误汗劫液，继用消导，遂致热渴脘闷，呃逆自利。更有甚者，更用消导劫胃津。此乃热腾湿滞，治宜先疏解，再行渗利，使气机升降正常。加以淡渗利湿和胃而获愈。

案例 3

族某，客路感邪，风热上壅，呕渴头重痛，脉浮濡，此热蒸湿伏也。治宜先宣解表分，则风热不与湿搏。用薄荷、牛蒡、桔梗、山栀、甘菊、桑叶、赤苓、姜皮，汗解身凉。因食荸荠，重发热下利烦闷，乃温邪未尽，生冷引动湿浊。用胃苓汤去二术，加枳壳、灯心，芦根。煎服愈。

——《类证治裁·卷一·湿证论治》

按语：本案为热蒸湿伏之证。症见呕渴头重痛，脉浮濡。治先宣解表分，则风热不与湿搏。药后汗解身凉。然因食荸荠，致重发热，下利烦闷，乃为温邪未尽，生冷引动湿浊。治以胃苓汤化裁，清利湿热，故而获安。

案例 4

侄，头蒙如裹，胸闷便艰，腑气失降，以湿郁论治。通草、白蔻壳、枳壳、蒌霜、川芎、山栀、杏仁、半夏、淡竹叶、冬桑叶。三服愈。

——《类证治裁·卷一·湿证论治》

按语：本案为嗜酒蕴湿之证。症见口干舌腻，呕恶胸闷，跗冷便泻，脉濡数。而医混称为温疟，治宜轻透湿于热外。服药诸症减，但有微嗽。继而前方化裁，以清肺止咳。药后粥饮既进，间或有腹痛，乃脾阳未醒。故以淡渗利湿，理气和胃而获效。

（十一）燥证案

案例 1

徐某，老年上盛下虚，呛咳上气，声哑嗌干，咳则起坐，卧不安枕，溺黄便硬。此由温邪化燥、渐传入腑，脉虚涩，两寸俱大。治仍清上。用生地、麦冬、竹叶、沙参、贝母、玉竹、山栀、甘草、枇杷膏，数服遂平。

——《类证治裁·卷一·燥证论治》

按语：本案为温邪化燥之证。患者乃老年上盛下虚，症见呛咳上气，声哑嗌干，咳则起坐，卧不安枕，小便黄，大便干硬。治仍清上，以清热滋阴润燥。继而清肺养阴润燥而获愈。

案例 2

朱邑尊，疟瘵复感秋燥，虚阳上冒，则为头眩耳鸣；津不上供，则为舌干咽燥。加以公事劳心，渴饮脘闷不饥，左寸关脉大于右，是秋令亢阳致病。后液涸，最忌燥药劫津。用钗斛、牡丹皮、沙参、麦冬、鲜生地、瓜蒌霜、洋参、茯神，二剂霍然。

——《类证治裁·卷一·燥证论治》

按语：本案为疟瘵复感秋燥之证。因虚阳上冒，津不上供，加之公事劳心，乃秋令亢阳致病。此津液干涸，最忌燥药劫津。故以养阴清热润燥而霍然。

案例 3

岳某，老年因怒失血，渴烦羸瘦，延秋燥气加临，舌紫黑，干薄无津，溺涩痛，右尺偏旺。肺肾液涸，心胃火燔，恐延痉厥。用犀角地黄汤加麦冬、石斛、鲜藕。再服舌润苔浮，但呃逆颔动，肉筋惕，乃风火成痉。急宜滋液息风，复脉汤去姜、桂、麻仁，加竹茹、钩藤乃定。

——《类证治裁·卷一·燥证论治》

按语： 本案为阴液不足，感受燥邪之证。时逢秋燥，患者经闭忽通，寒热渴烦，脉数唇干，嗽多痰少，属阴液不足，肺脾感燥，治宜滋养营液。用局方甘露饮，服药诸症减，但左卧则咳而胁痛，故予前方减收敛之品，加清肺柔肝，调理而渐愈。

案例 4

汤氏，衰年食少病羸，胃阴虚弱，冬感风燥，疮疥搔痒，时或寒热谵烦，口渴舌焦，额汗冰指，脉左虚大，右疾数。此阴阳交损，兼风燥劫津，治先甘润除烦。鲜地黄、玉竹、沙参、石斛各二钱，麦冬、当归各钱半，黄芪八分，霜桑叶二钱，蔗汁半杯冲服。热退舌润。随用潞参、黄、茯神、枣仁、当归、白芍、玉竹、莲、枣。平补阴阳，证愈。

——《类证治裁·卷一·燥证论治》

按语： 本案为肺肾液涸，心胃火燔之证。患者为老年，因怒失血，烦渴羸瘦，延秋燥气加临，小便涩痛，脉右尺偏旺。用犀角地黄汤，加清燔灼之火，而滋阴润燥。服药后舌润苔浮，但呃逆颔动，肉筋惕，乃风火成痉之兆。治以滋液息风，用复脉汤，加清热平肝，息风止痉，故而取效。

（十二）火证案

胡某，时毒误药成淋，咳嗽声哑，脉细模糊，思面色苍赤，体质属火，时毒谬用补托，溺道不清，淋久肾虚火炎金燥，致呛嗽失音，遂成重证。今夏初巳火主令，嗜寐健忘恍惚，心神溃散。焉能摄肾。速用滋阴泻火，冀秋深气肃，得金水相涵，火毒平，音渐复。元参、生地、麦冬、贝母、牡丹皮、龟甲、茯神、远志、土茯苓、淡竹叶，井华水煎。二十服淋愈音响。加熟地、阿胶、甜杏仁、枣仁。蜜丸服，证平。

——《类证治裁·卷一·火证论治》

按语： 本案为淋久肾虚，火炎金燥之证。症见咳嗽声哑，脉细模糊，其面色苍赤，体质属火，加之时毒谬用补托，致溺道不清，属淋久肾虚火炎金燥，时值夏初巳火主令，致呛嗽失音，嗜寐健忘恍惚。故治疗速用滋阴泄火，再养阴润肺宁神。

（十三）热证案

案例1

侄某，夏至后伏气自里而发，热渴心烦，头汗气促，舌灰疹现，厥逆谵语，脉濡数。夫濡为湿，数为热，里邪蒸湿则为头汗；湿邪郁热则为渴烦；邪壅肺窍则为气促，为红疹；干心包则为谵语，为舌灰；其手足厥逆，乃热深厥深。误用风药升举助邪，遂致晕厥无寐躁扰，宜清营中伏邪。犀角汁、羚羊角、丹皮、鲜生地、鲜藕、元参、茯苓、赤芍。日再服，汗透脉和，诸证悉退，调理得平。

——《类证治裁·卷一·热证论治》

按语： 本案为夏至后伏邪自里而发之证。症见热渴心烦，头汗气促，舌灰疹现，厥逆谵语，脉濡数，手足厥逆，乃热深厥深之征，宜清营中伏邪，治以清营凉血，并清热祛湿。随后继续调理而得愈。

案例2

族女，热证，脉缓而濡，湿甚于热，头晕目暝，唇齿燥，胸腹满痛，湿蒸为热，小溲赤涩。三焦皆邪势弥漫，况疹现肢厥，急须透解，勿使热酿湿痰，蒙蔽膻中，致成内闭危证。所用枳、朴，堕损胎元，柴、葛乃伤寒足经药，与三焦无涉，医不中，焉望获效。通草、豆豉、羚羊角、蒌霜、麦冬、连翘、牛蒡、山栀、赤苓、灯心、鲜芦根。二服热势退，手足和，去通草、香豉、羚羊、连翘、蒡、栀，加鲜生地、鲜石斛、沙参、象贝、黄芩，以防热邪内陷，兼以护胎。数服汗解而愈。

——《类证治裁·卷一·热证论治》

按语：本案为湿热弥漫三焦之证。症见脉缓而濡，此湿甚于热，故头晕目瞑，唇齿干燥，胸腹满痛，小便赤涩。治疗急当透解湿热，勿使热酿湿痰。继而，法取滋阴为主，兼以清热，并兼以护胎，故数服汗解而病瘳。

案例3

伍，少阴伏邪内发，壮热烦冤，头目如蒙，耳聋，舌尖绛，唇紫口干，手心如烙，脉浮洪溢指外，右尤甚，交巳午刻证重。初用辛凉以泄卫热，如薄荷露、甘菊、竹叶、杏仁、栀皮、豆豉之属，头目略清，微汗不彻，脘痞痰沫。用疏利以渗痰湿，如枳壳、大贝、蒌霜、通草、芦根、灯心之属，痰稀溺爽，而臂膊红疹隐现，胸背全无。再加清透之品，如赤芍、丹皮、连翘、牛蒡、青蒿、麦冬之属，疹虽淡而舌心灰腻，舌尖红晕，必心胃火燔。用导赤散加石膏，午前服，向晚防其邪入心营。用透营救液法，如犀角尖磨汁、鲜生地、鲜石斛、元参、花粉、丹皮、沙参之属。舌色未退，转益干燥，脉洪长，防其入腑。急用凉膈散，芒硝改元明粉、去甘草、大枣。得便二次，里结乍通，热势较退，而神迷昏寐，脉数谵语，乃热心包，虑其蒸痰内闭。用犀角汁下至宝丹及牛黄清心丸，以宣窍驱热，数脉减。再用清镇神明，佐豁痰通络。如血珀、石决明、茯神、羚羊角、象贝、杏仁、竹茹、夜交藤、通草之属，神志稍清，脉仍浮大，巳午为甚，额颡疹现，喜其邪从外解。再与清透，用茅根、梨、藕汁服。明早浮脉稍敛，灰舌转润，决其阳极于午，必俟夏至阴生阳退，乃冀转机，且舌尖晕痕未消，溺后色变混浊。用黄连、人中黄、山栀、赤芍、麦冬之属，加六一散冲服，微汗脉平，身始凉解。乃用燕窝汤及粥饮调理，渐次培养胃阴得安。此证乃热兼疫邪。

——《类证治裁·卷一·热证论治》

按语：本案为少阴伏邪内发之证。症见壮热烦冤，头目如蒙，耳聋，舌尖绛，唇紫口干，手心如烙，脉浮洪溢指外，右尤甚。初诊，用辛凉以泄卫热。二诊，治以疏利以渗痰湿。三诊，加清透之品。四诊，有心胃火燔之征，用导赤散加石膏。五诊，防邪入心营，治以透营救液法。六诊，防邪气入腑，转而急用凉膈散，并将芒硝改元明粉，减去甘缓之甘草、大枣。七诊，患者神迷昏寐，脉数谵语，乃为热入心包，治以犀角汁下至宝丹及牛黄清心丸，以宣窍驱热。八诊，用清镇神明，佐豁痰通络，服药后则神志稍清，脉仍浮大，额颧疹现，乃邪从外解之征。九诊，予清透之品。十诊，以清热滋阴，加六一散，以清利湿热。尔后用燕窝汤及粥饮调理，以滋养胃阴而获安。此案病程较长，论治变化多端，然则贯彻清透之意，体现于清透之品的巧妙运用之中，后期具有针对性的饮食调养特色突出。

（十四）咳嗽案

案例1

杨氏，秋间呛嗽，子午刻尤甚，咳则倾吐，晡后热渴面赤，经期错乱。此肺受燥邪，不司肃降为标；金受火克，不能生水为本。急则治标，先于润剂兼佐咸降，用杏仁、蒌仁、苏子、半夏、丹皮、麦冬、百合。三服咳吐已止，能纳食而虚火已退。后用燕窝清补肺气，再用六味丸料，加白芍、五味、淡菜熬膏，蜜收服愈。

——《类证治裁·卷二·咳嗽论治》

按语：本案为燥邪伤肺，肃降失司之证。症见秋间呛嗽，燥邪盛行，子午刻即少阴君火主时，咳嗽尤甚，咳则呕吐，热渴面赤，经期错乱。乃肺受燥邪，不司肃降为标；金受火克，不能生水为本。急则治标，故先于润剂兼佐咸降，服药后咳吐已止，能纳食，虚火已退。继而用燕窝清补肺气，再以六味丸加味熬膏，以补肾水而得愈。

案例2

族某，干咳无痰，卧觉气自丹田冲逆而上，则连咳不已，必起坐稍定，是气海失纳矣。诊脉右尺偏大，肾阳易旺，寐后肺气不敢下交于肾，延久即喘之萌，速固其根蒂为要。三才固本丸服效。

——《类证治裁·卷二·咳嗽论治》

林珮琴按语：肺主气而气根于丹田肾部，故肺肾为子母之脏，必水能制火，而后火不刑金也。二冬清肺热，二地益肾水，人参补元气，气者水之母也。

按语：本案为肺肾阴虚，失于摄纳之证。亦是林珮琴附有按语的案例之一。症见干咳无痰，卧觉气自丹田冲逆而上，连咳不已，乃气海失纳之征。治宜速固其根蒂为要，用三才固本丸，方中以二冬清肺热，二地益肾水，人参补元气而获效。其用意正如林珮琴按语所云，必水能制火，而后火不刑金。

案例3

氏女甥，年十四，干咳脉数，颊红，夜热无汗，此虚阳升动，肺金受烁，若不滋化源，阴日涸，损根伏矣。据述天癸未至，白带频下，始信真元不固。乃以潞参、山药、茯神扶脾元，白芍、牡丹皮泻阴火，甜杏仁、百合止咳，五味、诃子敛肺，炙甘草、红枣和中调营，一服嗽轻。加熟地、石斛而蒸热退。即用前药去百合、诃子、石斛，加芡实、莲子、蜜丸。常服效。

——《类证治裁·卷二·咳嗽论治》

按语：本案为虚火灼金，真元不固之证。患者年十四，干咳脉数，颊红，夜热无汗，乃阴虚火旺，虚阳升动，肺金受烁。其天癸未至，白带频下，乃真元不固之征。故治以扶脾元，泻阴火，止咳敛肺，和中调营。而后以滋阴健脾益气之品为蜜丸常服。

（十五）肺痈案

老年嗜饮热火酒，致热毒熏肺，发疮主痈，咳吐秽脓，胸右痛，不利转侧，脉左大。初用桔梗汤去黄芪、生姜，加连翘、山栀，四服咳稀痛止。仍宜排脓解毒，用桔梗、银花各一钱，贝母钱半，生薏苡五钱，当归、甘草节、广皮各一钱二分，白及、生黄芪各一钱，甜葶苈炒七分。数服脓稀疮痛皆平。

——《类证治裁·卷二·肺痿肺痈论治》

按语：本案因热毒熏肺而发为肺痈。患者为老年，嗜饮热火酒，症见咳吐秽脓，右胸作痛，不利转侧，脉左大。初用桔梗汤化裁，然后治以排脓解毒，数服脓稀疮痛皆平。此案治疗，初期减黄芪、生姜，以防温补不利祛除热毒之邪；排脓解毒期，加用生黄芪，则取其托毒排脓之功。

（十六）肺痿案

戴氏，元气久削，痰嗽肺痿，寸脉虚数少神，难治之证。紫菀汤三服，阿胶水煨冲服。后去桔梗、知母，加山药、莲子、黄芪，取补土以生金，嗽热渐减。

——《类证治裁·卷二·肺痿肺痈论治》

按语：本案为元气久虚，肺痿咳嗽。痰嗽肺痿，症见寸脉虚数，少神。治疗以紫菀汤，用阿胶水煨冲服。其后前方化裁，加健脾益气之品，取补土以生金之意。

（十七）失音案

案例1

患者，肺受冬温，蕴而成热，脉洪搏指，痰阻喉痒，呛咳失音。与苦辛泄降痰火，清音自出，所谓金空则鸣也。用杏仁、桑皮、蒌皮、川贝、麦冬、橘红、竹叶。三服呛嗽平，惟溺赤，间有寒热，前方加香豉、栀皮、赤苓、灯心。二服寒热除，膈间觉燥，去桑皮、香豉，加白蜜三匙和服，二剂音渐复。

——《类证治裁·卷二·失音论治》

按语： 本案为肺受冬温，蕴而成热之证。症见脉洪搏指，痰阻喉痒，呛咳失音。治宜苦辛泄降痰火，服药后呛嗽平，唯小便赤，间有寒热。故前方加清散热邪之品。继而减桑皮、香豉，加白蜜服以滋阴润燥，患者声音渐得恢复。

案例2

王氏室女，久嗽失音，呼吸痰响，劳则发热颊红，干饭稍纳，粥入随出。肺气既失肃降，痰火升逆，扰及中宫，胃土运纳不安，然胃虚谷少，脉来微数，非火涤痰所得效。治以平气降逆，兼培胃气，倘痰火一清，声音可出。海浮石、苏子、贝母、前胡、茯苓、山药、炙甘草、姜汁、竹沥和服。呼吸利，痰嗽平。再去前胡，加诃子、蛤粉，数服哮止而音渐复。

——《类证治裁·卷二·失音论治》

按语： 本案为肺失清肃，逆扰中宫之证。症见久嗽失音，呼吸痰响，劳则发热颊红，干饭稍纳，粥入随出。痰火升逆，扰及中宫，胃土运纳失司。治以平气降逆，兼培胃气。二诊减前胡，加诃子、蛤粉，以收敛肺气，而诸症得愈。

（十八）哮证案

案例1

一小儿，冬春久哮，屡服治风痰之剂，不应。诊其脉，知其脾弱，不能化乳湿，用四君子汤加薏苡、山药、谷芽俱炒、制半夏。数服愈。

——《类证治裁·卷二·哮症论治》

按语：本案为脾失运化，生痰湿致哮。患者为小儿，冬春久哮，屡服治风痰之剂不效。诊其脉，知其脾弱，不能化乳湿。治以四君子汤加健脾胃，化痰湿，消食积，而病瘥。

案例 2

巫妇，梅夏宿哮屡发，痰多喘咳，显系湿痰郁热为寒邪所遏。暂用加减麻黄汤温散，麻黄三分，桂枝五分，杏仁二钱，苏叶、半夏制各钱半，橘红一钱，桔梗八分，姜汁三匙，二服后随用降气疏痰：瓜蒌皮、桑皮俱炒，一钱，贝母、杏仁俱炒研，各二钱，海浮石三钱，前胡、枳壳各八分，苏子炒研，六分，茯苓二钱，姜汁三匙。数服哮嗽除。

——《类证治裁·卷二·哮症论治》

按语：本案乃湿痰郁热为寒邪所遏之证。时值梅夏，其宿哮屡发，痰多喘咳，治以加减麻黄汤温散。其后随用降气疏痰之法，则哮嗽得除。

（十九）喘证案

案例 1

族某，七旬以来，冒寒奔驰，咳呕喘急，脉弦滑，时冷气。夫寒痰停脘必呕，宿痰阻气必咳。老人元海根微，不任劳动，劳则嗽，嗽则气升而喘，必静摄为宜，仿温肺汤，用辛温止嗽以定喘。淡干姜、五味、干姜、五味摄太阳而定喘，古人治嗽喘，必二味同用。桑皮炙、茯苓、潞参、甜杏仁、橘红、制半夏、款冬花、紫衣胡桃，数服喘呕俱定，十服全瘥。

——《类证治裁·卷二·喘症论治》

按语：本案为寒痰停脘，宿痰阻气之证。患者七旬以来，冒寒奔驰，咳呕喘急，脉弦滑。加之老人元气不足，故劳则嗽，嗽则气升而喘。治疗以静摄为宜，仿温肺汤，辛温止嗽以定喘。林佩琴在此总结，以干姜、五味子，摄太阳而定喘，古人治嗽喘，必二味同用，可资参考。

案例2

李某，喘由外感者治肺，由内伤者治肾，以肺主出气，肾主纳气也。出气阻而喘，为肺病，吸气促而喘，为肾病。今上气喘急，遇烦劳则发，不得卧息，必起坐伏案乃定，近则行步亦喘，是元海不司收纳之权，致胶痰易阻升降之隧，急摄固真元。熟地炭、牛膝炭、茯神、五味、萸肉、补骨脂、莲子俱炒。数服颇安。

——《类证治裁·卷二·喘症论治》

按语： 本案为元气不摄，痰阻气升降之证。患者症见上气喘急，遇烦劳则发，不得卧息，必起坐伏案乃定，近则行步亦喘。治宜急予固摄真元，以补肾固肾真元，健脾安神之品，诸药俱炒，以增其健脾益气之功，故数服而病瘥。

案例3

岳某，少年体质阴亏，兼伤烦劳，脉虚促，热渴颊红，痰血喘急，速进糜粥以扶胃，食顷喘定，证宜清调肺卫，润补心营。甜杏仁、阿胶水化、沙参、川贝、茯神、枣仁、麦冬、石斛、蒌仁、黄芪蜜炒。三服脉匀证退。继进燕窝汤，嗽喘悉止。治以培土生金，潞参、山药、炙甘草、玉竹、五味、茯神、杏仁、莲子、红枣，食进。丸用加减都气而安。

——《类证治裁·卷二·喘症论治》

按语： 本案为阴亏气虚之虚喘。患者乃少年体质阴亏，兼伤于烦劳，而脉虚促，热渴颊红，痰血喘急，故速进糜粥以扶其胃，食顷则喘定，此治以清调肺卫，润补心营。服药后脉匀病退。继进燕窝汤，滋阴润肺，则嗽喘止。再以培土生金，继用加减都气丸而病瘥。

（二十）痰饮案

侄，脉沉弦为停饮，由脾阳不运输，水湿留胃，故食后清稀宿水倾吐而出。按：仲景论饮邪，当以温药和之。《金匮》治痰饮胸胁支满，苓桂术甘汤主之。今仿其法而更其制，以茯苓泄水，桂枝通阳，白术燥湿，甘草和中，加砂仁、半夏、枳壳、苏子，运脾以降浊。研末服，姜汤下，积饮遂除。

　　　　　　　　　　　　　　——《类证治裁·卷二·痰饮论治》

按语：本案为停饮之证。患者食后清稀宿水倾吐而出，脉沉弦，为脾阳不运，水湿留胃，治疗仿张仲景苓桂术甘汤，加运脾与降浊之品，则积饮得以消除。

（二十一）吐血案

案例 1

丁某，痰中血点，溲后遗浊，五更不梦自泄，此肾阴虚，相火强也。六味去山萸，加鱼鳔炒、莲须、菟丝饼，稍佐黄柏盐水炒，蜜丸。淡盐汤下，渐愈。

　　　　　　　　　　　　　　——《类证治裁·卷二·血证总论》

按语：本案为肾阴虚，相火妄动之证。症见痰中血点，溲后遗浊，五更不梦自泄，治以六味地黄丸加减，其中黄柏盐水炒，作为蜜丸，以淡盐汤下，取其滋肾阴泻相火之功。

案例 2

戴氏，情志内损，火迫络伤嗽血，晡寒宵热，脉右虚、左数，营损卫怯。先以腻润弥络，育阴和阳。待夏至阴生，阳不加灼，复原可望。阿胶水化、生地炒、麦冬各一钱，茯神三钱，杞子、山药、甜杏仁俱炒，二钱，丹皮、石斛各钱半，五味焙，五分。六服诸证向安，惟胸微痛，加白芍二钱，蒌皮八分，痛止。

　　　　　　　　　　　　　　——《类证治裁·卷二·血证总论》

按语：本案为情志内损，火迫络伤之证。症见嗽血，晡寒宵热，脉右虚、左数。治宜先以滋润和络，育阴和阳；随后再加白芍、瓜蒌皮养血柔肝，宽胸散结，而疼痛得止。

（二十二）衄血案

案例1

族子，劳力伤阴，口干鼻衄，颊赤神疲，是冬阳不潜，当春脉洪晡热，系引动温邪。先治温，后治劳。黑山栀、生地、白芍、牡丹皮、麦冬、沙参、蔗汁。三服脉洪已退，鼻衄亦止，而右尺不静，龙焰未熄，宜滋阴潜阳。六味丸料去泽泻，加龟板、淡菜、五味、白芍。煎服十剂效。

——《类证治裁·卷二·血证总论》

按语： 本案为冬阳不潜，温邪引动之证。症见口干鼻衄，颊赤神疲，当春脉洪晡热。此乃先治温，后治劳。以清热滋阴为治，服药则脉洪退，鼻衄止，然而右尺脉不静，随后以清热养阴潜阳而病瘳。

案例2

肖某，去秋阴疟，病延今夏，三日两发，热重寒轻，鼻衄左孔，膝胫热蒸，乃肾阴下亏，胆火上冒。仍用柴、防升动，致汗多渴眩，衄血不已，皆误药贻咎。生地、牡丹皮、山栀、知母酒炒、牛膝酒蒸、白芍、乌梅、桑叶，三四服病已。嗣此多服六味丸以滋下元。

——《类证治裁·卷二·血证总论》

按语： 本案为肾阴下亏，胆火上冒之证。患者去秋患阴疟，病延至今夏，三日两发，热重寒轻，且鼻衄左孔，膝胫热蒸。治疗若用柴、防则升动，宜清热滋阴，引热下行，即清肝胆之火，柔肝养阴生津，兼以收敛。其后则多服六味丸以滋下元，使肾阴足则病不作。

（二十三）便血案

案例1

夏某，便红，遇劳辄甚，初服苦参子（俗名鸦胆子），以龙眼肉裹，开水送下十粒效。后屡试不验，予按：东垣论脾为生化之源，心统诸经之血，思虑烦劳，致心脾不司统摄。宜用归脾丸或暂服加味归脾汤，其止，如言而瘥。（汤丸内俱去焦白术。）

——《类证治裁·卷七·便血论治》

按语： 本案为心脾两虚，失于统摄所致便血。患者便血，遇劳辄甚。此乃思虑烦劳，致心脾不司统摄。治以归脾丸或暂服加味归脾汤，其便血得止。结合此案用药，林珮琴联系临证经验，说明汤丸内俱去焦白术，其原理在于白术炒用则守，生用则和，此宜取其健脾调和之功效，故而炒用。

案例 2

幼侄，鼻衄便红，寒热无汗，食减神疲，脉大而数。此脾肺气虚，阴火乘络，致血从清浊道横溢而出。用补中益气汤去升麻，加山栀、白芍。一服，五更大热，比晓微汗身凉。次日寒热除，脉顿敛，三服而病已。

——《类证治裁·卷七·便血论治》

按语： 本案为脾肺气虚，阴火乘络之鼻衄。患者脾肺气虚，阴火乘络，致血从清浊道横溢而出，故症见鼻衄便血，寒热无汗，食减神疲，脉大而数。治以补中益气汤去升提之升麻，加山栀清散火邪，白芍养肝柔肝，而获愈。

（二十四）痔血案

案例 1

患者，痔血延久不瘥，便后血色鲜紫，虽似肠胃远血，然恐肠尽肛头旧损所渗，沿便之一线而来，尾闾不禁，沧海易枯，无怪面色萎悴也。治以凉以润之，黑以止之，固以摄之。槐米（炒）、柿饼、乌梅（蒸烂）、侧柏叶（捣汁）、地榆（炒）、百草霜、熟地（杵膏），加炼蜜丸，服效。

——《类证治裁·卷七·痔漏论治》

按语： 本案为痔血延久不瘥。其大便后血色鲜紫，而面色萎悴。治以凉以润之，其中槐米、地榆炒黑以止血，意在取黑以止之，固以摄血。治以清热养阴凉润之品，合用收敛固摄之品善后。

案例2

患者，便燥出血，痔核肿痛。参东垣润燥通幽二汤，用熟地、生地、桃仁、麻仁、红花、当归（酒润）、杏仁、甘草、枳壳，蜜丸。此入血分润燥结，服效。

——《类证治裁·卷七·痔漏论治》

按语： 此案为大便燥结出血。症见大便干燥出血，痔核肿痛。以润燥滋阴，清热通便，降气为治。因取药入血分而润燥结，故做为蜜丸，果然服药获效。

（二十五）虚损案

案例1

杨某，弱冠成损，嗽血喘促，身热汗泄，食减便溏，脉弱数。此上损及中，补土生金，自不易定法。四君子汤加熟地、砂仁末、山药、茯神、五味、白芍、莲子、小麦煎汤，数服血止，喘热亦定。然一阳初生，必交节不至加重，乃得转危为安。

——《类证治裁·卷二·虚损劳瘵》

按语： 本案为上损及中。患者症见嗽血喘促，身热汗泄，食减便溏，脉弱数。治宜补土生金之法，服数剂而血止，喘热亦定。预测当一阳初生之时令，必交节不至加重，乃得转危为安。此预后分析参考时令，亦与天人合一之理念相符。

案例2

胡氏女，寒热咳嗽，经断食少，肌削口干无寐，脉虚数，损象已具。经云：二阳之病发心脾，有不得隐曲，在女子为不月，二阳足阳明胃也。胃虚则受谷少而血无由生，故症见心脾。心主血，脾统血，情志不遂，日为忧思烦扰以耗竭之，故月水枯也，宜滋化源。仿立斋先生法，朝用归脾汤加柏子仁，夕用都气丸加杞子、白芍、枣仁、贝母。两月诸症悉退，后经自通而病霍然。

——《类证治裁·卷二·虚损劳瘵》

按语： 本案为心脾两虚，肝肾不足之证。症见寒热咳嗽，经断食少，肌削口干无寐，脉虚数，虚损之象已具。据《素问·阴阳别论》云"二阳之病发心脾，有不得隐曲，女子不月"。此因胃虚则受谷少，而血无由生，故心脾不足，加之情志不遂，则日为忧思烦扰。治宜滋其化源，朝用归脾汤加柏子仁，夕用都气丸加味。此案朝夕服药，健脾与补肾同用，如其后之案亦是采用此法服药，其理可相互参考。

案例3

服侄，诵读神疲，晡寒宵热，汗嗽食减，脉虚，右尺弦大，此为童损。由心脾肺兼及肾阴，仿立斋先生治法，朝用补中益气汤去升麻，加茯苓、枣仁、小麦；晚用六味汤去山萸，加白芍、鳖甲、五味。十数剂寒热止，而精神复。

——《类证治裁·卷二·虚损劳瘵》

按语： 此案为心脾肺肾俱虚之证。患者诵读神疲，症见晡寒宵热，汗出咳嗽，食减，脉虚。治仿薛立斋治法，朝用补中益气汤加减，以调养心神；晚用六味汤化裁，以滋养肝肾，故病得愈。

（二十六）劳瘵案

印氏，脉细涩，营卫素亏，秋冬背寒胫冷，经事愆期，从未孕育，乃冲、任、督经虚，宿恙延为劳怯重证。近日咳嗽，唾痰多，在夜半及清晨为剧。想脾聚宿痰，痛时为呼吸引动，因呛咳不已，先服平嗽煎剂，再订膏方，专理奇脉。川贝、甜杏仁、蒌皮俱炒研，茯苓、前胡、橘红、白术、炙草、潞参、桑皮蜜炙、姜枣煎。三服嗽定，去蒌皮、前胡，加莲子、山药、五味、杞子俱炒，再服数剂。俟嗽愈，服膏方：骨脂、杞子、沙苑、归身、杜仲、菟丝饼、核桃肉、芡实炒、牛膝酒蒸、首乌制、茯神、玉竹同熬，用鹿角胶加倍收胶。日服五钱，宿恙渐瘥。

——《类证治裁·卷二·虚损劳瘵》

按语：本案为脾虚聚痰之劳瘵。症见脉细涩，秋冬背寒胫冷，经事愆期，患者营卫素亏，从未孕育，乃冲任、督经亏虚。近日咳嗽，唾痰多，以夜半及清晨为剧。治以化痰止咳，健脾补虚。先服平嗽煎剂，待嗽愈，继而服用膏方，以补益肝肾，燮理阴阳，调理奇脉。

（二十七）脱证案

堂弟，心力经营，烦劳动火，消谷善饥，坐则手足俱颤，寐则手足如堕，梦则体析为二，神志恍惚，呵欠气泄，右脉小弱，左虚软不受按。因操劳疲神，元气不受镇摄，若转失气，须防暴脱。食下烦嘈稍定，足知中宫底柱乏权，急摄阳以交阴。潞参、茯神、山药、五味、杞子、白芍、龙骨、牡蛎俱研，枣仁炒研。三服神昏安贴，诸证俱减，惟颠痛唾涎。原方加嫩桑叶炒、甘菊以息肝胆风热，加益智、半夏青盐炒，以摄脾涎。又数服，间服膏方而安。此证因其胃旺能纳，专受滋填，用海参、煨鸭，及火腿、鸡蛋等，皆血肉有情之品，故未及两旬已瘳。

——《类证治裁·卷二·脱证论治》

按语：本案为烦劳动火，元气不摄之证。心力耗伤，烦劳动火，症见消谷善饥，坐则手足俱颤，寐则手足如堕，夜梦纷繁，神志恍惚，食下则烦嘈稍定。治疗急摄阳以交阴。服药后唯有颠痛唾涎，继而原方化裁，以息肝胆风热，摄脾涎，并间服膏方而获安。其后，患者胃旺能纳，专受滋填，故食用海参、煨鸭等血肉有情之品，未及两旬则病已瘳。此案亦明示药补与食补并进之经验。

（二十八）脾胃病案

案例1

张某，髫年寒热肢冷，食少便泻，尚作疟治，遂神疲色惨，脉沉，须防慢惊，急理脾阳。先用理中汤，少加附子，手足乃温。专用异功散，加莲、枣理脾，热减泻止。

——《类证治裁·卷三·脾胃论治》

按语：本案为脾阳虚运化失司。患者年幼，寒热肢冷，食少便泻。此时当防慢惊，治疗急予理脾阳。先以温脾散寒止泻，手足转温。继而用异功散加理脾之品，而热减泻止。

案例2

於某，胁痛吞酸已止，肝火悉平，但中脘气窒，口燥不知饥，右脉欠和，胃阴未复。用沙参、麦冬、花粉、当归、白芍、瓜蒌、小麦、蔗汁。三服得平。

——《类证治裁·卷三·脾胃论治》

按语：本案为肝火旺而胃阴亏之证。调理后胁痛吞酸已止，乃肝火悉平，但中脘气窒，口燥不知饥，且右脉欠和，乃胃阴未复，失于濡润。故以滋阴润燥，服药而病愈。

案例3

姜某，左脉浮而钩，右弦缓，脘中久痛，纳食稍缓，乃饥伤脾络所致。经言脾欲缓，急食甘以缓之，勿用平肝，克伐生气。潞参、当归须、白芍、饴糖、红枣、甘草、牡蛎粉、糯稻根须、降香末。数剂而安。

——《类证治裁·卷三·脾胃论治》

按语：本案为饥伤脾络之证。症见左脉浮而钩，右弦缓，脘中久痛，纳食稍减。据《素问·脏气法时论》"脾欲缓，急食甘以缓之"的治则，治以甘缓健脾益气，兼和血理气之品。

（二十九）胃脘痛案

案例 1

房叔，胃脘痛，脉细涩，服香砂六君子汤去白术，加煨姜、益智。痛定后，遇劳复发，食盐炒蚕豆，时止时痛。予谓昔人以诸豆皆闭气，而蚕豆之香能开脾，盐之咸能走血，痛或时止，知必血分气滞，乃用失笑散，一服痛除。

——《类证治裁·卷六·胃脘痛论治》

按语：本案为血分气滞之证。症见胃脘痛，脉细涩，服香砂六君子汤化裁，胃疼痛缓解，然遇劳则复发，食盐炒蚕豆，则疼痛时作时止。因其因血分气滞所致疼痛，故用失笑散行气活血则痛消。

案例 2

巢氏，素有胃气，或用温胃之剂，不效，延至痛引背胁，脉短涩。予谓短为宿食，涩为气中血滞，宜痛无已也。用延胡、五灵脂（酒炒）、当归、红曲、降真香末，痛止。

——《类证治裁·卷六·胃脘痛论治》

按语：本案为积食气郁血滞之证。患者素有胃气作痛，或用温胃之剂，然则不效，反为疼痛引背胁，脉短涩。此为宿食，气滞血瘀所致。治以活血化瘀，消食行气，而疼痛缓解。

案例 3

薛某，痛久热郁，口干内烦，不宜香燥劫液，询得食痛缓，知病在脾之大络受伤，由忍饥得之。甘可缓痛，仿当归建中汤法。炒白芍（二钱半）、当归（钱半）、炙草（一钱）、豆豉（炒，钱半）、橘白（八分）、糯稻根须（五钱）、饴糖（熬，三钱冲），数剂痛定。常时食炒粳米粥，嗣后更与调养胃阴。杏仁、麦冬、白芍、当归、蒌仁、半夏（青盐炒），南枣。数服痛除。

——《类证治裁·卷六·胃脘痛论治》

按语：本案为脾胃虚损，阴血不足之证。患者胃痛日久，有热郁，口干内烦，然不宜香燥劫液。患者得食痛缓，病由忍饥而得之。据甘可缓痛之义，治仿当归建中汤之法。服药数剂痛定。嘱其平常食炒粳米粥，亦体现调养养胃以善后巩固之意。

（三十）痞满案

案例1

金氏，寒热拘急，脉不紧数，胃痛，饮入辄呕，中焦痞阻，溺涩痛。宜宣通法，白通草、制半夏、橘白、草豆蔻、枳壳、苏梗、赤苓、甘草梢、煨姜。一啜证减，痞满未除。用泻心法，半夏、黄连（俱姜汁炒）、黄芩、干姜、陈皮、枳壳、甘草梢、木通、山栀。二服全安。

——《类证治裁·卷三·痞满论治》

按语：本案为中焦痞阻之证。气机不畅，乃寒热拘急，中焦痞阻，则胃痛，饮入辄呕，小便涩痛。治以宣通法，服药诸症有减，而痞满未除，故而用泻心之法，取半夏泻心汤，辛开苦降，以解中焦之痞阻；合用甘草梢、木通、山栀清利下焦湿热，而痞阻消。

案例2

患者，身热胸痞，气促微咳，呕吐粥饮，痰黏溺涩，经止数月，脉息三五不调，兼带浮数。医投桂、附热剂，致咽喉肿碍，格阳于上，予谓此怀娠恶阻，兼外感也。宜辛凉以解痰热。用豆豉、杏仁、姜皮、鲜竹茹、陈皮、茯苓、制半夏、枇杷叶。二服热退痞消。

——《类证治裁·卷三·痞满论治》

按语：本案为妊娠恶阻，兼外感。症见胸痞，气促微咳，呕吐粥饮，痰黏溺涩，经止数月，身热，脉息三五不调，兼浮。治以辛凉以解痰热，服药则热退痞除。

案例 3

张氏，寒热似疟，胸痞不食，汗止腋下。阅所服方，混用枳、朴、楂、槟榔、青皮之属。此邪在上焦，误行克伐，徒伤中下焦耳。予半夏泻心汤去芩、连、甘草，加柴胡、煨姜、蒌皮、苏梗、茯苓。数服随愈。

——《类证治裁·卷三·痞满论治》

按语：本案为邪在上焦，误伤中下焦之证。症见寒热往来似疟，胸痞不食，汗止腋下。治以半夏泻心汤，减去苦寒之黄芩、黄连，甘缓之甘草，加以调理中焦，通利下焦，数服病随愈。

（三十一）呃逆案

潘某，呃逆连声，日夜不止。医用丁香柿蒂散加白蔻、木香、刀豆荚之属，随止随发，闷绝而苏，坐不能卧。诊其脉虚浮而疾，逆气自丹田上升，直犯清道，此肝邪犯胃也。丁、蒂、蔻、香，辛温助火，何济于事。用重以镇逆法，旋覆代赭汤去人参，加石决明（醋）、刺蒺藜（醋炒）以泻肝，半夏（青盐制）以降痰，

沉香（磨汁）以下气，一啜逆气镇定，神安熟寐。梦一老姬，引小儿以手捋其左胁曰：愈矣。醒而呃逆大减，再剂若失。问所梦何人，予曰此镇肝而心脾之神得安也。盖脾之神黄婆，心之神婴儿云。

——《类证治裁·卷三·呃逆论治》

按语：本案为肝邪犯胃，逆气上升之证。症见呃逆连声，日夜不止。医用丁香柿蒂散加白蔻、木香、刀豆荚之属，随止而病证随发。此乃辛温助火之品，故无济于事。此时治宜重镇降逆，以旋覆代赭汤加减，以泻肝降痰下气，服药则逆气得以镇定，神安熟寐。

（三十二）呕吐案

案例 1

叔，深秋感受秽邪，呕吐不已。先服藿香正气散，入口即吐，身热足

厥，面黑眶陷，或进导痰温胃饮，呕恶不纳。诊之脉虚少神，予谓此中宫虚极也。速用潞参、山药、茯苓、炙甘草、白术、橘白、苏子、莲子、红枣、煨姜、粳米煎。稍稍与服，竟不吐，思食粥矣。后加减数味，调理而康。

——《类证治裁·卷三·呕吐论治》

按语：本案为秽邪入侵，脾胃虚损之证。患者感触秽邪，胃失于和降，故呕吐不已。先服藿香正气散，入口即吐，继而身热足厥，面黑眶陷，或进导痰温胃饮，因呕恶而不纳。诊之脉虚少神，此乃脾胃虚极，治宜益气健脾，理气和中，药与服用，竟然不再呕吐，并思食粥，以乃胃气复之证，其后原方加减化裁，调理而获安。

案例2

族女，情志怫悒，头眩颊赤，夏初食入即吐，脉虚小，经期错乱。由肝胆风风侮胃，不及传变，倾翻甚速，且胃虚作呃，木气乘土，久则冲脉失涵，络伤内溢，以冲为血海，隶在阳明也。先宜苦以降逆，山栀、羚羊角、竹茹、旋覆花、半夏曲、柿霜。三四服眩吐止。去羚羊角、半夏曲，加阿胶（另化冲）、牡丹皮、白芍、茯苓、甘草，调养肝胃而经期顺。

——《类证治裁·卷三·呕吐论治》

按语：本案为肝木乘土侮胃之证。患者情志怫悒，头眩颊赤，夏初食入即吐，脉虚小，经期错乱。治疗先宜苦以降逆，其后调养肝胃而经期顺畅。

（三十三）噎膈案

案例1

耿某，年近古稀，两尺脉微，右关弦迟，气噎梗食，吐出涎沫，气平食入。夫弦为木旺，迟为胃寒。弦迟在右，胃受肝克，传化失司，治在泄肝温胃，痰水自降。丁香、益智仁（煨）、苏子霜、茯苓、青皮、砂仁、姜

（煨）。数服痰气两平。

——《类证治裁·卷三·噎膈反胃论治》

按语：本案为木旺克胃之证。患者年近古稀，两尺脉微，右关弦迟，乃脾胃受肝木克伐，传化失司，故气噎梗食，胃气上逆，口吐涎沫，气平则食入。治在泄肝温胃，则痰水自降，痰气两平。

案例 2

患者，因恼怒曾呕瘀血，已是肝逆。今胸痛吐沫，脉涩尺微，食入反出，火土两衰，蒸化无力，乃脾肾阳衰候也。然犯辛燥，又虞动血，择其辛温通降者宜之。韭子（炒研）、苏子、沙苑子、砂仁、降香（汁冲）、茯苓、半夏曲、益智子（煨研），数服食进，痛沫悉止。

——《类证治裁·卷三·噎膈反胃论治》

按语：本案为肝气逆上，脾肾阳衰之证。因恼怒则肝气逆上，曾呕瘀血，胸痛吐沫，脉涩尺微，食入反出。治疗择其辛温通降，故而数服则食进，胸痛吐沫乃得缓解。

案例 3

钟氏，脾胃阳衰，浊饮不降，食入胀痛，有吐逆反胃之虞。右脉濡涩，左脉弦。宜泄肝浊以通腑阳。厚朴（姜制）五分，椒目六分，茯苓三钱，半夏（姜制）钱半，苏子（炒研）七分，枳壳（炒）、陈皮，加姜，此三因七气汤加法，气降则饮降矣。再服呕胀减，大便得通，嗣用温脾胃，兼辛通降逆。半夏、砂仁、韭子（炒研）、益智仁（煨研）、茯苓、石见穿、生姜。数服渐纳谷食矣。

——《类证治裁·卷三·噎膈反胃论治》

按语：本案为脾胃阳衰，浊饮不降之证。症见食入胀痛，右脉濡涩，左脉弦。治宜泄肝浊以通腑阳。用三因七气汤加味，使气降则饮亦得降。其后用温脾胃，兼辛通降逆之法，使其饮食逐渐恢复。

（三十四）反胃案

案例1

患者，长夏吐食，证属反胃，服四君异功加炮姜、桂、附，不应。予谓五脏以守为补，六腑以通为补，此不易之经训。四君异功本脾药，非胃药，胃腑宣通则和，一与守中，必致壅逆，白术、炮姜皆守剂，且阳土喜柔，忌刚燥劫液，久吐则胃阴伤，须辛通使胃气下行则效。韭子（炒研）、杏仁、豆蔻衣、半夏、砂仁、太子参、姜汁粉、瓜蒌仁。戒谷食，暂用面食，盖谷性阴而滞，面性阳而通，加意调养可痊。

——《类证治裁·卷三·噎膈反胃论治》

按语：本案为久吐致胃阴受伤之证。患者长夏吐食，服四君异功加炮姜、桂、附，而未效。基于胃土喜柔，忌刚燥劫液，久吐则胃阴伤，治疗当辛通，使胃气下行则效。故以辛通胃气之品，并嘱戒谷食，而暂用面食，因谷性阴而滞，面性阳而通，注意调养有望痊愈。

案例2

毕某，嗜饮反胃，面食颇安，谷食则越宿倾吐无余。此胃阳衰，酒食化痰，瘀浊不降故也。用通阳泄浊法，制半夏、茯苓、益智仁、干姜、陈皮、吴茱萸、砂仁。惜不能戒酒，故时发时愈云。

——《类证治裁·卷三·噎膈反胃论治》

按语：本案为胃阳衰，酒食化痰，瘀浊不降之证。患者嗜饮反胃，遇面食颇安，谷食则越宿倾吐无余。治以通阳泄浊法。但是患者不能戒酒，故而时发时止。此案例亦表明，饮食因素是影响反胃之重要环节，示人临证不可忽视。

（三十五）腹痛案

案例1

夏氏，当脐痛，触寒屡发，痛来饮食都废，神色清减，脉虚弦。据述服和肝调气不应，数年前曾以鸦片烟脚为丸，服下痛止。夫鸦片能行下体经络，此证明系血络阻滞为患，况痛久入络，宜辛温以通之。若但如四七汤、四磨饮仅开气分。昔贤谓经主气，络主血，不分经络，安能应手。用当归须（酒拌）、延胡、小茴（酒焙）、新绛、桃仁（研）、旋覆花（绢包煨），服效。

——《类证治裁·卷六·腹痛论治》

按语：本案为寒凝血络阻滞之证。患者当脐而痛，触寒屡发，痛来饮食都废，神色清减，脉虚弦。据述曾服和肝调气不效，且数年前曾以鸦片烟脚为丸，服下痛止。此证乃系血络阻滞为患，况且痛久入络，治宜辛温以通之，故以活血通络，而获效。

案例 2

沈氏，冬寒小腹瘕聚，左胁撑痛，上攻胸背，大小便不通，胀闷欲绝，汤饮不下，兼发寒热，脉短涩，宜先导其瘀滞，古云痛则不通也。枳壳、桃仁各二钱，厚朴（姜制）、青皮（麸炒）各七分，延胡（酒炒）、归尾（酒润）各钱半，苏梗、郁李仁各二钱，沉香（磨汁）三分，二服痛定，二便通调，惟左胁偶一隐痛。原方去桃仁、归尾、苏梗、延胡，加郁金、香附，沉香改木香，仍磨汁冲服。又将煎剂挫为细末，服愈。

——《类证治裁·卷六·腹痛论治》

按语：本案为瘀滞不通之证。患者冬寒小腹瘕聚，左胁撑痛，上攻胸背，大小便不通，胀闷欲绝，汤饮不下，兼发寒热，脉短涩。治宜先导其瘀滞，以通畅气机，活血润肠通便。其后，因左胁隐痛，乃肝有郁滞，故治以疏肝行气。

（三十六）泄泻案

案例 1

汤氏，冒暑重感新凉，寒热头晕，口干舌燥，呕泻不已，头汗剂颈而还。医用消导，转益烦渴，脉不数而滑大，此邪郁蒸痰。先挑姜汁止呕，用正气散加减。藿香、薄荷以辟恶，丹皮、栀子、黄芩以解热，半夏、神曲、煨姜以除痰，赤茯、猪苓、薏仁以利湿，花粉、麦冬以生津，一服汗凉脉和舌润矣。因有年体弱，明晨怯寒，手足微凉，此脾阳虚也。用理中汤，炮姜改煨姜，加砂仁、黄芩、薏仁、炙甘草，一剂呕泻止，手足和。但气微坠，宵分少寐，原方去煨姜，加茯神、炙黄芪、枣仁、白芍、升麻，一服而安。

——《类证治裁·卷四·泄泻论治》

按语：本案为冒暑感凉，邪郁湿蒸之证。患者冒暑而感凉，症见寒热头晕，口干舌燥，呕泻不已，头汗颈而还。医而误用消导，症见转为烦渴，脉不数而滑大。治疗先以姜汁止呕，用正气散加减，以解热利湿，生津，服药后汗凉脉和舌润，但见晨怯寒，手足微凉。继而治以理中汤为主，加淡渗利湿，健脾和胃之品，服药后呕泻止，手足和，但气微坠，宵分而少寐。再将原方化裁，以健脾益气，升提中气而病瘥。

案例2

予馆新洲（江水泛潮，地最卑湿），长夏晨泄，每阴雨前尤验。痰多不渴，或吐白沫，清晨左胁气响，必阵泻稀水，此湿多成五泄也。胃苓汤加神曲（炒）、半夏（制）、干姜（少许）。一则劫阳明之停饮以燥湿，一则开太阳之里气以导湿，故一啜辄止。良由长夏湿淫，水谷停湿，脾阳少运故也。嗣后去桂，加砂仁、小茴香、二术生用，或苍术、干姜、神曲煎服，亦止。

——《类证治裁·卷四·泄泻论治》

按语：本案为长夏伤湿，脾失运化之证。此因生活之地潮湿，江水泛潮，故长夏晨泄，每遇阴雨前尤显。治以胃苓汤加神曲、半夏、干姜。一是劫阳明之停饮以燥湿，二是开太阳之里气以导湿，尔后以健脾化湿而收工。

案例3

曹某，脉左濡，右关尺弦大，腹鸣则痛坠泄泻。前因怫恽，木制脾土，为中焦痞痛。服破气燥剂，再伤中气，每日晡少腹痛泄，下焦阴气又伤，急当甘缓和中，佐以温摄。潞参、炙甘草、白芍、茯苓、小茴、橘核（酒焙）、益智、木香（煨）、饴糖、红枣，十数剂，痛泻止。

——《类证治裁·卷四·泄泻论治》

按语： 本案为木克脾土之痛泻。症见腹部肠鸣则痛坠泄泻，脉左濡，右关尺弦大。曾服破气燥剂，再伤中气，故每日晡少腹痛泄，下焦阴气又伤。治疗急当甘缓和中，佐以温摄之品而获效。

（三十七）痢症案

案例1

患者，感暑致痢，热渴烦冤，里迫后重，红白稠黏，此湿热蕴结也。用六一散加花粉、薏仁、薄荷梗、枳壳、赤苓、赤芍、牡丹皮。热退，后重亦减，去花粉、薄荷、牡丹皮，加黄芩、白芍（酒炒）、煨木香、陈皮。数服愈。

——《类证治裁·卷四·痢症论治》

按语： 本案为感暑致痢，湿热蕴结之证。症见热渴烦冤，里迫后重，泻下红白稠黏。治以六一散加味，以清利湿热，兼凉血养阴。其后再减养阴凉血，加清热养血柔肝，理气缓中止痛之品。

案例2

堂弟，初秋患痢，因热渴多服梨、藕、莱菔，上吐下痢，口噤不食，奄卧昏沉，脉细欲绝，肢厥目瞑齿噤，汤药难下，急用附子理中汤去参、草，制川附二钱，炮姜二钱，制半夏三钱，白蔻仁八分，煎汤，用箸启齿，以匙挑与之。尽剂手足渐温，与粥汤不吐矣。前方加陈皮、茯苓、炙甘草、谷芽，再剂痢渐止。嗣用香砂六君子汤而安。

——《类证治裁·卷四·痢症论治》

　　按语：本案为食饮不慎，初秋患痢。患者因热渴而多服梨、藕、莱菔，而致脾胃损伤，引起胃气上逆，清浊不分。症见上吐下痢，牙关紧闭，口噤不食，昏沉欲睡，脉细欲绝，汤药难下。治疗急用附子理中汤化裁，以增强温通化浊之功。汤药尽剂，患者手足渐温，予服粥汤亦不再吐。复诊再予前方加以行气消食化浊，则痢渐止。其后以香砂六君子汤健脾养胃而收工。

（三十八）霍乱案

案例1

　　胡氏，秋间吐泻欲死，诊脉知为积寒感暑而发。用藿香、砂仁、半夏、焦神曲、茯苓、小茴香、陈皮、炙甘草、煨姜，煎服一剂愈。此证多由温凉不调，生冷失节，以致阴阳乖格，清浊相干，夏秋间为多也。

——《类证治裁·卷四·霍乱论治》

　　按语：本案为阴阳乖格，清浊相干之霍乱。患者秋间吐泻欲死，诊脉知为积寒感暑而发，此证多由温凉不调，生冷失节，夏秋间多见发病。治以芳香散寒，化湿祛浊为法。

案例2

　　王某，腹痛吐泻，烦躁不安，腿足筋挛。证由长夏务农，水田烈日中，多受湿，脾阳不司运化，吐泻骤作，烦渴无寐。又下多伤阴，筋失荣养，故拘急而抽搐也。若厥逆躁扰者死。诊其脉虚而促，用生脉散加藿梗、茯苓、砂仁、陈皮、木瓜、当归、白芍，数服而平。

——《类证治裁·卷四·霍乱论治》

　　按语：本案为触冒湿浊，脾运化失司之证。症见腹痛吐泻，烦躁不安，腿足筋挛。证由长夏务农，水田烈日中，多受湿浊，吐泻骤作，泻下而又多伤阴，症见烦渴无寐。筋失荣养，拘急而抽搐。治以生脉散益气养阴，加以芳香避秽化湿浊，养阴缓急，故数服而获安。

（三十九）大便不通案

案例1

朱某，八旬，公车抵都，途次委顿，浃旬，苦不得便。脉洪大，右尺虚。予谓大肠主液，此阳明液干，热秘象也，宜润肠丸。因高年血液燥热，仿东垣润燥汤，用生熟地黄、麻仁、桃仁、当归、红花，蜜冲服，效。

——《类证治裁·卷七·二便不通论治》

按语： 本案为阴血虚之燥热便秘。患者年已八旬，因公车抵都，旅途劳累困乏，又苦不得大便，已是十日。脉洪大，右尺虚。治宜润肠丸，因其高年血液燥热，故仿东垣润燥汤，用药取滋阴清热，润燥通便为法，故而获效。

案例2

李氏，腑失传送，胁痛脘胀便艰，皆气机阻窒为患。宜先导其腑气，用杏仁、苏梗、厚朴、郁金、橘白、郁李仁、当归，四服痛胀止。兼令服牛乳，便亦通润。后左胁钻痛，得汤浴则止，乃肝气滞由脏及腑。用麸皮炒熨，兼用延胡（酒炒）、白芍（炒）、当归、金橘皮煎汤，降香、木香俱磨汁服，而平。

——《类证治裁·卷七·二便不通论治》

按语： 本案为肝郁气滞，腑失传送所致便秘。症见胁痛脘胀，大便艰难，乃气机阻窒为患。治宜先导其腑气，以降气润肠，故服药后痛胀止。再兼令其服牛乳以滋阴润燥，使大便亦得通润。其后治疗外用麸皮炒外熨，兼用疏肝理气止痛之品内服，而获痊愈。此乃内服与外用结合之例。

（四十）肠痈案

李氏，寒热脉数，少腹左偏痛引内，数日一更衣，左足不伸，此小肠痈也。盖小肠火腑，由气血壅滞经隧，发为痈毒。宜先彻其在里瘀热，则痛势缓而痈内消。用大黄三钱，硝石一钱，归尾半钱，赤芍二钱，桃仁一钱。数服痛减，次用乳香、甘草节、金银花、连翘、当归、木瓜、薏米、牛膝，数服而消。

——《类证治裁·卷七·大小肠痈论治》

按语：本案为气血壅滞，发为痈毒之证。症见寒热脉数，少腹左偏痛引内，左足不伸，数日一更衣。治宜先彻其在里之瘀热，则痛势缓而痈内消。治以清热通腑，兼以化瘀滞，活血化瘀，故数服而痛减。次用化瘀去滞，再加以清热解毒，清利湿热，故而痈毒得消。

（四十一）疝气案

案例 1

李某，疝病不离乎肝，然经谓任脉为病，男子内结七疝，女子带下瘕聚，皆奇经主之。宿病不理，奇脉病结不解，今触寒辄发，动气有声，痛引睾丸。宜导滞通络，仿茴香丸。小茴、橘核、葫芦巴、延胡（酒炒）、当归、鹿角胶，和丸，酒下效。

——《类证治裁·卷七·疝气论治》

按语：本案为奇脉病不解，触寒而发为疝气。患者宿病不理，感触寒邪则发病，病则动气，肠鸣有声，而痛引睾丸。治宜导滞通络，仿茴香丸之意。以散寒行气化结，温通散结为法，以诸药为丸，以酒送下，使之行气温通散结而获效。

案例 2

王某，由吞酸传为少腹偏坠，囊肿丸痛。夫酸为肝郁，气注下为疝，皆湿热之邪。经云：邪客于足厥阴之络，令人卒疝暴痛，以肝脉络阴器也。子和治疝，用金铃子散，泄肝导逆，与此颇符。用吴茱萸、川楝子、橘核、茯苓、青皮、延胡、青葱管、木通，数服而安。

——《类证治裁·卷七·疝气论治》

按语：本案为肝郁气滞兼湿热之证。患者发病由吞酸而转为少腹偏坠，囊肿睾丸疼痛。治疗以金铃子散，泄肝导逆。故治以疏肝理气止痛，清湿热，导湿下行。

（四十二）诸气案

案例 1

患者，头眩口苦，胆气泄也。胁痛入脘，肝气逆也。便不通爽，腑气结也。清胆热，降肝逆，以和腑气。用嫩桑叶、粉丹皮、生枣仁以泻少阳，枳壳、金橘皮、降香末以治厥阴，苏梗、郁李仁、谷芽以和阳明，白芍、木瓜缓中泻木为统治。服效。

——《类证治裁·卷三·诸气论治》

按语：本案为肝气逆，腑气结之证。症见头眩口苦，胁痛入脘，便不通爽。治宜清胆热，降肝逆，以和腑气，泻少阳，调治厥阴，以和阳明，用药以缓中泻肝为法。

案例 2

张氏，气攻胸脘胀痛，身热口干便秘，寸脉浮长，关小数，此肺脾郁久化热，致津液不行，故便燥而艰也。用苦降法，枇杷叶、郁金汁、枳壳、杏仁、百合、麦冬、蒌霜、郁李仁，生蜜冲入。数服而平。

——《类证治裁·卷三·诸气论治》

按语：本案为气攻胸脘，郁久化热之证。胸脘胀痛，身热口干，脉浮长，关小数，便秘干燥而艰。治以苦降之法，以降气通便，以疏肝润燥清热，数服而得安。

（四十三）肝气案

案例 1

患者，胁左隐痛，胸间动气，头晕肢麻，寐即舌干似辣，中夜自汗，清晨咳痰，便泻觉爽。肝阳夹风火上冒，侵犯脾土使然。秋深左关脉弦长牢实，医谓金弱木强，非时脉见，来春木必侮土，膈逆司忧，遂用滋肾镇肝，数十剂脉证未退。更医进胃爱丸，服后痰较少而泄气多，且皆健脾药，不能制肝阳，历冬并右脉亦弦劲，胸脘引痛。予谓前证自是肝阳肆横，但肝为刚脏，不任克制，专用滋清，恐又致痛为胀。若仿《内经》治肝以酸泻之法，自然柔伏矣。因用白芍、木瓜、乌梅、萸肉、五味、金橘、枣仁等，加牡蛎（醋）、橘络、木香、茯神、芝麻、小麦、桑枝膏为丸。服后左关渐软，不见弦长矣。且示以静摄戒怒节劳，右脉亦和，诸证渐除。

——《类证治裁·卷三·肝气肝火肝风论治》

按语： 本案为肝阳夹风火上犯脾土之证。症见左胁隐痛，头晕肢麻，寐即舌干似辣，半夜自汗，清晨咳痰，得便而觉爽。治疗用滋肾镇肝，然服药数十剂而脉证未退。更医则用胃爱丸，服后反痰少而泄气多。治以柔肝泻肝之意，用酸味养肝柔肝，加以疏肝缓急之品。为丸剂，取其缓图。并嘱患者以静摄戒怒而节劳，诸证逐渐缓解。

案例 2

何氏，肝郁失畅，循经则头项作胀，乘脾则痰浊化酸，入络则肌肉刺痛，腋下湿，经信愆期，左关沉弦。治在疏肝，佐以渗湿。厚朴、香附、郁金、白芍、茯苓、金橘皮、山栀、钩藤、当归须。三四服诸症减，自述平素肠鸣，必倾泻乃爽。亦木气乘土之谷，且肥人虑虚其阳。前方去郁金、山栀、加制半夏、炒白术、薏米、炙草，经亦调。

——《类证治裁·卷三·肝气肝火肝风论治》

按语： 本案为肝气郁而失畅达之证。症见头项作胀，肌肉刺痛，腋下湿，经来愆期，左关沉弦。治以疏肝，佐以渗湿。服药后诸症减，然平时肠鸣，必倾泻乃觉爽。予前方减郁金、山栀，加制半夏、炒白术、薏苡仁、炙甘草，以健脾化湿，药后则月经亦调。

（四十四）肝火案

赵某，左胁痛，脉洪耳鸣，时呕胀腹痛。皆肝火腾，浊瘀不肯泄降，

186

宜戒怒节饮可愈。仿栀萸汤，山栀（姜汁炒）、黄连（吴茱萸汁炒）、白芍、牡蛎（生杵）、牡丹皮、金橘皮。服效。

——《类证治裁·卷三·肝气肝火肝风论治》

按语： 本案为肝火炎上，浊瘀不泄降之证。症见左胁痛，脉洪耳鸣，时呕胀腹痛。此宜戒怒节饮可愈，治疗仿栀萸汤，以清肝火降气理气，而获得疗效。

（四十五）肝风案

案例1

患者，寐醒舌干辣，华池津不上朝，头眩耳鸣，肢麻胁痛，肝风内震，腹满肠鸣，晨泻不爽，木气直犯中宫矣。左关浮弦，右浮滑，痰嗽不利，太阴受戕，有年，须防类中。晨服方，运脾阳以利湿，生白术、茯苓、半夏（青盐制）、炙草、薏米（炒）、砂仁、益智仁（煨）、山药（炒）、小麦。晚服方，养肝阴以息风，阿胶（水化）、杞子、茯神、麦冬、石斛、白芍、桑枝、甘菊（炒）、黑芝麻、牡蛎粉。寐后，用柿霜（二匙）含舌下，以生廉泉之津。服效。

——《类证治裁·卷三·肝气肝火肝风论治》

按语： 本案为肝风内动，直犯中宫之证。症见寐醒舌干辣，头眩耳鸣，肢麻胁痛，痰嗽不利，已是有年。治疗予晨服方，以运脾阳以利湿；晚服方，以养肝阴以息风。寐后，用柿霜含舌下，以生廉泉之津。

案例2

沈氏，当夏郁怒不寐，五更起坐，倏然头摇手战，目闭耳鸣，晕厥身冷。此怒动肝阳，内风夹痰火上冒也。急煎淡青盐汤以降风火，一啜即醒。用牡蛎、钩藤、山枝、桑叶、白芍、茯神、菊花（炒），二服神志已清。转方用熟地黄（炒）、杞子（焙）、石斛、枣仁（炒）、龟板（炙）、牡蛎粉、磁石，镇补肝阴而安。

数服诸证向安。唯不嗜味微嗽，加甜杏仁、潞参、莲、枣，以补脾肺，原方去前四味，嗣用丸方牡蛎粉、淡菜、首乌、熟地、杞子、牛膝（酒蒸）、五味（焙）、阿胶（水化），和炼蜜丸，以滋填下元，匝月而愈。

——《类证治裁·卷三·肝气肝火肝风论治》

按语： 本案为怒动肝阳，风夹痰火上扰之证。患者当夏郁怒，不寐，五更起坐，倏然头摇手战，目闭则耳鸣，晕厥身冷。治以急煎淡青盐汤以降风火，故服药即醒。二诊，以清肝息风，柔肝养心安神，服后神志已清。三诊，转方以镇潜肝阳，补肝阴，诸症向好。四诊，唯不嗜味而稍微咳嗽，以滋肾填补下元而获安。

（四十六）胁痛案

案例1

患者，左胁痛，卧必偏右，咳则气急，痰带血丝，证由五志怫抑，损伤营络。仿《内经》肝苦急，急食甘以缓之。潞参、茯苓、甜杏仁、白芍、杞子、枣仁、川贝母（炒）、桑皮（蜜炙）、金橘皮、炙甘草、红枣，煎服效。

——《类证治裁·卷六·胁痛论治》

按语： 本案为五志怫抑，损伤营络之证。症见左胁痛，卧必偏右，咳则气急，痰带血丝。遵循《素问·脏气法时论》"肝苦急，急食甘以缓之"。治以甘缓滋阴补虚，宁心安神，清肺化痰止咳。故煎服则见效。

案例2

郭某，去秋胁痛痰血，见证于肝，不足于肾，入春医用通摄奇经，未效。改用桂心、蒺藜等药平肝，不知肝为刚脏，药忌刚燥，痛宜益加矣。延至夏初，木火相乘，体羸食减，日晡寒热，咳嗽气促，口干舌腻，坐则胁背牵引刺痛，脉来弦数无神。证由情志不遂，肝胆寄居之相火，上侮肺金，以至痰红气急，日就羸怯，此以水涵木之法，急宜进商也。阿胶、麦冬、白芍、贝母各二钱，五味子五分，石斛、黑豆皮各三钱，丹皮钱半，二服寒热止，嗽痛减，食加餐矣。又令晨服燕窝汤，晚服生脉散，证有起色。

——《类证治裁·卷六·胁痛论治》

按语：本案为情志不遂，火侮肺金之证。患者去年秋发病，肋痛有瘀血。入春医用通摄奇经之法，然未效。复诊继用平肝之药，痛益加。延至夏初，体羸食减，日晡寒热，咳嗽气促，口干舌腻，坐则胁背牵引刺痛，脉来弦数。治以滋阴清热，养血疏风。故二服寒热止，嗽痛减，食增加。又令其晨服燕窝汤，以滋阴润燥；晚服生脉散益气养阴，则有好转。

（四十七）乳病案

案例 1

患者，孀居，右乳溃脓，已穿六孔，左乳核坚抽痛，寒热食少，脉弦数。审为肝脾郁结，气血亏损，为疏济生归脾汤。其戚属云：前服归脾反痛奈何？因检前方，芪、术皆炒用。予谓：此致痛之由也。但生用自效，彼疡医不谙药性生熟耳。三服寒热止，食进。前汤加瓜蒌、贝母、白芍、陈皮，五服右疮平，左核俱软，以前药为丸服而消。

——《类证治裁·卷八·乳证论治》

按语：本案为肝脾郁结，右乳溃脓，气血亏损之证。患者孀居，郁热内蕴，热盛肉腐，化脓破溃，右乳溃脓，左乳核坚抽痛，伴寒热食少，脉弦数，治以济生归脾汤。检查前方，其黄芪、白术皆为炒用，乃彼疡医不谙药性之生熟有别，故而影响疗效。此次用药三服则寒热止，食进。再予前方加瓜蒌、贝母、白芍、陈皮，五服右疮得平，左核俱软。又以前药为丸，服而消之。此案之治，亦应林珮琴之经验，黄芪、白术炒用以守，生用为和之用药经验，佐证黄芪、白术生熟之功效有不同。

案例 2

吴氏，暑月左乳肿成脓，寒热往来，脉右小数，左弦长。证由肝郁生火，仿清肝解郁汤，内用当归、白芍、大贝、瓜蒌、天冬、乳香、牡丹皮、山栀、甘草、银花。外用内消散加减，甲片、乳香、没药、归尾、角刺、生大黄、黄芩，蜜调敷。左乳头溃，根盘漫肿，右乳又硬，急用内托带消法。生黄、天冬、瓜蒌、香附、归身、白芍、贝母、桔梗、陈皮、甘草，一服痛定。左疮孔脓稠，右肿稍软。又数服数敷，根盘消散，疮口用生肌散得平。

——《类证治裁·卷八·乳证论治》

按语：本案为肝郁生火之证。暑月左乳肿成脓，伴寒热往来，脉右小数，左弦长。治疗仿清肝解郁汤，内用当归、白芍、大贝母、瓜蒌、天冬、乳香、牡丹皮、山栀、甘草、金银花。外用内消散加减，蜜调外敷。因左乳头破溃，乳房肿胀，右乳硬，故急用内托兼消之法，服用则痛定，左疮孔脓稠，而右肿变软。又内服外敷用药数剂，则根盘消散，疮口用生肌散治之，而诸证消除。此亦内服与外用结合应用之实例。

（四十八）癫狂案

案例1

王某，因郁发狂，笑詈善怒，面赤目红，脉洪大，此阳气暴折，因怒触发，木火失制，热痰上乘心包，病名阳厥。用生铁落饮去芫、防，加山栀、连翘、羚羊角、竹沥、石菖蒲、牡丹皮。数剂而狂定。

——《类证治裁·卷四·癫狂论治》

按语：本案为因怒而触发，热痰上乘心包之证。患者因郁而发狂，笑詈善怒，面赤目红，脉洪大。治以生铁落饮加减，以重镇安神，清化热痰，故数剂而狂病得定。

案例2

张氏，恍惚狂妄，视夫若仇，持械弃衣，莫之敢近，脉滑而弦。用独圣散吐之，去黏涎宿沫颇多，捶胸言痛，诊脉稍平，然犹独言独笑，知其痰沫去而心舍虚，神魂未复也。用瓜蒌仁、贝母、橘红、胆星、菖蒲汁、郁金汁、姜汁、枳壳、茯苓。一剂胸痛定，乃仿龙齿清魂散，用龙齿、茯神、铁粉、牡蛎、乳香、远志、枣仁、当归，二剂如常。

——《类证治裁·卷四·癫狂论治》

按语： 本案为痰火扰心之证。症见恍惚狂妄，视夫若仇，持械弃衣，脉滑而弦。治以独圣散吐之，去其黏涎宿沫，其后捶胸言痛，诊其脉稍平，但犹见独言独笑，则知其痰沫去而神魂未复。故治以行气宽胸，化痰浊，则胸痛定。继而仿龙齿清魂散之意，安魂定志，服药二剂则神清如常。

案例3

包某，因恐发狂，神扰语妄，脉右大左软。证由心虚受吓，惊痰乱其神明，非痫疾也。痫乃一时昏仆，醒即明了，即用胆星、川连等泄降痰火，月来神志稍清，宜用白金丸六服，再以清心温胆汤安神定志，可冀向安。潞参、淡竹茹、枳壳、橘红、茯神、生枣仁、栀心、远志、麦冬、莲子心、鲜菖蒲。三四剂已效，改汤为丸服，遂复常。

——《类证治裁·卷四·癫狂论治》

按语： 本案为心虚受吓，惊痰乱神明之证。症见神扰语妄，脉右大左软，乃心虚受吓。治疗以泄降痰火为法，待神志稍清，再用白金丸，以清心温胆汤安神定志，合以清心温胆，化痰开窍，健脾养心安神之品。获效，则改汤为丸，渐使神志恢复正常。此亦汤剂与丸剂灵活应用之实践。

（四十九）痫证案

案例1

张某，中年宿痫频发，先必触事生怒，情不自禁，发则猝倒无知，啮舌糜烂，惊恐发搐，痰响便遗。此肾阴素亏，肝阳易亢，痰随火升，阻蔽心包，故来骤苏迟，且数发也。急则治标，用前胡、青皮、川贝、连翘、钩藤、竹沥、菖蒲、山栀，矾水煎。二剂诸症退，神志清。随服补肾平肝丸料，发稀后用丸方常服，茯神六钱，羚羊角三钱，胆星钱半，天竺黄五钱，郁金四钱，川贝四钱，莲子心六钱，西牛黄七分，栀心三钱，矾水滴丸，朱砂为衣，服愈。

——《类证治裁·卷四·痫证论治》

按语： 本案为阴亏阳亢，痰火阻蔽心包之证。患者中年宿痫频发，先必触事生怒，情不自禁，发则猝倒无知，啮舌糜烂，惊恐发搐，痰响便遗。急则治标，治以清热豁痰为法，二剂诸证退，神志清。随服补肾平肝丸料，其发作减少。后用丸方常服，以清热化痰，清心安神而病瘥。

案例2

赵某，髫年阴痫屡仆，初更后声喊涎涌，搐搦超时乃醒。此风火痰交煽，显然足少阳手厥阴受病。主息风火，佐以豁痰。羚羊角、鲜石菖蒲、山栀、钩藤、胆星、橘红、防风、前胡、竹沥。数服发必稀，然数年久恙，须调补其本。用潞参、绵芪、茯神、炙草、山药、贝母、熟地炭、当归、白芍，为末服，调粳米屑，俾脾元充旺，间服抱龙丸，可免痼疾之累。

——《类证治裁·卷四·痫证论治》

按语： 本案为风火痰交煽于手厥阴之证。患者年幼而阴痫屡发，初发病有声喊涎涌，搐搦超时乃醒。治疗主以息风火，佐以豁痰。若数服病发必有减，但其为数年之久恙，乃当调补其本。故以健脾益气之品，为末服，调粳米屑，使脾元充旺，再间服抱龙丸，有望免痼疾之患。

（五十）郁证案

案例1

眭氏，食后脘痞呕酸，口燥鼻衄，经四月乃行。沉绵十载，由气分延及血分，乃肝郁不舒，致浊升血逆，有终身绝孕之累。生香附、吴茱萸（黄连汁炒）、黑山栀、茯苓、苏子、郁金、泽兰。数服痞呕渐减，去香附、吴茱萸，加丹皮、白芍、当归、延胡（酒炒）、椒目，数服经行。再加金橘皮、木香汁，加减前药为丸，渐平。

——《类证治裁·卷三·郁证论治》

按语：本案为肝郁不舒，浊升血逆之证。症见食后脘痞呕酸，口燥鼻衄，而经血失常，四月乃行。此疾患沉绵年久，由气分延及血分，有终身绝孕之累。治以疏肝降浊引血下行，数服则痞呕渐减。其后用药，以养血活血疏肝为法，数服则经行。复诊再加金橘皮、木香汁，以行气，亦加减前药而为丸调理，诸症得以渐平。此乃多年沉积，缓图获效之例。

案例 2

邹氏，因丧女哀恫，渐次胁痞，食入胀加，痰浊不降，呕苦便溏，脉虚迟。此悲愁郁损生阳，致气窒浊壅，治在泄肝温胃。仿吴茱萸汤，吴茱萸、干姜各五分，制半夏、茯苓各二钱，枳壳、砂仁壳、橘白、乌药各八分。三服呕止胀宽食进，改用通腑利湿。大腹皮（洗净）二钱，厚朴五分，半夏曲八分，椒目十五粒，茯苓二钱，砂仁壳八分，煨姜钱半。数服而安。

——《类证治裁·卷三·郁证论治》

按语：本案为悲哀肝郁，气滞浊壅之证。患者丧女悲哀，渐次胁痞，食入胀加，呕苦便溏，脉虚迟。治以泄肝温胃，仿吴茱萸汤之意，三服则呕止胀宽食进。改用通腑利湿之法，遣用降气通腑，行气利湿之品，数服而病愈。

（五十一）怔忡案

案例 1

吴氏，产后不寐，心虚不安，此去血多，而心神失养也。仿养心汤意，熟地、枣仁、茯神、柏子仁、麦冬、潞参、五味子、炙草、白芍，三服愈。

——《类证治裁·卷四·怔忡惊恐论治》

按语：本案为失血过多，心神失养之证。因生产失血过多，而症见产后不寐，心虚不安。仿养心汤意，以补气养血安神，故三服而霍然。

案例2

汪氏，病久失调，延成虚损，怔忡汗出，手足心热，坐起眩晕，善饥无寐。诊左寸虚散，右寸关虚弦，两尺稍大。此阴亏火炎之渐，惟营虚生内热，故手足如烙，瘑烦神失安，故汗液自泄。虚阳夹风上蒙清窍，故头目眩晕，肝阳肆横，阳明当其冲，风火销铄故善饥。滋液息风，全用柔剂，归脾汤去术、木香、归、姜，加白芍、丹皮、熟地、甘菊（炒），六服渐安。去牡丹皮、甘菊，再加山药、柏子仁，晚服六味丸痊愈。

——《类证治裁·卷四·怔忡惊恐论治》

按语： 本案为阴亏火炎之证。患者病久失调，延续发展而成虚损。治宜滋液息风，全用滋阴柔肝之剂，以增养阴清热之力，故药后渐安。减去清热之丹皮、甘菊，再加健脾益肾安神，晚服六味丸以滋养阴液，经调养而病瘳。

（五十二）惊恐案

案例1

贡氏，惊悸恍惚，不饥不食不寐，脉虚促。病因怒恐而得，胆火上冒则头眩心忡，胸脘刺痛，气结，呵欠怯冷，倏烦热多惊，皆阳越失镇，服药鲜效，总由治失其要。先镇浮阳，再议和阴。牡蛎、龙骨俱研二钱，磁石一钱，柏子仁、连翘心各五分，茯神、生枣仁各二钱，三服症状大减，改用羚羊角六分，嫩桑叶三钱，熟地、枣仁、茯神、白芍各二钱，小麦一合，麦冬、半夏各钱半，数服能寐思食矣。

——《类证治裁·卷四·怔忡惊恐论治》

按语： 本案为怒恐致胆火上冒之证。服药鲜效。治疗先予镇浮阳，再议和阴。治以镇潜浮阳，清心安神。三服症状大减，复诊改用清热滋阴，化痰安神，数服而睡眠好转，饮食有增。

案例2

族女，产后心虚善恐，见闻错妄，此由肝胆怯也。用酸枣仁汤养阴血，枣仁、潞参、当归、茯神、熟地、远志、莲子、炙甘草。服稍定，时恍惚，不思食，去熟地，加竹茹、菖蒲，服渐瘳。

——《类证治裁·卷四·怔忡惊恐论治》

按语： 本案为产后血虚，肝胆虚怯之证。治以酸枣仁汤以滋养阴血，再加以化痰养心安神之品。药后症状稍定，但时而恍惚，不思食。复诊减去滋腻之熟地黄，加竹茹、菖蒲以豁痰开窍，服药后逐渐康复。

（五十三）眩晕案

案例1

褚氏，高年头晕，冬初因怒猝发，先怔忡而眩仆，汗多如洗，夜不能寐，左寸关脉浮大无伦。此胆气郁勃，煽动君火，虚阳化风，上冒颠顶所致。用丹皮、山栀各钱半，甘菊、白芍俱炒，各三钱，钩藤、茯神各三钱，柏子仁、枣仁（生研）各八分，桑叶二钱，浮小麦二两，南枣四枚二服悸眩平，汗止熟寐矣。随用熟地、潞参、五味、茯神、麦冬、莲子、白芍，数服全愈。凡营液虚，胆火上升蒙窍，须丹、栀、钩藤、桑叶以泄热，炒菊、芍以息风和阳，再加茯神、枣仁、柏子仁、小麦以安神凉心，风静汗止，必收敛营液为宜。

——《类证治裁·卷五·眩晕论治》

按语： 本案为恼怒肝郁，虚阳化风之证。患者年高头晕，冬初因怒而猝发，先怔忡而眩仆，汗多如洗，致阴伤心液不足，故心神不宁，夜不能寐，左寸关脉浮大无伦。治以清肝泄热，柔肝息风，加以安神凉心缓急。二服则悸眩平，汗止熟寐。提示凡营液亏虚，胆火上升蒙窍，当泄热，息风和阳，再加安神凉心，强调其治必以收敛营液为宜。

案例 2

丰氏，眩晕痞呕，多酸苦浊沫，肝木乘土，胃虚食减，瘀浊不降，得虚风翔，则倾溢而出，厥阳上冒，清窍为蒙，故眩晕时作。诊脉涩小数，两寸尤甚。先用降浊息风。瓜蒌霜、苏子、半夏、茯苓、杏仁、天麻、甘菊炭、钩藤、橘皮，诸症平，思纳食矣。又照原方去苏子、杏仁、钩藤，加茯神、莲子、钗石斛、荷叶煎汤，十数服而安。

——《类证治裁·卷五·眩晕论治》

按语：本案为瘀浊不降，上蒙清窍之证。症见眩晕痞呕，多酸苦浊沫，食减，脉涩小数，两寸尤甚。治疗先降浊息风，以化痰降浊，予清肝息风之品，诸症得平而思食。复诊以原方加减，继续调理而获安。

（五十四）头痛案

案例 1

张氏女，患头痛，每发须吐尽痰沫，痛乃止，诊其脉沉缓，知为太阴痰厥头痛。仿东垣半夏天麻白术汤加减，愈。按：太阴头痛，必有痰也，苍术半夏汤主之。少阴头痛脉沉细，足寒而气逆，麻黄附子细辛汤主之。太阴、少阴二经虽不上头，然痰与气逆壅于膈间，则气不畅而头为痛也。

——《类证治裁·卷六·头痛论治》

按语：本案为痰气逆壅之证。症见头痛，每发吐尽痰沫，其痛乃止，脉沉缓。治仿东垣半夏天麻白术汤加减而愈，提示若为少阴头痛，则脉沉细，足寒而气逆，宜麻黄附子细辛汤主之。二者皆有气不畅而致头痛之相同机理，然致病因素不同，用药有异，临证当注意鉴别。

案例 2

侄，头右偏痛，右上牙龈迄耳根紧掣，右鼻亦窒。一医用大黄、滑石，失之沉降。一医用柴胡、升麻，失之升提。予谓火郁生风，宜清凉发散，用辛以散风，苦以降火，参气味主治。内用羚羊角、山栀、甘菊炒、连翘、天麻、桔梗、牡丹皮、薄荷、钩藤、青荷蒂。外用细辛、白芷、羌活、川芎、当归、苏叶，煎汤熏洗。日数次，汗泄鼻通，紧痛顿减。后于内服原方去连翘，加知母，因其便燥，数服而平。此证多由少阳风火郁遏所致，其脉或左弦右沉，至阳升颠顶，两寸必较浮大，此其验也。

——《类证治裁·卷六·头痛论治》

按语：本案为火郁生风之证。一医治以大黄、滑石，其法失之于沉降；一医治以柴胡、升麻，其法则失之于升提。此治宜清凉发散，以辛以散风，苦以降火，参其气味主治。内服以辛凉散风；息风，清热降火。外用辛散邪气，汗泄鼻通，紧痛顿减。复诊于内服方减清热降火之连翘，因其便燥，加滋阴润燥之知母。

（五十五）中风案

案例1

杨某，冬月办公，夜半猝倒榻下，不省人事，身热痰壅，口喝舌强，四肢不收；脉左虚涩，右浮滑。先用姜汁热挑与之，痰顿豁。暂用疏风化痰药，宣通经隧，神志渐清，右体稍能转侧，但左体不遂，语言模糊。证属真阴素虚，以河间地黄饮子，去桂、附、巴戟，加杞子、牛膝俱酒蒸，木瓜、何首乌。数十服，诸症渐退，稍能步履，惟左手不遂。前方加桂枝、姜黄数剂，左腋时时微汗。不一月，左手如常。

林珮琴按语：此证乃风自火出，火自阴亏，水不涵木，肝风内煽，痰火上乘，堵塞清窍，是以猝倒无知也。口者，胃脉挟口环唇，寒则筋急，热则筋弛，或左急右缓，或右急左缓。《张氏医通》曰：左寒右热则左急而右缓，右寒左热则右急而左缓；盖左中寒则逼热于右，右中寒则逼热于左，阳气不得宣通故也。舌强者，舌本心苗，肾脉系舌本，心火盛，肾水衰，故舌强。肝主筋，胃主四肢，肝胃血虚，则筋不荣而成痿软也。左脉涩则水亏，右脉滑则痰盛，此偏枯之象已具，但非暂进豁痰，则经隧不开，汤液难下。用地黄饮子减去阳药，正以五志过极而生火，法当滋阴而风火自息。河间谓中风瘫痪，非肝木之风，亦非外中于风，乃心火暴盛，肾水虚衰，不能制之，而热气怫郁，心神昏冒，猝倒无知也，亦有因五志过极而卒中者，皆非热甚，俗云风者，言末而忘其本也。制地黄饮子，原主补肾之真阴。但阴虚有二，有阴中之水虚，有阴中之火虚，火虚者桂、附、巴戟可全用，水虚者非所宜也。

——《类证治裁·卷一·中风论治》

按语： 本案为痰火上乘，蒙蔽清窍之证。治疗先用姜汁热挑与服，使痰顿豁；再用疏风化痰药，以宣通经隧。故神志渐清，右体稍能转侧，但左体不遂，语言模糊。证属真阴素虚，治以地黄饮子减去温补，而加滋养肝肾之阴之品。原理在于，五志过极而生火，法当滋阴而风火自息。正如林珮琴按语所言，临证阴虚"有阴中之水虚，有阴中之火虚"，若属火虚，桂、附、巴戟可全用。此病案乃水虚，故而非所宜，乃减去温补之品。经治则诸症渐退，稍能步履，而左手不遂，复诊于前方加桂枝、姜黄，以温通活络。服药数剂，左腋时时微汗。不一月，则左手如常，诸症得愈。

案例 2

族某，左体麻木，胫骨刺痛，腰膝痿软，能饮多痰，脉左大右濡。此阴虚生热而夹湿痰也。用薛氏六味地黄丸作汤剂，君茯苓，加生白术、薏仁、牛膝、黄柏，俱酒炒。十数服，诸症悉退，步履如初。丹溪以麻为气虚，木为湿痰败血。其胫骨刺痛者，肾虚夹火也；腰膝痿软，肾将惫矣。法当戒饮，以六味汤滋化源，而君茯苓，佐术、薏，引用牛膝、黄柏以泄湿热，利腰膝。不犯先哲类中禁用风燥之例。

——《类证治裁·卷一·中风论治》

按语： 本案为阴虚生热，兼夹湿痰之证。症见左体麻木，胫骨刺痛，腰膝痿软，能饮多痰，脉左大右濡。治以薛氏六味地黄丸改汤剂，以滋补阴液，君以清热祛湿之品，俱酒炒，以助药达病位。服十数剂，则诸症悉退，步履如初。在此以六味地黄汤滋化源，引用牛膝、黄柏以泄湿热，利腰膝。同时，宜遵循戒饮之医嘱，不犯禁用风燥之例，具有一定借鉴意义。

案例 3

李某，右体不遂，艰于行步，已为三年痼疾，辞以难治。询所苦，曰大便甚难，但得爽利为幸耳。诊其脉，右三部全伏，左三部洪大无伦。因思右枯既久，腑阳必衰，大肠曲折至右畔，传送自迟。宜从风秘法，以辛通濡润，如搜风顺气丸。但命火衰微，右体冰冷，先用崔氏桂附八味丸作煎剂，二服便爽，右肢运动稍活，后于八味丸加苁蓉、当归，蜜丸服，效。

——《类证治裁·卷一·中风论治》

按语：本案为右偏枯既久，命火衰微之便秘。患者右体不遂，艰于行步，已为三年之痼疾，大便甚难。治宜从风秘之法，故辛通濡润，以搜风顺气丸。但顾其右体冰冷，命火衰微，故先用桂附八味丸作煎剂，温补肾阳，固肾强腰。二服则大便爽，且右肢运动稍活。复诊则于八味丸中加润肠通便之品，以温通活血通便。

案例 4

孙某，高年上盛下虚，头眩肢麻，耳鸣舌强；值少阳司令，肝风内震，脉象浮洪，消谷善饥，便溏，汗泄，皆液虚风动之兆；交夏火旺，遂口喎言謇。此风火袭络，类中显然，最防倾仆痰涌。又午刻火升，头汗身热，其由来则本阴不交阳，无攻风劫痰之理。治以水涵木，兼摄虚阳。熟地五钱，五味子五分，麦冬钱半，茯神三钱，牡蛎醋研三钱，甘菊炒钱半，鲜石斛三钱，白芍二钱，川贝母钱半，丹皮一钱，阿胶水化二钱。三服诸症悉退，脉渐平，惟夜卧少安帖。此肝虚而魂失静镇也，原剂中加龙骨七分，接服无间。另订膏方，即用前味加洋参、黄肉、莲实、桑枝取嫩者，熬膏收贮，窖退火气，每服五钱。能加意调摄，可望回春。

——《类证治裁·卷一·中风论治》

按语：本案为阴虚风动，上盛下虚之证。患者年高而见头眩、肢麻、耳鸣，舌强，脉象浮洪，消谷善饥，便溏汗泄。治以滋水涵木，兼摄虚阳。用药以滋阴清热，滋水涵木，清肝养心安神，兼摄上亢之虚阳为法。服用三剂，诸症悉退，唯有夜卧少安，此乃肝虚而魂失静镇。复诊以前方加龙骨以潜镇，治宜补虚收涩为法，故另订膏方，并嘱其加意调摄，则可望向好。

（五十六）雷头风案

薛某，憎寒发热头痛，脑如雷鸣，一夕顶发块甚多，延及项后，都成疙瘩。俗医以为外证，用敷药罔效。诊其脉浮大，审知为雷头风，按：东垣先生论此症状，类伤寒，病在三阳，不可过用寒凉重剂，诛伐无过，故刘河间立清震汤治之。用升麻三钱，苍术（米泔浸，炒）四钱，青荷叶一枝，薄荷三钱，如法，二服立消。此痰火上升，故成结核肿痛。用苍术除湿痰，薄荷散风火，升麻、荷叶引入颠顶，升发阳气，自得汗而肿消。

——《类证治裁·卷五·头风论治》

按语：本案为痰火上升之雷头风。症见憎寒发热头痛，脑如雷鸣，头顶即项后有肿块，形似疙瘩，敷药无效。以清震汤治之，诸症得消。分析其因，此乃痰火上升，而成肿痛。治以苍术除湿痰，薄荷散风火，升麻与荷叶升发阳气。

（五十七）胸痹案

案例1

糜氏，中年脘痞，食减不饥，吐沫，渐成胸痹。乃上焦气阻，腑失通降。治者以为噎膈，专用术、附、蔻、朴，燥脾破气劫津，渐致阴伤液涸，大便不通，下焦壅则上焦益加胀满，恐延关格重证矣。宜辛通苦降法，蒌仁、杏仁、郁李仁、贝母、枳壳、苏梗、郁金汁、薤白汁，五七服胸膈舒，大便润而食进。

——《类证治裁·卷六·胸痹论治》

按语：本案为上焦气阻，腑失通降之证。患者中年脘痞，食减不饥，渐成胸痹。然之前治者以为噎膈，专用燥脾破气劫津，渐致阴伤液涸，大便不通。此时治之宜辛通苦降法，以润燥通便，行气降气之品而获效。

案例 2

金氏，诸阳受气于胸中，喻氏谓胸中阳气所经，如离照当空，旷然无外，设地气一上，则晦塞有加。今脘闭食胀，清阳不旋，浊气失降，午后足肿，阳益下陷矣。用升清降浊，桔梗、半夏、橘白、升麻、砂仁壳、枳壳、茯苓，加姜枣煎。服愈。

——《类证治裁·卷六·胸痹论治》

按语：本案为清阳不升，浊阴失降之证。症见脘闭食胀，治以升清降浊为法，以升清行气消闭胀，降浊化湿，再加姜枣煎，调和诸药。

案例 3

蒋某，胸右偏痛，呼号欲绝，日夕不能卧。医初疑胃气，疏香燥破气方，不应，改用乳香、当归、延胡、灵脂，由气分兼入血分，乃益痛，更谓心痛彻背。予问曾呕吐否，曰未也。予谓痛不在心胃，乃胸痹耳。证由胸中阳微，浊阴上干。仲景治胸痹喘息短气，用瓜蒌薤白白酒汤通阳豁痰，复加半夏，正合斯证，仍加橘红，一啜遂定。

——《类证治裁·卷六·胸痹论治》

按语：本案为胸中阳微，浊阴上干之证。患者胸右偏痛，呼号欲绝，日夕不能卧。医者初疑为胃气壅滞，治以疏香燥破气方，无效，继而改用活血化瘀之品，反使其痛增加，甚心痛彻背。林珮琴询其无呕吐，认为患者疼痛病位不在胃，乃为胸痹。故仿仲景用瓜蒌薤白白酒汤以通阳豁痰，再加化痰散结。

（五十八）三消案
案例1

何某，六旬外，脉数，消谷善饥，动则气喘。是脂液内涸，火亢烁金之候，经所谓壮火食气。固本丸加生白芍、炒知母，效。

——《类证治裁·卷四·三消论治》

按语：本案为阴虚火亢烁金之证。患者已六旬外，其年迈可知。症见脉数，消谷善饥，动则气喘。治以固本丸，加益气养阴清热为治。

案例2

渴饮消水，日夜无度，自夏历冬，阅所服方，寒热互进，毫不一效。今饮一泄一，渴则饥嘈，明系肾阴竭于下，虚阳灼于上，脉转沉迟。沉为脏阴受病，迟则热极反有寒象也。思壮火销铄肾阴，肾液既涸，必饮水自救。症成下消，急滋化源，迟则难挽，仿易简地黄饮子加减，生地、熟地、人参、麦冬、石斛、花粉、阿胶、甘草，服之效。又令服六味丸加猪脊髓、龟胶、女贞子、杞子、五味、去泽泻、茯苓，得安。

——《类证治裁·卷四·三消论治》

按语：本案为肾阴竭，虚火灼之下消证。阅其所服之方，乃寒热互进，然无效。审查其症状，思其壮火销铄肾阴，肾液既涸，必饮水自救，已成下消之证，治宜急滋化源，仿易简地黄饮子加减，以滋阴清热，补元气以滋化源。复诊又令服六味丸减去淡渗，加血肉有情之品，以滋养阴液。

（五十九）黄疸案
案例1

贡某，劳伤元气，发黄，食减气少，目黄面晦。仿仲景法，以黄芪建中汤去桂、参，合参苓白术散治之，效。后服莲子、薏米、红枣等调理，此专调补脾元，不与诸疸例治，若一例茵陈，栀子涤除湿热，恐变成胀满矣。

——《类证治裁·卷四·黄疸论治》

按语：本案为劳伤元气之阴黄，治仿仲景法，以黄芪建中汤合参苓白术散化裁，以健脾利湿。后继以健脾益气调理善后。此乃专调补脾元之例，与一般诸疸治有不同。

案例2

石某，阳黄乃从热化，瘀热在里，蒸动胆液，泄而为黄，明如橘子，今目黄面色亮，头眩，胸痞不渴，肢倦少力，手足心热，大肠结，遇劳则甚，脉右大左虚濡。虽系湿甚生热，然平人脉大为劳，且疸久不愈，乃劳力伤气之候。用补中渗湿法，潞参、茯苓、薏米、于术各钱半，鸡内金、茵陈、针砂各二钱，山栀、甘菊、丹皮各一钱，炙草五分。数服眩痞除，食颇加，去甘菊、山栀，加黄、白芍俱炒，二钱、莲子（炒），十粒。又数服，黄渐退。

——《类证治裁·卷四·黄疸论治》

按语：本案为劳力伤气，湿甚化热之证。瘀热在里，蒸动胆液，泄而为黄，故症见黄色鲜明如橘子，胸痞不渴，肢倦少力，手足心热，遇劳则甚，黄疸久不愈，属劳力伤气。治以补中渗湿，镇心平肝，予健脾消积，清热祛湿，消食调和脾胃之品。复诊则减少清热之品，加以健脾益气柔肝之剂。

（六十）积聚案

案例1

姜某，左胁气逆攻胸，久而痞聚，妨食作胀。医用硝黄攻夺，无形元气受伤，腹鸣便泻，脘中坚聚成块，诊脉左强右弱，食少不运，木旺土衰，必延吐逆之咎。议和肝通腑，降浊驱胀。白芍、牡蛎粉、枳壳、瓜蒌仁（炒）、青皮、砂仁壳、益智仁（煨）、茯苓、制半夏、煨姜。五服病减食加，块亦软小。去枳、蒌，加党参、生术扶脾阳，而右脉亦振。

——《类证治裁·卷三·积聚论治》

按语：本案为元气受伤，久而痞聚之证。症见左胁气逆攻胸，乃久而痞聚，影响食之运化而作胀。医用硝黄攻夺，则无形元气受伤，运化失司，患者腹鸣便泻，久而脘中坚聚成块，诊脉左强右弱。治以和肝通腑，降浊驱胀。五服则病减食加，其聚块亦软小。复诊减去枳壳、瓜蒌仁，加健脾益气而获安。

案例2

张某，小腹积聚。自用大黄、郁金、枳实等，下瘀血数次，暂宽，恃气壮频年屡用。予谓积聚随元气为消长，元气衰而后邪气踞之，屡行攻夺，终损脾元。经言大积大聚，其可去也。衰其半而止，宜扶脾兼消积为稳。方用六君子料，加木香、青皮、归尾、延胡、白芍、官桂之属，水泛丸。庶痞积日渐消磨，不至损动真元耳。

——《类证治裁·卷三·积聚论治》

按语：本案为屡行攻夺，终损脾元之证。治宜遵循"大积大聚，其可犯也，衰其大半而止"，扶脾兼消积为妥。方用六君子加健脾行气，化瘀消积之品为丸，使痞积渐消，不至损伤真元之气。此治病求本之意可见。

（六十一）肿胀案

案例1

房兄，病后失调，面浮跗肿，腹膨食少，小水短涩，腰膝乏力。经言诸湿肿满，皆属于脾。然土衰必补其母，非命火不能生脾土。且肾为胃关，关门不利，故聚水。必得桂、附之阳蒸动肾气，其关始开，积水乃下，经所谓膀胱气化则能出也。用桂、附、参、术、炮姜、茯苓、车前、牛膝、砂仁、陈皮、山药为丸。一料而安。

——《类证治裁·卷三·肿胀论治》

按语：本案为病后失调，脾虚湿聚之证。症见面浮跗肿，腹膨隆而食少，小便短涩，腰膝乏力。"诸湿肿满，皆属于脾"，然土衰必补其母，且肾为胃之关，关门不利，则聚水而从其类。必得阳蒸化气，其关始开，积水乃下，诚如《素问·灵兰秘典论》所谓膀胱"气化则能出"。治以温阳化气，健脾利湿之品为丸，服之而获效。

案例2

沈氏，胎前腹满，产后面目肢体浮肿，咳频溺少，此肺气不降，水溢高原也。或劝用肾气汤，予力阻不可。一服而小水点滴全无，胀益甚，脉虚濡欲绝。用五皮饮参茯苓导水汤，去白术、木瓜、槟榔、腹皮，加杏仁、苏梗、瓜蒌皮、冬瓜皮、制半夏。数服肿消，腹渐宽矣。后用茯苓、半夏、生术、砂仁、薏仁、陈皮、苏子、木香、厚朴，水泛丸。服两料遂平。

林珮琴按语：肺为水之上源，主气。此证水阻气分，以肺不能通调水道，下输膀胱，故溢则水留而为胀。其证年余无汗，得苏杏微汗而肿消，得五皮行水而便利，兼仿《内经》开鬼门、洁净府遗法也。

——《类证治裁·卷三·肿胀论治》

按语：本案为肺气不降，失于通调之证。治以五皮饮参茯苓导水汤加减，尔后用前方化裁，以药水泛为丸，诸症得平。诚如林珮琴按语所云，此证乃水阻气分，肺不能通调水道，下输膀胱，故溢则水留而为胀，且患者年余无汗，故得苏杏微汗则肿消，得五皮行水而便利。其亦兼仿《素问·汤液醪醴论》"开鬼门，洁净府"之法，其意可谓深邃。

（六十二）痹证案

案例1

王某，伤酒涉水，湿袭阴络，右腿痹痛，由髀骨直至委中穴。参用三痹汤内服，桂心、茯苓、牛膝、杜仲、白术、苍术、当归、独活、桑枝，煎汤。外用，防风、桂枝、木瓜、当归、黄芪、葱白，煎汤熏洗，汗出为度。夫湿痹重着，今腿痛已定，通移膝胫，仍以逐湿通痹法治。川乌、桂心、独活、牛膝、虎胫骨、归尾、没药，以溺少加茯苓、车前子。二服，兼用洗药，痛止能行。数十日内，戒酒肉风冷劳动。

——《类证治裁·卷五·痹证论治》

按语：本案为伤酒涉水，湿袭阴络之证。治疗用三痹汤内服，以益气活血，补肾散寒，祛风除湿；外用防风、桂枝、木瓜、当归、黄芪、葱白，煎汤熏洗，以温经散寒，活血通痹，使邪随汗除，服药后腿痛已定，仍以逐湿通痹法治，加茯苓、车前子，以淡渗利湿。二服兼用洗药，则痛止能行。嘱咐患者数十日内，宜戒酒肉、风冷及劳累。此乃服药与生活饮食禁忌相结合之例，实为必要。

案例 2

有年，盛暑脉沉缓，身半以下酸痛，胫膝无汗，手足不温，便艰梦泄，皆湿热壅阻致痹，先通其壅。用蒸牛膝、当归、秦艽、川芎、玉竹、杏仁、陈皮、淡苁蓉。二服便润，去苁蓉、杏仁，专理经络湿邪，加桂枝、桑寄生、独活、薏苡、杜仲、熟地（炒）。十数服全瘳。

——《类证治裁·卷五·痹证论治》

按语：本案为湿热阻滞之证。治疗先通其壅，服药则便润，减去温阳益精降气通便之苁蓉、杏仁，而专理经络湿邪，加以温通化湿补肾，故而病愈。

（六十三）痿证案

案例 1

萧某，中年后肾亏火动，足膝酸软，脉虚而促。初用六味汤加怀牛膝，继用虎潜丸去锁阳，服后甚适。但坐久腰府热腾，小腹收引气升，脘膈不舒。症因冲督经虚，龙焰不伏，非理脏真所得效。拟龟鹿二仙膏加猪脊髓，同熬酒和服，得效。

——《类证治裁·卷五·痿证论治》

按语：本案为肾阴亏虚火动之证。患者乃中年后肾阴亏虚，故足膝失养而酸软，脉虚而促。初用六味汤加怀牛膝，以滋补肝肾，继用虎潜丸去锁阳，故服后感觉舒适。但坐久则腰府热腾，小腹收引气升，脘膈不舒。林珮琴认为其因冲督经虚，龙焰不伏所致，乃虚火动之象。复拟龟鹿二仙膏加猪脊髓，以血肉有情之品，滋养阴液，而平虚火。熬酒和服，乃取其引药至病位。

案例2

族儿，脊骨手足痿纵，此督脉及宗筋病。《内经》治痿，独取阳明，以阳明为宗筋之会，阳明虚则宗筋失养，无以束筋骨利机关也。童年坐卧风湿，虚邪袭入，遂致筋脉失司，欲除风湿，须理督脉，兼养宗筋乃效。方用归、芎、参、术、牛膝、鹿胶、茯苓、木瓜、寄生、桑枝、姜黄、威灵仙，十服肢体运动已活。去鹿胶、姜黄、川芎、木瓜、威灵仙，加杜仲、玉竹、杞子、虎胫骨，数十服行立复常。

——《类证治裁·卷五·痿证论治》

按语：本案为坐卧湿地，风湿邪气入侵之证。症见脊骨手足痿纵，此乃督脉及宗筋病。"治痿独取阳明"，以阳明为宗筋之会，阳明虚则宗筋失养，无以束筋骨利机关。患者乃童年坐卧风湿，虚邪袭入，遂致筋脉失司，治疗以温养肝肾，补益气血，祛风湿，通经脉。复诊以前方化裁，以补肝肾，强筋骨，而病愈。

（六十四）痛风案

房弟，胫膝肿痛，流走不定，筋惕足酸，风湿久痹，都从热化矣。古谓风从阳受，痹从阴受。始由络痹失宣，十数年忽止忽发。今秋痛自右移左，行立颇难，阴络受病。诊脉下元先虚，搜理络邪，宜兼滋化源，为有年阴虚痹症治法。熟地（水煮）、杞子、当归、牛膝、茯苓、木瓜、威灵仙、桑寄生、玉竹、独活、杜仲（生）、薏苡、地骨皮同熬膏，以虎胫骨胶收，开水化服，痛止。

——《类证治裁·卷五·痛风历节风论治》

按语：本案为风湿久痹，而从热化之证。病由络痹失宣，故十数年忽止忽发。今秋其痛自右移左，行立颇难，为阴络受病。胫膝肿痛，流走不定，筋惕足酸。治以搜理络邪，兼滋化源。以补益阴血，利湿清热之品，制为膏剂，服之则疼痛得止。

（六十五）麻木案

睦氏，年近六旬，肢麻头晕屡发。今春头右畔麻至舌尖，言蹇目红，龈浮齿痛，厥阳升逆，鼓煽痰火，入窍入络，轻为麻瞀，甚则口眼僻，手足不随，偏枯类中，由来者渐矣。用滋阴镇阳以息风，缓效为宜。熟地四钱，钩藤三钱，石斛、杞子、茯神、白芍、牡蛎、磁石各二钱，羚羊角七分，山栀、甘菊（俱炒），各一钱。十数服症减，去磁石，加冬桑叶、黑芝麻，再去钩藤、栀、菊、羚角等，加潞参，以桑葚熬膏，及阿胶和丸。渐安。

——《类证治裁·卷五·麻木论治》

按语：本案为厥阳升逆，鼓动痰火之证。患者年近六旬，肢麻头晕屡发。虑其病由来者为渐，故治以滋阴镇阳息风以缓图，以滋阴平肝潜阳祛风，清理厥阴之热，并清心安神。复诊减平肝潜阳，宁心安神，以疏风热，滋阴润燥；随后再减清热祛风，加健脾益气，并取滋养阴血，滋补肝肾而收功。

（六十六）痉病案

服侄，少阴伏邪，夏至后发协热下利，口干脉数，舌绛目红，谵烦躁扰。服蔗梨西瓜等汁，转益狂躁，神昏不寐，由心营受烁，液涸成痉。先用鲜菖蒲根汤下，至宝丹开窍涤痰，二服神志略清，但指臂动掣，胫膝不温，痉厥已露，宵分齿齘口，摇头直视。此火风入筋劫烁血液，热深厥深之象。急救营液以息火风。用阿胶（水化）、生地、犀角（汁）、麦冬、钩藤、木瓜、山栀、石斛、生藕汁煎，日再服，症定脉数减。去犀角，加生龟甲、龙胆草专退肝胆风热，渐平。同时一侄孙，症同脉更沉数，饮以腊雪汤、西瓜汁，暂定。超时辄复躁扰谵妄，服至宝丹稍静。予一见其舌干薄，齿如灰糕，决其肾水枯竭，勉用方。诸水煎生地、犀角、生龟甲、元参、石斛等，热势辄定，然卒不救。可知温热症由伏邪内发者，多死于阴虚水涸之体也。

——《类证治裁·卷五·痉证论治》

按语：本案为协热下利液涸，火风入筋成痉。服甘蔗、梨、西瓜等汁，但转益狂躁，神昏不寐。先用鲜菖蒲根汤下至宝丹，以开窍涤痰，二服神志略清，但指臂动掣，胫膝不温，宵分齿噤口，摇头直视，乃火风入筋劫烁，热深厥深之象。急予救营液以息火风，复诊退肝胆风热，诸症渐平。林珮琴在病案中提及，其有一侄孙，病属肾水枯竭，而告之以清营养阴，其热势得以平定，但其后仍死亡。在此举例说明阴液之存亡，乃温热病预后判断的重要因素，真可谓留得一分津液，便有一分生机。

（六十七）厥证案

房叔，秋感时疠，烦冈吐泻，筋掣囊缩，手足厥逆，脉微，邪陷厥阴。予六和汤去扁豆、白术、杏仁，加吴茱萸、煨姜。吐泻止，手足温。忽发痉，项背强直，时或反张，头面冷至胸背，躁扰欲冷冻饮料，目闭，心了了，口不能语。由吐泻后真阴大伤，厥气上逆，阴阳失交，虚风入络，故现痉厥重症，虽神明未昏，而肾水欲枯，微阳垂绝。勉用参二钱，附三分，回阳；归二钱，芍三钱，救阴；麦冬钱半，五味四分，生津；木瓜、钩藤各钱半，舒筋；茯神、远志各二钱敛神。服后阳回躁定，再剂诸症悉退。

——《类证治裁·卷五·厥证论治》

按语：本案为秋感时疠，邪陷厥阴而发痉。治以六和汤去扁豆、白术、杏仁，加吴茱萸、煨姜，以温中止呕燥湿，故服药后吐泻止，手足温。但又忽发痉，项背强直，时或角弓反张，头面冷至胸背，躁扰欲冷冻饮品，而目闭，口不能语。分析此乃吐泻后真阴大伤，厥气上逆，阴阳失交，虚风入络，故现痉厥重证，此虽神明未昏，而肾水欲枯，微阳垂绝。治以回阳救阴，生津舒筋，兼以敛神为法。故服后阳回烦躁得定。

（六十八）脚气案

患者，脚气宿恙，不离湿热，恰逢梅夏，阴雨溽蒸。舌痕灰黄，食少不饥，药忌浊腻，脾恶湿也。再以衰年肝肾脉虚，寒热，足肿带下，腰痛季胁，自左注右，不能侧卧，乃阳维带脉兼病，治从络脉，佐理脾阳。仿古饮子法，浊药清投。熟地炭钱半，沙苑子（盐水炒）、杞子（焙）各二钱，牛膝（酒炒炭）、归须（酒拌）各一钱，砂仁壳八分，茯苓、薏苡、生杜仲、桑寄生、续断各二钱，糯稻根须半两。一剂痛止，再剂食进，多服并脚气不数发。

——（《类证治裁·卷五·脚气论治》）

按语：本案为湿热内蕴，肝肾不足之证。患者脚气宿疾，发病不离湿热。其病恰逢梅夏，阴雨溽蒸，症见舌痕灰黄，食少不饥。因脾恶湿，故治疗用药忌浊腻。患者肝肾脉虚，故见寒热，足肿带下，季胁腰痛，而不能侧卧。此乃阳维带脉兼病，治从络脉，佐理脾阳。仿古地黄饮子之法，以浊药清投之思路。故一剂则痛止，再剂则食进，继服则脚气发作得以减少。

（六十九）腰足痛案

案例 1

吉氏，有年，久嗽痰红，头眩脘闷，咳则腰痛若折，少腹筋掣痛注，右腿艰于起坐，卧必偏左，脉左沉弦，右沉弱，证属肝肾亏损。但先从气分调补，勿用血药滞腻。沙苑子、橘核、当归（俱酒炒）、杜仲（盐水拌）、茯苓、砂仁壳、川贝母、荠霜、甜杏仁（炒）、白芍（炒）、核桃肉，三服痛止嗽稀。更订膏方，用血燕根、猪脊髓、桑寄生、杞子、核桃肉、制首乌、玉竹、潞参、当归、茯神、湘莲子、鹿角胶收膏，每用膏六钱，开水和服，痊愈。

——《类证治裁·卷六·腰脊腿痛论治》

按语：本案为肝肾亏损，肺阴不足之证。症见久嗽痰红，头眩脘闷，咳则腰痛若折，伴少腹筋挈痛注，起坐困难。治疗先从气分调补，勿用血药滞腻。复诊则订膏方，开水和服，病得以瘳。

案例2

族兄，小腹右偏痛，直注大股正面、侧面而下至膝盖止，因行走劳顿，寒热痛发，必是小腹先受寒袭于腿经，故痛而发寒热也。宜温通，勿使成痹，但在高年，不宜过剂。橘核、木香、木瓜、归须、牛膝、小茴香、桑寄生、生姜、葱白，再服微汗，而痛如失。

——《类证治裁·卷六·腰脊腿痛论治》

按语：本案为受寒所致痛证。症见小腹右偏痛，其痛至大股正面、侧面而下至膝盖止，因行走劳顿，正虚不足，则痛而发寒热。治宜温通，但患者年高，不宜过剂。治以温通经脉，舒筋活络，滋补肝肾之剂。故再服微汗，疼痛得消。

（七十）淋证案

案例1

江某，溺前涩痛，茎端宿有瘀腐。向服瞿麦汤痛减，导火下行故也。然脉来洪实搏指，不特膀胱瘀热未尽，抑且心肾根源未清，故痛减淋不减也。宜收心节欲，勿扰肾脏，戒酒薄味，静养可安。茯苓、生地、石斛、草、莲须、甘草梢、灯心、泽泻。数服而效。

——《类证治裁·卷七·淋浊论治》

按语：本案为膀胱瘀热之证。患者溺前涩痛，茎端宿有瘀腐，曾服瞿麦汤痛减，因药导火下行，但其脉来洪实搏指。治以清利湿热，清心导火下行。并嘱咐收心节欲，戒酒薄味，静养。此乃药物治疗结合生活调理之例。

案例 2

王某，便浊而数，且痛，午后寒热不时，头眩神倦，脉弱，自秋延春，兼溺血点。乃劳力伤阴，阴火迫注膀胱。先用分利法，导赤散加赤苓、莲须、归尾、赤芍、牡丹皮、栀子、灯草。二服眩痛止，去木通、竹叶，改熟地、归身，又加萆薢，三服诸症俱瘳。又令服六味丸愈。

——《类证治裁·卷七·淋浊论治》

按语：本案为阴火内迫，湿热下注膀胱之证。自秋延春，并兼溺血点，此乃热邪灼伤血络之征。治宜先用分利法，以导赤散加味，以清湿热，导热下行。故二服眩痛得止，再减去通利之品，以增滋阴养血，利湿去浊之功，其后继服六味丸调养滋阴以巩固。

案例 3

族某，劳淋，初用分清饮，涩痛已减。后服单方，通利太过，反致溺后精沥，腰足酸软，畏冷，左脉虚涩少神，肾气不摄，乃成虚滑，摄固为宜。沙苑子、菟丝子、杞子、莲子、破故纸、熟地（砂仁末炒）、杜仲。数服而效，后加鹿胶、潞参、归身、茯苓、山药，乃固。

——《类证治裁·卷七·淋浊论治》

按语：本案为肾气不摄之证。患者属劳淋，然初治以分清饮，其涩痛已减，后服单方，通利太过，肾气不摄，乃成虚滑，治宜摄固，补肾固精。其后加温阳健脾，补益肝肾，故肾气得固。

（七十一）遗精案

案例 1

患者，无梦而遗，劳心辄泄，乃心肾失交症。用茯神丸参六味，人参、熟地、茯神、远志、当归、山药、莲须、枣仁、五味、龙骨、莲实，糊丸服。数料痊愈。

——《类证治裁·卷七·遗泄论治》

按语：本案为心肾不交之证。患者无梦而遗，劳心辄泄。治以茯神丸参六味，益气养肾，养心安神，收敛固涩，服用数剂则心肾相交，而病瘥。

案例 2

吕某，少年未室，每十日一梦泄。积久疲乏，面少神采，素服滋阴敛涩等药，不效。改服镇心安神等剂，亦不效。予谓肝肾脉虚，非相火为害，但精关久滑，气少固摄耳。询之，果有时无梦亦泄，遂重用参、芪，佐以五味、茯神、山药、莲子、菟丝、芡实、杞子（俱炒），滑泄竟止。更用丸剂，加鱼鳔（炒研）而固。

——《类证治裁·卷七·遗泄论治》

按语：本案为肝肾亏虚，精关不固之证。患者为少年未房室，但每十日一梦泄，积久乃疲乏，面少神采，素服滋阴敛涩等药，然而不效。改服镇心安神等剂，亦不效。询其有时无梦亦泄，遂重用益气补肾养心之品，佐以五味子、芡实以固脱。服药后滑泄得止，复诊用丸剂，加收敛之品，故固摄得宜，诸症痊愈。

案例 3

幼侄，宵读神劳即梦泄，夜热易饥，左关脉搏。丹溪云：主闭藏者肾，司疏泄者肝，二脏皆有相火。而其系上属于心，心君火也，感物而动，君火动则相火随之，虽不交会，精亦暗流矣。又隐庵谓：肾之阴虚则精不藏，肝之阳强则气不固，故梦而精脱也。先用六味汤加减，熟地、山药、茯神、丹皮、远志、潞参、麦冬、芡实、莲心、石斛。数服而效，后加龙骨、白芍、五味，炼蜜为丸，服愈。此补肝肾养心之剂，君火安则神魂敛而龙雷不扰矣。

——《类证治裁·卷七·遗泄论治》

按语： 本案为君相火动，肾虚不藏之证。患者宵读神劳即梦泄，且夜热易饥，左关脉动。肾主闭藏，肝司疏泄，二脏皆有相火，心主君火，故感物而动，君火动则相火随之，虽不交会，其精亦暗流。肾之阴虚则精不藏，肝之阳强则气不固，故梦而精脱。林珮琴治疗先用六味汤加减，以补益肝肾，清热滋阴，清心安神，益气固摄。后加收敛柔肝之品，炼蜜为丸，服后则遗泄得愈。

（七十二）小便不通案

邓氏，阴虚阳搏谓之崩，崩久成漏，冲任经虚可知。据述五月间因悲思血下成块以后，红白相间，至仲冬后淋漓未止，服药不效。近又少腹重坠，两拗掣痛如束，小便至夜点滴不通，或以为气粗窒痛。用茜草、归须、桃仁等通络。不应，又以为血虚滑脱。用蒲黄、石脂、石英等镇摄。淋痛更剧，脉沉弦。予谓此症乃漏久而膀胱气陷也，通络则漏卮益渗，镇摄则胞门益坠。法宜温而升之，固以摄之，于理为近。用升麻六分，菟丝饼、赤苓各三钱，延胡、当归（俱醋炒）各二钱，阿胶、棕灰各一钱半，茴香、补骨脂（俱酒炒）各一钱，沙苑子二钱，一服得溺而掣痛止，数服淋漏俱除。

——《类证治裁·卷七·二便不通论治》

按语： 本案为病久而膀胱气陷之证。患者因悲思血下成块以后，红白相间，至仲冬后淋漓未止，服药不效。近日又兼少腹重坠，两拗掣痛如束，小便至夜点滴不通，医者认为气粗窒痛，曾用茜草、当归须、桃仁等通络，不效；又以为是血虚滑脱，用蒲黄、石脂、石英等镇摄，则淋痛更剧，脉沉弦。此乃漏久而膀胱气陷，通络则渗漏益甚，镇摄则胞门益坠。宜温而升之，固以摄之，以升提温补，行气疏肝，补益阴血而收敛，故数服则淋漏诸症得消。

（七十三）小便失禁案

案例1

族女，产后嗽热，小水失禁，脉虚数无力。由真元不固，临产艰难，损伤胞脉所致。宜固摄真元，佐以甘温退热。用潞参、茯神、杞子、黄、白芍、五味子、川贝、石斛、牡蛎（研）、桑螵蛸（炙）、炙甘草。五服嗽热减，加远志、熟地、菟丝饼，十服前症渐瘥。

——《类证治裁·卷七·闭癃遗溺论治》

按语： 本案为真元不固之证。患者临产艰难，损伤胞脉，故产后嗽热，小便失禁，脉虚数无力。治宜摄固真元，佐以甘温退热，以固摄收敛，滋阴养血，润肺止咳，益气固元，兼甘温退热。复诊加以滋阴养血安神，而诸症向愈。

案例2

姑，衰年病后失调，遗溺不禁，两尺濡弱。证由膀胱血虚，溺孔不能制约水液。用归身、白芍、杞子、沙苑子、覆盆子、杜仲（炒）、核桃肉、红枣、熟地（炒）。煎服效，后用补中益气汤而固。

——《类证治裁·卷七·闭癃遗溺论治》

按语： 本案为膀胱虚弱，失于制约之证。患者衰年病后失调，遗溺不禁，两尺濡弱。治以补益肝肾，养血滋阴，补肾固精，故煎服则效。其后用补中益气汤，而气虚得复，膀胱制约得以恢复。

（七十四）痛经案

李氏，月事兼旬再至，小腹痛胀，面黄食减，手足心热，口微渴，脉虚促。此脾肝肾阴亏损证也，延成劳热则难治。暂用阿胶四物汤：潞参、熟地（砂仁末炒）各三钱，当归、白芍（酒炒）各二钱，川芎八分，阿胶（水煨）二钱，麦冬、山栀、续断（俱炒）各钱半，香附（童便炒）二钱。四服诸症俱减，改用八珍汤去白术，仍加阿胶、麦冬，脉较和，食较进。后专用潞参（五钱）、龙眼肉（二钱）煎服，味甘生液；又用归脾丸加白芍、香附常服，经始调。

——《类证治裁·卷八·经闭论治》

按语：本案为肝肾阴亏，脾虚不足之证。患者月经紊乱，一月两至，小腹痛胀，面黄食减；肝肾阴虚，虚热内扰，故手足心热，口微渴，脉虚促。用阿胶四物汤化裁，以补益肝肾，滋阴清热，疏肝清热，活血化瘀，健脾益气。四服则诸症俱减，复诊改用八珍汤减白术，仍加滋补阴血，服药后脉和食进。随后专以补脾养心，用归脾丸加柔肝疏肝，尔后常服此药，月经得以调畅。

（七十五）倒经案

沈氏，按月倒经，血出鼻口。此由肝火上迫，不循常道。宜抑肝火，导归冲任，可使下行，此即搏跃过颡之理。拟四物汤去川芎，其当归用醋制，加生熟山栀各二钱，丹皮二钱，黄芩、枳壳各钱二分，降香、甘草各一钱，郁金五分。每月经前服四剂，后得转逆为顺。

——《类证治裁·卷八·经闭论治》

按语：本案为肝火上迫之证。肝火上迫，血不循常道，故按月倒经，血自鼻口出。治宜抑肝火，导归冲任，则可使血下行。拟四物汤减去活血化瘀之川芎，当归以醋制，有收敛之性，加以清热降气，利于血下行，合以甘缓疏肝。每次月经前服四剂，服药后倒经得愈。

（七十六）崩漏案

案例 1

杭氏，崩漏日久，近添腹痛。医疑孀居气悒失调，用失笑散破血中气滞，加阿胶、归、芍息风和营。究竟腹痛未止，淋漓益加，血如豆汁。晡时神倦火升，阴络既伤，奇脉不固，虚阳易炎，左部虚不受按，右部浮大少力。治宜固摄冲任，兼镇虚阳。赤石脂二钱，五味五分，龙骨、丹皮各钱二分，杜仲（盐水炒）、熟地（砂仁蒸）、白芍、山药（俱炒）各二钱，钗石斛、茯神各三钱，莲子十五粒，鸡血藤膏二钱，四服淋痛已止。去石脂、龙骨，加杞子（焙）一钱五分，龟甲心（炙）三钱，虚火亦除。冲任为奇经，崩久不止，必固奇经之药，鸡血藤膏用以引入阴络也。

——《类证治裁·卷八·崩漏论治》

按语：本案为气郁火升，固摄失司之证。患者崩漏日久，近又增腹部作痛。医者疑其孀居而气郁失调，故用失笑散行气止痛，加阿胶、当归、白芍养血滋阴和营。但腹痛未止，月经淋漓不断。治宜固摄冲任，兼镇摄虚阳，以清热收敛，养血固冲任，健脾安神，兼潜镇之品，故四服则淋止痛已。本案关于鸡血藤膏的运用，林珮琴特别解释，认为崩久不止，必用固奇经之药，并提示鸡血藤膏有引药入阴络之作用。

案例2

吴氏，胎漏半产已匝月，崩漏未止。用补气摄血之剂，犹淋漓不断，延至怔忡不安，腰腿酸痛，《脉诀》所谓崩中日久为白带漏下多时骨髓枯也。急当固摄奇经，仿徐之才涩以止脱意，用金锁匙丹。龙骨（研）、牡蛎（醋研）、茯神、远志（炒）、赤石脂（研）、杞子（酒焙），加杜仲、枣仁（俱炒）、乌梅，一服漏止，怔忡亦减。又加减前方而安。

——《类证治裁·卷八·崩漏论治》

按语：本案为奇经不固致流产崩漏。患者胎漏半产已一月，症见崩中带下未止。治以补气摄血之剂，仍然月经淋漓不断，延续至血虚失养，故见怔忡不安，腰腿酸痛。治疗仿涩以止脱之意，用金锁匙丹。以固涩止脱，补肾养心安神之品，并加强止血之功。故奇经得固，一服药则漏止，怔忡亦减。

案例3

王氏，七七之期，经断半载，忽又崩淋不已，虽血海亏虚，但宜续、杜摄血，兼艾、附调气足矣。医辄以棕灰、黑蒲黄止涩，乃至小腹胀满硬痛拒按，头疼脘痞，热渴心烦，小水短涩，脉左弦右数，此络瘀阻痹攻痛。宜主理瘀，佐通络，乃奇经治法，非失笑散决津煎之比。五灵脂、郁金汁各八分，牛膝、瓜蒌、橘络各钱半，延胡、桃仁、赤芍、木通各一钱，当归须、降香末各二钱，三服瘀行腹软。但口干微渴，头仍不清，必由液虚风动。改用阿胶、甘菊（炒）、麦冬、石斛、荆芥（醋炒）、枣仁、茯神、白芍、莲子、龙眼肉，血止，诸症亦退。又下白带，为气虚陷。用党参、玉竹、茯苓、续断、杜仲（盐水炒）、生地炭、芡实、杞子（俱焙），三服痊愈。

——《类证治裁·卷八·崩漏论治》

按语： 本案为络瘀痹阻之证。患者进入绝经期，经断半年，月经又至，且崩漏淋漓不止。此案的关键，乃是医者仅以棕灰、黑蒲黄止涩，致瘀血内滞，络瘀痹阻，故患者小腹胀满硬痛拒按，头疼脘痞，兼阴血不足，阴虚生内热，故口渴心烦，小便短涩。治宜调理瘀血，佐以通络，以活血祛瘀，行气通络。故三服则瘀行腹软，但见口干微渴，头仍不清爽，因其为阴虚风动所致。故而改用清热滋阴息风，补血养心安神。血止则诸症亦退，见白带增多，乃为气虚下陷，以益气摄血为法，其病得以瘥。

（七十七）胎前病案

案例1

石氏，洒淅恶寒，呕吐，绝谷汤饮不下者，四旬余，奄奄沉困，身冷而阳垂绝。诊之脉伏，沉候似无，予断为胎，其家疑未信。予谓此恶阻之重者，胎无疑也。夫胞宫血聚，气不下行，必至浊阴上犯，阻塞阳和，呕逆厥冷，非姜附无以通阳泄浊。其翁惧热药胎堕，予曰：经云有故无殒，保无忧也。先与热姜汁，继和以米汁，呕吐止。进附子理中汤加制半夏，二剂身温，嗣用异功散加砂仁、煨姜，五服而安，至期产一女。

——《类证治裁·卷八·胎前论治》

按语： 本案为浊阴上犯，阻塞阳和之恶阻。患者洒淅恶寒，呕吐，绝谷汤饮不下。其已四旬余，而倦怠困乏，身冷而阳垂绝。诊之脉伏，沉候似无。诊断其为胎孕，其家疑而未信。其机理，乃胞宫血聚，气不下行，以至浊阴上犯，阻塞阳和，故而呕逆厥冷，此非姜附无以通阳泄浊。其翁惧热药恐胎堕，然依据经云"有故无殒"，故先与热姜汁，继和以米汁。继而进附子理中汤加制半夏，其后用异功散加和胃健脾之品而收工。

案例2

侄女，孕七月，久泄泻，肛坠足肿，吐咳，腹微痛，晡寒热如疟，脉弦，右尺滑大。此中气下陷，土衰木乘，以补中益气汤减归、芪，加砂仁、制半夏、茯苓、煨姜，数服痛坠寒热俱减。因其肠胃久滑，不戒荤茹，泄泻仍作。加谷芽（炒）、茴香、炮姜等味而安。

——《类证治裁·卷八·胎前论治》

按语： 本案为中气下陷，土衰木乘之证。患者已怀孕七个月，而久患泄泻，肛坠足肿，吐咳，腹微痛，晡寒热如疟，脉弦，右尺滑大。治以补中益气汤加减，以补中益气，和胃止呕，服药后痛坠寒热得减。因其肠胃久滑，告诫需戒荤茹。此乃以消食温中和胃而获效。

（七十八）产后病案

案例1

患者，露产冒暑，烦热汗出，直视不语，脉软数。医谓恶露未行，治宜逐瘀。予曰：直视者足太阳经血虚，筋急牵引直上也。不语者暑先入心，手少阴脉系舌本，络舌旁，邪入营分，舌系缩也。烦热则易郁冒，汗多亦虑液亡，失治必变昏痉危。用生脉散加生地、当归、石斛、连翘、牡丹皮、木瓜、甘草、藕汁冲服。诸症退能言，又加减前方，数十服得安。

——《类证治裁·卷八·胎产论治》

按语： 本案为产后血虚，暑邪入侵之证。患者产后恶露未净，触冒暑邪，故烦热汗出，暑邪入心，直视不语。医者谓其恶露未行，治宜逐瘀。治以益气养阴血，清暑邪。故服药后，症状消退而能言语，又加减前方，而病瘳。

案例 2

吴氏，蓐损不复，寒热往来，自汗，咳呕吐沫，心悸耳鸣，脉虚数。经言：阳维为病苦寒热。阳失维护，奇脉已损，况中宫小镇，致咳呕悸眩，肝阳升逆，面色忽青忽赤，延为难治。惟大便未溏，肾关未撤，尚堪借箸。拟晨服黄芪建中汤，去姜，加参、苓、山药、橘白，卫外扶中。晚服熟地、杞子（俱炒）、牡蛎（醋）、枣仁、白芍、茯神、五味、莲子、小麦煎服，摄阴敛阳。症减，背时凛寒，晨服方中再加鹿角胶，外以白胡椒末掺布膏药贴背脊第三椎至第七节，仍照前分早晚各服五七剂，乃安。

——《类证治裁·卷八·胎产论治》

按语：本案为产后损伤未复，致寒热往来。此乃阳失维护，奇脉已损，况中焦亦受累。参其大便稀溏，乃知肾关尚固。予晨服黄芪建中汤加减，以卫外扶中；晚服摄阴敛阳之剂，服药后症状减退，然时背畏寒，予晨服方中加鹿角胶，以温补阴血，外以白胡椒掺膏贴背脊，助温通散寒，而获效。此案从服药方法而言，有内服外用结合之法；从服药时间来看，则有早晚服药之协同；从调补脏腑而言，有脾肾先后天并调之意，值得回味。

（七十九）热入血室案

案例 1

丁氏，秋间寒热似疟，入暮谵语潮热，少腹满，此为热入血室。用小柴胡汤去参、姜，枣，加丹皮、赤芍、牛地、楂肉（生）、归尾，三五剂瘳。

——《类证治裁·卷八·热入血室论治》

按语：本案为热入血室所致寒热往来。患者病发秋季，入暮则谵语潮热，少腹胀满。治以小柴胡汤去化裁，以和解少阳，清热活血化瘀。故服药后病愈。

案例 2

胡氏，冬温化热，月信适来，邪热搏血，医用清解。外不甚热，而脐腹胀痛，小水赤涩。用导赤散加红花、桃仁、延胡、车前子，再剂愈。

——《类证治裁·卷八·热入血室论治》

按语：此案为热入血室，兼瘀血阻滞之证。其发病值冬温化热，加之患者月经正来，乃邪热搏血，但医者用清解之法，反而至热入血室，且血室瘀阻，故症见脐腹胀痛，小便赤涩。治以导赤散加车前子清热利湿，再加以活血化瘀之品。

案例 3

眭妇，伤寒发热咳呕，右胁刺痛，邪在少阳未解，忽经行，少腹烦懑。医不知热陷血海，且有无犯胃气及中上焦之戒。犹用杏、蒌、谷芽等味，烦懑益剧。仿陶氏加减小柴胡汤，去参、枣，加生地、牡丹皮、赤芍、郁金、山栀、枳壳，数服而病霍然。

——《类证治裁·卷八·热入血室论治》

按语：本案为热陷血海之证。发热咳呕，右胁刺痛，乃邪在少阳未解，忽遇其经之时，少腹烦满，医者不知，反治以杏、蒌、谷芽等味，则烦满加剧。仿加减小柴胡汤之意，减去参、枣，以免过早滋补，碍邪祛除。再加以清热凉血，活血化瘀，故病得以除。

（八十）带下案

案例 1

侄女，中年崩漏久愈，近忽身麻心悸，自汗肤冷，带多肢颤。阅所服方，数用阿胶、熟地。遂致食入呕满，大便频滑。不知症属阳虚气陷，胶地滋滑，大与病情凿枘不入。拟方用半夏曲（炒）、于术（生）、牡蛎、鹿角霜、潞参、茯苓、枣仁、砂仁、小麦。四服诸症悉减，去半夏曲，加杜仲、芡实、莲子、白芍、山药（俱炒用），又数服得安。

——《类证治裁·卷八·带下论治》

按语：本案为阳虚气陷所致带下。患者为中年崩漏久愈，致虚损不足，近又见身麻心悸，自汗肤冷，带多肢颤。观其所服之方，医者数用阿胶、熟地等滋腻之品，致其食入则呕满，大便频滑。此乃不知其属阳虚气陷，而误用胶、地之类滋滑之品。林珮琴治疗，以健脾益气，温通固摄为法，故四服则诸症减。复诊以加强固摄，补益肝脾肾之功，故又数服而病瘥。

案例 2

徐氏，脉沉小数，体羸久嗽，损象已成，惊蛰后重加喘嗽，带下如注。医用补涩太过，致小溲短少，小腹满闷，是病上加病，法在通摄兼用。潞参、茯苓、灯心、湖莲、薏米、杞子、杜仲、沙苑子（俱生用）、山药（炒）、橘红、五味，数服诸症平，带止食加。但饥则嗽频，劳则体热，知由中气馁怯。去灯心、薏米、杜仲、沙苑子，加黄芪（炙）、甘草、饴糖、贝母、百合，数服而起。

——《类证治裁·卷八·带下论治》

按语：本案为虚损补涩太过所致。患者脉沉稍数，形体羸弱，加之久嗽，乃损象已成。时值惊蛰后又加喘息，带下如注，乃失于固摄之征。医者用药补涩太过，乃病上加病，故见小溲短少，小腹满闷。林珮琴认为，此治疗之法在于"通摄兼用"。以健脾补益肝肾，淡渗清利，兼以收敛，故带止而饮食增加。但饥饿则咳嗽频作，劳则体热，故知其中气虚，以原方减少清利等药，而加强补益脾肺之剂，故其病好转。

（八十一）前阴病案

案例 1

夏氏，暑月孕后，小水赤涩，子户痒甚，日晡寒热。此由胞宫虚，感受湿热也。内用龙胆泻肝汤，加赤苓、灯心草，煎服。外用蛇床子、川椒、白矾，煎汤熏洗。再用杏仁、雄黄、朝脑研末，掺入户内愈。

——《类证治裁·卷八·前阴诸症论治》

按语：本案为胞宫虚而感受湿热之证。患者暑月孕后，胞宫虚，感受湿热，故小便赤涩，子户瘙痒甚，且日晡寒热。治疗内用龙胆泻肝汤，加赤茯苓、灯心草，以清热利湿。外用蛇床子、川椒、白矾熏洗。再用杏仁、雄黄、樟脑研末，掺入户内以祛湿气，避秽浊，杀虫止痒。此乃根据治疗所需，采取内服药与外用药，以及局部用药结合，实为多途径治疗联合应用之实例，值得借鉴。

案例2

姜氏，孕六月，湿袭子户，小水淋沥作痒，用茅术（生）、五加皮、苦参、当归、蛇床子、川椒，煎汤熏洗，内服导赤散加滑石，愈。

——《类证治裁·卷八·前阴诸症论治》

按语：本案为湿热侵袭子户之证。患者孕六月，因湿邪侵袭子户，小便淋沥作痒。治以燥湿清热为法，内服导赤散加滑石，以清热利湿，外用苦参、当归、蛇床子、川椒等以熏洗，故取效而愈，此亦内服外用结合之例。

（八十二）耳病案

案例1

侄，肾开窍于耳，胆脉亦络于耳。夜读神劳，素有遗泄，弱冠内真阴未充，虚阳易于升动，故气闭清窍，若闻鸣响。宜用轻剂清少阳胆火之郁。鲜桑叶、丹皮、栀皮、连翘、甘菊（炒），食后泡汤服，久之，一日耳中忽清亮，如凉风卷雾，豁然朗彻矣。

——《类证治裁·卷六·耳证论治》

按语：本案为虚阳升动，气闭清窍之证。患者夜读神劳，且素有遗泄，

20 岁真阴未充，而虚阳易于升动，故气闭清窍，闻耳之鸣响。肾开窍于耳，胆脉亦络于耳。故治宜用轻剂清少阳胆火之郁，食后再用药泡汤服。此可谓简便易行，其病因而获安。

案例 2

王某，七旬耳猝刺痛，伏枕不减，右尺沉按有力。凡来势骤者莫如火，老人真阴涸，故相火易炎。权用镇摄法，灵磁石一钱，黄柏（酒炒）五分，山栀钱半，熟地三钱，二剂效。

——《类证治裁·卷六·耳证论治》

按语： 本案为阴亏火炎之证。患者七旬耳猝刺痛，伏枕不得减，脉右尺沉按有力。考虑患者为老人，年迈真阴涸，故相火易炎为患。治以镇摄法，以潜镇，清热泄相火，滋养阴液之品而获效。

（八十三）目病案

案例 1

李氏，有年血衰，肾之精华不能上注于目。常时似有黑物护蔽锐，低头则如黑灰纷扑。左脉短涩，此肝肾阴亏，瞳神失敛也。仿东垣明目地黄丸，用熟地、杞子、山药、茯神、当归、五味、柴胡、白芍蜜丸，遂愈。

——《类证治裁·卷六·目证论治》

按语： 本案为肝肾阴亏之证。患者经年血衰，肾之精华不能上注于目，目失濡养，故常视物昏花，似有黑物护蔽锐，左脉短涩。仿明目地黄丸之意，以滋养肝肾，养血疏肝气，予收敛安神之剂，以蜜丸服用，虽缓图为之，亦使病愈。

案例 2

族妇，久患目赤，产后郁怒，赤肿难开，服散火解郁之剂，未效。诊其脉脾弱肝强，议扶土制木，目疾可瘳。砂仁、陈皮、白茯苓、白术、天麻、炙草、甘菊、川芎、山栀、草决明，加枣。外用洗药，蚕沙、夏枯草、冬桑叶、菊叶，煎汤熏洗，数次而病若失。

——《类证治裁·卷六·目证论治》

按语：本案为脾弱肝强之证。患者久患目赤，加之产后郁怒，赤肿难开，服用散火解郁之剂，然而未效。治以扶土制木，内服以补益脾胃，平肝清肝明目；外用洗药煎汤熏洗，以清肝火明目。此内服外用结合之法。

（八十四）齿舌病案
案例1

王氏，风热牙痛，用辛凉解散。荆芥、薄荷、桔梗、山栀、防风、赤芍、甘草，二服愈。

——《类证治裁·卷六·齿舌证论治》

按语：本案为风热上扰之证。患者风热牙痛，乃风热上扰所致。治以辛凉解散，祛风散邪，其中桔梗载药上行，而达病所，故二服而病愈。

案例2

刘某，舌根肿。自用黄连泻心，两旬后寸脉犹浮大，舌边紫泡，咽肿妨食，耳痛，乃上焦火风阻络，宜辛凉轻剂。薄荷、连翘、桔梗、山栀、钩藤、灯心草、苦丁茶叶、菊叶、竹叶心，服愈。

——《类证治裁·卷六·齿舌证论治》

按语：本案为上焦火风阻络之证。患者舌根肿，自用黄连泻心，两旬后反见寸脉犹浮大，舌边紫，且咽肿妨食，耳痛。治宜辛凉轻剂，以辛凉清散，引药至病位，清心经火热，引热下行为治。

（八十五）喉病案
案例1

房侄，舌下地丁左畔略肿，诵读劳倦则发渴颊红，脘闷痰稠，呼吸不利，脉沉少力，或进寒凉药，腹痛食减。此素廪阴气不足，神劳则五志火动，脾气困倦，故痰气壅而成痹也。经言一阴一阳结谓之喉痹，一阴少阴君火也，一阳少阳相火也，二经之脉，夹咽循喉，火动痰升，结而不散，其源总由肾阴素虚，水不制火使然。用六味丸，熟地（砂仁末拌蒸）、牡丹皮（酒炒），加参、麦、贝、膝、藕粉蜜丸。服而平。

——《类证治裁·卷六·喉证论治》

按语：本案为阴亏火动痰升之证。此乃素禀阴气不足，神劳则五志火动，脾气困倦，故痰气壅而成痹，且少阴与少阳二经之脉，夹咽循喉，火动痰升，结而不散，故症见脘闷痰稠，呼吸不利，脉沉少力，或进寒凉药，腹痛食减。观其病源，总由肾阴素虚，水不制火使然。治以六味丸化裁，以清热滋阴，化痰为治，参以补虚。

案例2

尹氏，久患梅核，气塞如梗，妨咽不利，非火非痰，乃气郁为患。用郁金、木香、贝母、桔梗、陈皮、瓜蒌皮、甘草，数服效。

——《类证治裁·卷六·喉证论治》

按语：本案为气郁之证。其久患梅核气，故气塞如梗，妨咽不利，张景岳提出，此非火非痰，乃气郁为患。故治以疏肝理气解郁，佐金平木，清利咽喉。

林佩琴

后世影响

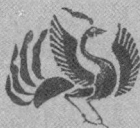

一、历代评价 🕊

　　清代桂超万为《类证治裁》作序评价林珮琴有言"君直外方内，治学有根柢，己巳礼闱报罢，退而学医，活人甚多，术既益精"，并认为《类证治裁》"汇辑古方，别裁至当，蕲与人人共明之""至于是书之蕴，足以抉阴阳而托性命，后之读者，当自得之"。清代吉钟颖评价林珮琴曰"墨艺脍炙人口，尤精岐黄家言，贯串于《灵枢》《素问》《难经》诸书，以意为变化而不泥于古。"其仔细阅读《类证治裁》，认为是书"详略轻重之际，妙于剪裁，开卷了然，言弥简而法弥备，使夫颖悟之士既得所范围，中材而下亦得循途以赴"。

　　清代谢希旭亦为《类证治裁》作序，介绍是书"理明辞晰，言简意赅，论证施治，无不根柢圣经，发挥精义。首列门类分门，次及附方医案，条贯详明，丝分缕析，令人开卷了然。盖取法于古，而不泥乎古，自有得心应手之妙"。并为之出资印刷，有感而云："于是欲将此书广为传布，奈原版未获，印刷无从，爰不惜工赀重付剞劂。俾购是书者，得病寻方，因方治病，其于养生济世之术，不无小补云。"清代蒋启勋撰写《重锓类证治裁·序》，亦认为林珮琴"沉潜泛览于古来之医集，抉其精英，以为是书，卓然必传于后无疑也"。

　　由此可见，林珮琴其本业儒，然学有根柢，喜读方书，且熟精《灵枢》《素问》之言，并博观仲景及后之诸名家论述。晚年以济世苍生为念，遵循医经典籍，网罗历代，而融汇古今，精选效验之病案，结合临证灵活化裁，将心得汇集记载，其撰著《类证治裁》集内科、外科、妇科、产科及五官科等病证论治之大成，切合临床实用，对后世影响深远。

二、学术传承

　　林珮琴性情耿直，以儒兼医，诊治患者颇多，起奇疾甚众。鉴于当时某些医者存在"学术荒芜，心思肤浅"等陋习，乃"思矫而正之"，其感言"用吾术生人固有尽；吾书成，庶救时之心与无终极耳"。故而撰著《类证治裁》，并附诊治有效之病案，而令人领会临证别裁之深意。该书可谓是一部集百家之言，汇众人之长，且注重务实可用之临床医书。是书括前贤不传之绪，启后学入门之道，为理论联系实践之佳作，亦有"教科书"之美誉。《类证治裁》曾被中医学校选作教材，至今仍受到中医学界的青睐。

　　张伯臾主编的高等中医院校教材《中医内科学》，介绍感冒、肺痈、痢疾、痹证等病证的文献摘录中，多次援引林珮琴《类证治裁》的相关论述。如感冒表现的描述"其症恶风有汗，脉浮头痛鼻塞声重，咳嗽痰多，或憎寒发热，惟其人卫气有疏密，感冒有浅深，故见症有轻重"，治疗要点的阐释"凡体实者，春夏治以辛凉，秋冬治以辛温，解其肌表，风从汗散。体虚者，固其卫气，兼解风邪，恐专行发散，汗多亡阳也。如初起风兼寒，宜辛温发表，郁久成热，又宜辛凉疏解，忌初用寒凉，致外邪不得疏散，郁热不得发越，重伤肺气也"。又如，记载肺痈发病机理"肺痈毒结有形之血，血结者排其毒"，临床症状及治则"肺痈由热蒸肺窍，至咳吐臭痰，胸胁刺痛，呼吸不利，治在利气疏痰，降火排脓"。再如，论述痢疾的发病特点，阐述痢疾的病机及临床表现："痢多发于秋，即《内经》之肠澼也。症由胃腑湿蒸热壅，致气血凝结，挟糟粕积滞，进入大小腑，倾刮脂液，化脓血下注，或痢白，痢红，痢瘀紫，痢五色，腹痛呕吐，口干溺涩，里急后重，气陷肛坠，因其闭滞不利，故亦名滞下也。"其介绍痢疾治疗"一忌分利，痢因热邪胶滞，津液枯涩，若用五苓等分利其水，则津液愈枯，枯涩愈甚，缠绵不止。第清热导滞，则痢自愈，而小便自清"。此外，阐发痹病机理与营卫的密切关系"诸痹，风寒湿三气杂合，而犯其经络之阴也。风多则引注，寒多则掣痛，湿多则重着，良由营卫先虚，腠理不密，风寒湿乘虚内袭，正气为邪气所阻，不能宣行，因而留滞，气血凝涩，久而成痹"。

张伯臾主编的高等中医院校教材《中医内科学》教学参考书，将《类证治裁》列入参考书目。王永炎主编的普通高等教育中医药类规划教材《中医内科学》，张伯礼、薛博瑜主编的原卫生部"十二五"规划教材《中医内科学》，亦多处引用《类证治裁》关于疾病论治的相关理论阐释。

综上所述，林珮琴是清代著名医家，其祖述经典，学有根柢，壮年中举，退而学医，故以儒兼医，诊治患者颇多，起奇疾甚众。晚年以数十年之精力，泛览历代医籍，总结临证经验，将心得汇集融通，编撰《类证治裁》。其医论以《黄帝内经》为宗，并广采历代各家之说，择善而从，务切实用，且以诊治之病案为例，择其要整理为验案附后。是书所论，涵盖内科、外科、妇科、产科及五官科等病证，切合临床实用，对后世具有深远影响。

林珮琴

参考文献

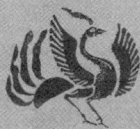

著作类

[1] 林珮琴.类证治裁［M］.李德新，整理.北京：人民卫生出版社，2006.

[2] 佚名.黄帝内经·灵枢［M］.北京：人民卫生出版社，1963.

[3] 佚名.黄帝内经·素问［M］.北京：人民卫生出版社，1963.

[4] 张仲景.［M］.何任，何若苹，整理.北京：人民卫生出版社，2005.

[5] 孙思邈.备急千金要方校释［M］.李景荣，校释.北京：人民卫生出版社，2014.

[6] 李东垣.兰室秘藏［M］.文魁，丁国华，整理.北京：人民卫生出版社，2005.

[7] 李东垣.脾胃论［M］.文魁，丁国华，整理.北京：人民卫生出版社，2005.

[8] 刘完素.素问病机气宜保命集［M］.孙洽熙，孙峰，整理.北京：人民卫生出版社，2005.

[9] 刘完素.素问玄机原病式［M］.孙洽熙，孙峰，整理.北京：人民卫生出版社，2005.

[10] 张子和.儒门事亲［M］.邓铁涛，赖畴，整理.北京：人民卫生出版社，2005.

[11] 李东垣.内外伤辨惑论［M］.李一鸣，整理.北京：人民卫生出版社，2007.

[12] 朱震亨.格致余论［M］.施仁潮，整理.北京：人民卫生出版社，

2005.

［13］朱丹溪.丹溪心法［M］.田思胜，校注.北京：中国中医药出版社，
2008.

［14］李中梓.医宗必读［M］.郭霞珍，整理.北京：人民卫生出版社，
2006.

［15］李梴.医学入门［M］.田代华，张晓杰，何永，李怀芝，整理.北京：
人民卫生出版社，2006.

［16］吴昆.医方考［M］.张宽，齐贺彬，李秋贵，整理.北京：人民卫生
出版社，2007.

［17］吴谦.医宗金鉴［M］.郑金生，整理.北京：人民卫生出版社，2006.

［18］张璐.张氏医通［M］.王兴华，张民庆，刘华东，整理.北京：人民
卫生出版社，2007.

［19］张介宾.景岳全书（上册）［M］.李继明，王大淳，整理.北京：人
民卫生出版社，2007.

［20］张介宾.景岳全书（下册）［M］.李继明，王大淳，整理.北京：人
民卫生出版社，2007.

［21］张伯臾.中医内科学［M］.上海：上海科学技术出版社，1985.

［22］张伯臾.中医内科学［M］.北京：人民卫生出版社，1988.

［23］王永炎.中医内科学［M］.上海：上海科学技术出版社，1997.

［24］张伯礼，薛博瑜.中医内科学［M］.北京：人民卫生出版社，2002.

论文类

［1］邹云翔.伤风感冒漫谈［J］.中医杂志，1958，（7）：445-449.

［2］陆颂文，蔡景高.运用壮阳补火法治疗慢性肾炎的体会［J］.江苏中医，

1964，（1）：5-7.

［3］方春阳.林珮琴与类证治裁［J］.江苏中医杂志，1980，（5）：8-10.

［4］王秋琴.热淋证治探讨［J］.湖北中民杂志，1983，（5）：18-19.

［5］张觉人.清代医家林珮琴治疗老年疑难急危证的经验［J］.上海中医药
杂志，1983，（8）：32-33.

［6］陈利仁，殷文治.林珮琴与类证治裁［J］.上海中医药杂志，1988（8）：
45-46.

［7］刘一志.类证治裁胞痹证治初探［J］.中医药信息，1990，（1）：6-7.

［8］吴明华，金一飞.略论咳嗽治肝［J］.浙江中医学院学报，1990，14（5）：
42-43.

［9］顾泳源.林珮琴年谱约编［J］.江苏中医，1992，（11）：45-46.

［10］王俊义，黄爱平.清代学术思想特色简论［J］.中国社会科学院研究
生院学报，1994，（4）：15-21.

［11］周霞，马恒芬.清代名医林珮琴论健忘证治浅探［J］.中医药学刊，
2001，19（5）：454-459.

［12］刘怡.林珮琴学术思想初探［J］.天津中医学院学报，2004，22（4）：
34-35.

［13］谌婕，熊魏.浅谈林珮琴调经治要［J］.四川中医，2005，23（2）：2-3.

［14］王秀兰，王玉兴，杨雪梅，《类证治裁》与脏腑辨证［J］.江苏中医，
2006，27（4）：16-17

［15］徐信义.类证治裁脾胃病案之治疗特色评析［J］.河南中医，2007，
27（4）：22-24.

［16］方祝元.林珮琴内科学术思想初探［J］.江苏中医，2008，40（1）：
17-18.

［17］肖永娟，肖少芳，皮持衡.《类证治裁》水肿证治辨析［J］.江西中

医学院学报，2008，20（4）：17-19.

[18] 张泽生. 林珮琴治疗温热病经验探述 [J]. 中医药学刊，2008，26（5）：918-919.

[19] 薛西林.《类证治裁》学术特色评析 [J]. 安徽中医学院学报，2009，28（5）：14-15.

[20] 张勋，何晶. 类证治裁中的时间治疗学 [J]. 湖南中医药大学学报，2009，29（3）：8-9.

[21] 刘维. 浅议《类证治裁》中疗疮论治特色 [J]. 江苏中医药，2009，41（6）：4-5.

[22] 李叶，尚文璠，欧阳博文. 浅析类证治裁对泄泻的论治 [J]. 四川中医，2009，27（9）：44-45.

[23] 陈彩凤，李云英. 类证治裁喉证辨治特点浅析 [J]. 上海中医药杂志，2009，（10）：49-50.

[24] 公培强，薛博瑜. 林珮琴治疗肝病学术思想初探 [J]. 中医药学报，2010，38（4）：5-6.

[25] 李华，李云英，陈文勇. 由类证治裁谈喉源性咳嗽证治 [J]. 陕西中医，2010，31（7）：913-914.

[26] 李君. 清末儒医林珮琴生平著作考 [J]. 中医文献杂志，2011，（5）：25-27.

[27] 鹿林. 浅析林珮琴治咳经验 [J]. 中医药临床杂志，2012，24（4）：354-355.

[28] 李君. 林珮琴年谱长编 [J]. 中医文献杂志，2013，（1）：44-46.

[29] 季丹丹，吴承艳. 类证治裁论治麻木浅释 [J]. 浙江中医药大学学报，2013，37（4）：381-382.

[30] 王智星，方向明. 林珮琴治疗喘证的学术思想初探 [J]. 云南中医药

杂志，2014，35（1）：9-11.

［31］麦舒桃，韩云，李芳.类证治裁辨治喘症之要［J］.辽宁中医药大学学报，2012，14（3）：127-128.

［32］王俊.略论清代学术思想的发展与演变［J］.社会科学战线，2014，（5）：219-226.

［33］樊威.浅释类证治裁肝气肝火肝风证治［J］.中医药现代远程教育，2015，13（14）：13-14.

［34］陈晨，王鹏，谢欢欢.林珮琴《类证治裁》论治不寐浅析［J］.江西中医药大学学报，2016，28（5）：15-16.

［35］邵鹏宇.清代乾嘉学术考据学兴起的原因［J］.文化学刊，2016，（7）：205-207.

［36］鲍健欣，袁久林，叶进.浅析清代医家对噎膈的认识［J］.上海中医药大学学报，31（1）：2017，4-6.

［37］庞皓琪，年莉.《类证治裁》治疗心病方剂配伍规律研究［J］.辽宁中医药大学学报，2017，19（2）：56-58.

［38］刘宇，王秋捷，韩雪，等.类证治裁痛证辨治特色浅析［J］.河北中医学院学报，2017，32（6）：7-9.

［39］焦海燕，严志祎，周岩，等.类证治裁木郁论治浅析［J］.中华中医药杂志（原中国医药学报），2017，32（6）：2402-2404.

［40］刘宇，刘旭莹，韩雪，等.清代医家林珮琴与唐宗海论治鼻衄对比研究［J］.中国中医急症，2018，27（10）：1854-1855.

［41］李正茂，刘楠楠，何周春.肾亦为生痰之源［J］.亚太传统医药，2018，14（12）：146-147.

［42］车祥晴，殷海波，王新贤，等.林珮琴《类证治裁》辨治风湿病特色赏析［J］.环球中医药，2019，12（11）：1688-1690.

［43］佟佳馨.《类证治裁》中风发病机制与诊疗规律探讨［J］.山东中医杂志，2019，38（4）：316-319.

［44］邵鹏宇.清代乾嘉学术考据学兴起的原因［J］.文化学刊，2016，（7）：205-207.

［45］王俊.略论清代学术思想的发展与演变［J］.社会科学战线，2014，（5）：219-226.

汉晋唐医家（6名）

张仲景　王叔和　皇甫谧　杨上善　孙思邈　王　冰

宋金元医家（19名）

钱　乙　刘　昉　陈无择　许叔微　陈自明　严用和

刘完素　张元素　张从正　成无己　李东垣　杨士瀛

王好古　罗天益　王　珪　危亦林　朱丹溪　滑　寿

王　履

明代医家（24名）

楼　英　戴思恭　刘　纯　虞　抟　王　纶　汪　机

薛　己　万密斋　周慎斋　李时珍　徐春甫　马　莳

龚廷贤　缪希雍　武之望　李　梴　杨继洲　孙一奎

吴　崑　陈实功　王肯堂　张景岳　吴有性　李中梓

清代医家（46名）

喻　昌　傅　山　柯　琴　张志聪　李用粹　汪　昂

张　璐　陈士铎　高士宗　冯兆张　吴　澄　叶天士

程国彭　薛　雪　尤在泾　何梦瑶　徐灵胎　黄庭镜

黄元御　沈金鳌　赵学敏　黄宫绣　郑梅涧　顾世澄

王洪绪　俞根初　陈修园　高秉钧　吴鞠通　王清任

林珮琴　邹　澍　王旭高　章虚谷　费伯雄　吴师机

王孟英　陆懋修　马培之　郑钦安　雷　丰　张聿青

柳宝诒　石寿棠　唐容川　周学海

民国医家（7名）

张锡纯　何廉臣　陈伯坛　丁甘仁　曹颖甫　张山雷

恽铁樵